创新中药专利导航

痛风与乙肝领域

主编◎刘 伟

知识产权出版社
全国百佳图书出版单位
—北京—

图书在版编目（CIP）数据

创新中药专利导航：痛风与乙肝领域/刘伟主编. —北京：知识产权出版社，2024.11.
ISBN 978-7-5130-9568-6

Ⅰ.R285.6-18

中国国家版本馆CIP数据核字第2024XN6735号

内容提要

本书在中药大数据分析的基础上，聚焦抗痛风和抗乙肝中药领域，分析抗痛风和抗乙肝中药产业现状、专利态势、技术特点与临床优势，进一步研究经典名方二次改进专利技术特点、国医大师及全国名中医专利保护、重点申请人专利保护以及典型中药新药品种专利布局等情况。本书为临床优势突出的创新中药专利创造、保护和运用提出建议，为科研人员、在校师生、企业等做好专利研发与预警提供参考。

责任编辑：章鹿野　　　　　　　　　责任校对：谷　洋
封面设计：杨杨工作室·张冀　　　　责任印制：刘译文

创新中药专利导航
——痛风与乙肝领域

主编　刘　伟

出版发行	知识产权出版社有限责任公司	网　址	http://www.ipph.cn
社　址	北京市海淀区气象路50号院	邮　编	100081
责编电话	010-82000860转8338	责编邮箱	zhluye@163.com
发行电话	010-82000860转8101/8102	发行传真	010-82000893/82005070/82000270
印　刷	北京中献拓方科技发展有限公司	经　销	新华书店、各大网上书店及相关专业书店
开　本	787mm×1092mm 1/16	印　张	12.5
版　次	2024年11月第1版	印　次	2024年11月第1次印刷
字　数	281千字	定　价	99.00元

ISBN 978-7-5130-9568-6

出版权专有　侵权必究
如有印装质量问题，本社负责调换。

编委会

主　编：刘　伟

副主编：卢建伟　刘　盼　陈　宁

曹雅迪　王　婵　程心旻

编　委：吕茂平　杨　倩　师晓荣　沈小春　吴立坤

何梅孜　张　溪　徐慧芳　王铁融　侯媛媛

衡宇鑫　褚丹丹

前　言

2015年12月，习近平总书记在致中国中医科学院成立60周年贺信中明确指出："中医药学是中国古代科学的瑰宝，也是打开中华文明宝库的钥匙"。当前，中医药正翻开振兴发展的崭新一页。党的十八大以来，我国高度重视中医药发展，有关部门相继出台系列政策指导中医药工作，促进中医药传承创新，加强中医优势专科建设。一些临床优势突出的创新中药在卫生、经济、科技等方面具有重要价值，临床优势突出的创新中药也迎来了向新药发展的关键时刻。

本书系2023年中央财政支持中医药传承创新发展示范试点项目（中医特色技法方药筛选评价推广平台建设）及国家知识产权局专利专项研究项目（临床优势突出的创新中药专利分析研究，项目编号：FX202212）课题成果。本书在国家中医药管理局公布的中医优势病种范围内进一步结合国家科技重大专项研究方向，聚焦痛风与乙型病毒性肝炎（以下简称"乙肝"）这两个领域，开展创新中药专利分析研究，主要分析了痛风与乙肝治疗用中药的产业现状，以及专利基本态势、区域分布、主要申请人、技术特点与临床优势，并在此基础上进一步重点分析经典名方二次改进专利技术特点、国医大师及全国名中医专利保护情况、重点申请人专利保护情况以及典型中药新药品种专利布局情况等。

本书撰写过程中得到了国家知识产权局相关专家及行业技术专家的指导和帮助。希望本书能够在中药专利分析方法运用、技术特征挖掘、专利布局策略等方面对读者有所启发和借鉴。由于书中专利文献的数据采集范围和专利分析工具的限制，加之研究人员水平有限，因此本书的数据、观点、结论和建议仅供参考，不妥之处敬请广大读者批评指正。

目　　录

第1章　中药新药产业概况 / 1
　　1.1　中药新药产业政策 / 1
　　1.2　中药新药申报及审批情况 / 2
　　　　1.2.1　我国中药新药注册申请和审批 / 3
　　　　1.2.2　我国中成药海外审批上市情况 / 3
　　1.3　我国中成药产业概述 / 5
　　　　1.3.1　我国中成药产业生产及销售情况 / 5
　　　　1.3.2　中成药产品出口情况 / 6
　　1.4　中药新药研发领域存在的问题 / 7
　　　　1.4.1　基础研究薄弱 / 7
　　　　1.4.2　制剂标准化难度高 / 7
　　　　1.4.3　研发创新不足 / 8

第2章　优势病种及中药新药技术发展状况 / 9
　　2.1　优势病种的研究样本选择 / 9
　　　　2.1.1　痛　风 / 9
　　　　2.1.2　乙　肝 / 10
　　2.2　抗痛风中药的研发现状 / 11
　　　　2.2.1　中药经典方剂筛选 / 12
　　　　2.2.2　抗痛风中药新药研发 / 13
　　　　2.2.3　抗痛风中药的代表性企业与中药新药产品 / 14
　　2.3　抗乙肝中药的研发现状 / 18
　　　　2.3.1　抗乙肝中药经典方剂筛选 / 18
　　　　2.3.2　慢性乙肝的中西联合用药 / 19
　　　　2.3.3　抗乙肝中药新药研发 / 21
　　　　2.3.4　抗乙肝中药的代表性企业与中药新药产品 / 22

第3章　研究思路与方法 / 25
　　3.1　技术分解 / 25
　　3.2　数据检索与处理 / 29

3.2.1 检索要素 / 29
3.2.2 数据处理 / 30
3.2.3 特色分析方法 / 31
3.2.4 相关事项和约定 / 32

第4章 　中药专利大数据分析 / 33
4.1 　国内中药专利分析 / 33
4.1.1 国内中药专利申请、授权趋势分析 / 33
4.1.2 国内中药授权专利地区分析 / 35
4.1.3 国内中药专利权人分析 / 35
4.1.4 国内中药专利法律状态分析 / 36
4.1.5 国内中药专利疾病谱构成分析 / 38
4.1.6 小　结 / 38
4.2 　国外中药专利分析 / 39
4.2.1 国外中药专利申请、授权趋势分析 / 39
4.2.2 国外中药专利区域分布 / 40
4.2.3 国外中药专利主要申请人分析 / 41
4.2.4 国外中药专利法律状态分析 / 42
4.2.5 国外中药专利疾病谱构成分析 / 43
4.2.6 小　结 / 44

第5章 　抗痛风中药专利技术发展趋势 / 45
5.1 　抗痛风中药专利申请概况 / 45
5.1.1 抗痛风中药全球专利申请概况 / 45
5.1.2 抗痛风中药国内专利申请概况 / 47
5.1.3 抗痛风中药国外专利申请概况 / 51
5.1.4 小　结 / 53
5.2 　抗痛风中药授权专利概况 / 53
5.2.1 抗痛风中药全球授权专利分析 / 53
5.2.2 抗痛风中药国内授权专利分析 / 69
5.2.3 抗痛风中药国外授权专利分析 / 71
5.2.4 小　结 / 72
5.3 　抗痛风中药复方专利用药特点与临床优势分析 / 73
5.3.1 抗痛风中药专利复方基本信息 / 73
5.3.2 抗痛风中药专利数据规范 / 73
5.3.3 抗痛风中药专利数据挖掘方法 / 73
5.3.4 抗痛风中药专利数据分析 / 74
5.3.5 小　结 / 84
5.4 　痛风领域古代经典名方二次改进专利技术分析 / 84

5.4.1 大活络丹、小活络丹 / 88
5.4.2 二妙丸 / 88
5.4.3 三妙丸（三妙散）/ 89
5.4.4 四妙丸 / 89
5.4.5 五味消毒饮 / 90
5.4.6 无名方 / 90
5.4.7 小　结 / 90
5.5 痛风领域国医大师及全国名老中医专利技术分析 / 91
5.5.1 痛风领域国医大师中药专利技术分析 / 91
5.5.2 全国名中医抗痛风中药专利技术分析 / 95
5.5.3 小　结 / 98
5.6 痛风领域国内外重点申请人专利布局比较分析 / 99
5.6.1 韩国韩医学研究院 / 99
5.6.2 广西中医药大学 / 102
5.6.3 小　结 / 103
5.7 痛风领域典型中药新药品种专利布局分析 / 104
5.7.1 虎贞清风胶囊 / 104
5.7.2 青鹏软膏 / 107
5.7.3 芪桂痛风片 / 110
5.7.4 小　结 / 114

第6章　抗乙肝中药专利技术发展趋势 / 115
6.1 抗乙肝中药专利申请概况 / 115
6.1.1 抗乙肝中药全球专利申请概况 / 115
6.1.2 抗乙肝中药国内专利申请概况 / 117
6.1.3 抗乙肝中药国外专利申请概况 / 120
6.1.4 小　结 / 122
6.2 抗乙肝中药授权专利概况 / 123
6.2.1 抗乙肝中药全球授权专利分析 / 123
6.2.2 抗乙肝中药国内授权专利分析 / 140
6.2.3 抗乙肝中药国外授权专利分析 / 142
6.2.4 小　结 / 142
6.3 抗乙肝中药复方专利用药特点与临床优势分析 / 143
6.3.1 抗乙肝中药复方专利基本信息 / 143
6.3.2 抗乙肝中药专利数据规范 / 144
6.3.3 抗乙肝中药专利数据挖掘方法 / 144
6.3.4 抗乙肝中药专利数据分析 / 144
6.3.5 小　结 / 150

6.4　乙肝领域古代经典名方二次改进专利技术分析 / 151
 6.4.1　大黄硝石汤 / 154
 6.4.2　小柴胡汤 / 154
 6.4.3　柴胡桂枝干姜汤 / 155
 6.4.4　保元汤 / 155
 6.4.5　九味牛黄丸 / 155
 6.4.6　小　　结 / 156
6.5　乙肝领域国医大师及全国名老中医专利技术分析 / 156
 6.5.1　乙肝领域国医大师中药专利技术分析 / 156
 6.5.2　乙肝领域全国名中医中药专利技术分析 / 160
 6.5.3　小　　结 / 168
6.6　乙肝领域重点申请人专利布局分析 / 169
 6.6.1　302医院专利分析 / 169
 6.6.2　福瑞医疗专利分析 / 171
 6.6.3　小　　结 / 172
6.7　乙肝领域中药新药品种专利布局分析 / 173
 6.7.1　复方鳖甲软肝片 / 173
 6.7.2　肝龙胶囊 / 174

第7章　结论与建议 / 182

7.1　结　　论 / 182
 7.1.1　中药领域国内外专利整体态势 / 182
 7.1.2　抗痛风中药专利技术状况 / 182
 7.1.3　抗乙肝中药专利技术状况 / 183
 7.1.4　经典方创新活跃度与市场规模不匹配 / 183
 7.1.5　国医大师和全国名中医专利整体价值较高但数量偏少 / 184
 7.1.6　产学研结合，助力新药上市 / 184
7.2　建　　议 / 185
 7.2.1　政策层面 / 185
 7.2.2　技术层面 / 186
 7.2.3　管理层面 / 187

第1章 中药新药产业概况

党的十八大以来，我国高度重视中医药发展，习近平总书记曾多次作出重要指示，国家有关部门也相继出台系列政策指导中医药工作，将大力发展中医药上升为国家战略。中药产业是中医药发展的关键支撑，而中药新药则是中药产业发展的重要源头。

在国家市场监督管理总局于2020年1月颁布的《药品注册管理办法》和国家药品监督管理局于2020年9月发布的《中药注册分类及申报资料要求》中，中药新药是指中药创新药、中药改良型新药、古代经典名方中药复方制剂。

1.1 中药新药产业政策

近年来，国家推出一系列举措，多管齐下扶持和推动中药新药产业发展。在宏观层面上，2019年10月发布实施了《中共中央 国务院关于促进中医药传承创新发展的意见》，将改革完善中药注册管理，加快中药新药创制研究与审批等作为中医药振兴发展的重点工作；2021年1月国务院办公厅颁布了《关于加快中医药特色发展的若干政策措施》，提出加快推进中药审评审批机制改革，尊重中药研发规律，完善中药注册分类和申报要求。在微观层面上，2020年9月国家药品监督管理局发布了《中药注册分类及申报资料要求》，新增"古代经典名方中药复方制剂"注册分类，扩大了中药新药申报来源，并明确支持中医药理论和中医临床实践经验作为有效性评价的依据；2020年12月发布的《国家药品监督管理局关于促进中药传承创新发展的实施意见》提出支持探索构建中医药理论、人用经验和临床试验"三结合"的审评证据体系，开辟具有中医药特色的注册申报路径。上述政策体系共同搭建了针对中药新药审评审批的有利政策环境，预示着中药新药产业发展迎来新的历史机遇，2018～2022年我国中药新药相关重点文件介绍如表1-1-1所示。

表1-1-1 2018～2022年我国中药新药相关重点文件介绍

发布年份	文件名称	主要内容
2018年	《古代经典名方中药复方制剂简化注册审批管理规定》	符合要求的经典名方制剂申报上市，可仅提供药学及非临床安全性研究资料，免报药效学研究及临床试验资料
2019年	《中华人民共和国药品管理法》	正式将中药注册分类改革为中药创新药、中药改良型新药、古代经典名方中药复方制剂、同名同方药等

续表

发布年份	文件名称	主要内容
2019年	《中共中央 国务院关于促进中医药传承创新发展的意见》	改革完善中药注册管理，加快中药新药创制研究与审批
2020年	《中华人民共和国药典》	针对中药饮片质量标准存在的问题进行修订和提高，完善中药饮片质量标准
2020年	《中药注册分类及申报资料要求》	不再仅以物质基础作为划分注册类别的依据，而是支持基于中医药理论和中医临床实践经验评价中药的有效性；新增"古代经典名方中药复方制剂"注册分类，促进古代经典名方向中药新药的转化；对中药增加"功能主治"的申报路径改为纳入新药申报范畴
2021年	《国家药品监督管理局关于促进中药传承创新发展的实施意见》	①建立与中药临床定位相适应、体现其作用特点和优势的疗效评价标准；探索引入真实世界证据用于支持中药新药注册上市；推动古代经典名方中药复方制剂研制；鼓励医疗院内制剂向中药新药转化；支持以病证结合、专病专药或证候类中药等多种方式开展中药新药研制。②改革中药注册分类，不再仅以物质基础作为划分注册类别的依据，开辟具有中医药特色的注册申报路径；构建中医药理论、人用经验和临床试验"三结合"的审评证据体系
2021年	《关于加快中医药特色发展的若干政策措施》	加快推进中药审评审批机制改革；尊重中药研发规律，完善中药注册分类和申报要求；优化具有人用经验的中药新药审评审批；优化古代经典名方中药复方制剂注册审批
2022年	《基于"三结合"注册审评证据体系下的沟通交流技术指导原则（征求意见）》	突出了人用经验在"三结合"审评证据体系中的关键地位；推出中药创新药审评的快速通道；增加第三方中药创新药临床机构数量

1.2 中药新药申报及审批情况

药品作为关乎人类健康和安全的特殊商品，在世界各国几乎都需要经过权威部门审批，才被允许生产、进口和销售。此外，还设有专门机构负责药品管理，例如，欧洲药品管理局（European Medicines Agency，EMA）负责泛欧洲范围的药品审批；美国食品药品监督管理局（Food and Drug Administration，FDA）负责该国药品、食品、生物制品、化妆品、兽药、医疗器械以及诊断用品的审批、监管等。根据我国2020年公布的《药品注册管理办法》，我国中药新药上市需经我国国家药品监督管理局药品审评中心审批注册。

1.2.1 我国中药新药注册申请和审批

中药新药的注册申请和批准数量与产业发展息息相关。国家药品监督管理局药品审评中心公布的数据显示，中药新药的注册申请及批准数量在持续若干年低迷态势后，从2018年开始申请数量有所增长，批准数量则在2021年有大幅提升，恢复至2014年水平。图1-2-1示出了创新中药上市申请受理与批准数量变化趋势。

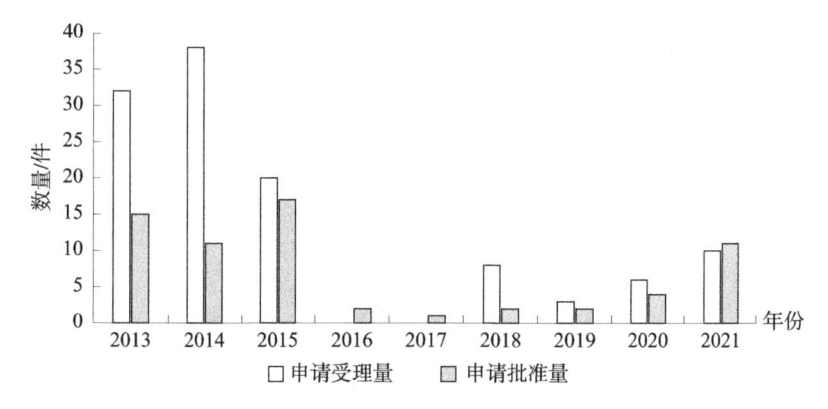

图1-2-1 创新中药上市申请受理与批准数量变化趋势[1]

注：2013~2016年的统计口径为"中药"；2017~2021年的统计口径为"创新中药"。

申请数量的上升显示出相关政策对新药开发者的鼓励作用，批准数量的增长则是政策松绑在审批环节的显现。中药新药申请及批准数量历史变化的鲜明对比，充分印证了国家扶持和推动中药新药产业发展的系列政策已初见成效，中药新药产业发展也将迈向新的台阶。

1.2.2 我国中成药海外审批上市情况

我国中成药进入的海外市场主要集中在周边国家及加拿大、荷兰等国家，且使用

---

[1] 国家药品监督管理局药品审评中心. 2013年度药品审评报告［EB/OL］.（2014-03-06）［2022-09-16］. https://www.cde.org.cn/main/news/viewInfoCommon/821e227c1c5a6b40d2e5b841d05e8b69；国家药品监督管理局药品审评中心. 2014年度药品审评报告［EB/OL］.（2015-03-13）［2022-09-16］. https://www.cde.org.cn/main/news/viewInfoCommon/e0632749b6c4697922e4b1b06d3bcabe；国家药品监督管理局药品审评中心. 2015年度药品审评报告［EB/OL］.（2016-03-03）［2022-09-16］. https://www.cde.org.cn/main/news/viewInfoCommon/962da6d54695d4f2f91faef72d1b6776；国家药品监督管理局药品审评中心. 2016年度药品审评报告［EB/OL］.（2017-03-17）［2022-09-16］. https://www.cde.org.cn/main/news/viewInfoCommon/edebeaa93b2a6e8262692c9e4d543635；国家药品监督管理局药品审评中心. 2021年度药品审评报告［EB/OL］.（2022-06-01）［2022-09-16］. https://www.cde.org.cn/main/news/viewInfoCommon/f92b7bdf775bbf4c4dc3a762f343cdc8.

者以华人为主。如表1-2-2所示，从我国已在海外获批上市的部分中成药来看，其多为已在国内上市多年，且临床疗效确切、稳定的品种，代表性生产企业包括石家庄以岭药业股份有限公司、广州香雪制药股份有限公司、甘肃陇神戎发药业股份有限公司、江苏康缘药业股份有限公司（以下简称"康缘药业"）等。同时国内还有十余种中成药正在美国FDA申报，如表1-2-3所示。

表1-2-2 我国已在海外获批上市的部分中成药

生产企业	药品名称	主要适应证	上市国家、地区或组织
广州白云山奇星药业有限公司	华佗再造丸	中风	俄罗斯、白俄罗斯、乌克兰、越南等
成都地奥制药集团有限公司	地奥心血康胶囊	缺血性脑血管病	欧盟
石家庄以岭药业股份有限公司	通心络胶囊	冠心病、心绞痛	越南等
	连花清瘟胶囊	感冒	新加坡、老挝、菲律宾、俄罗斯、乌克兰等
广州香雪制药股份有限公司	抗病毒口服液	感冒	加拿大
	板蓝根颗粒	感冒	英国
天士力医药集团股份有限公司	丹参胶囊	心绞痛	荷兰
上海和黄药业有限公司	胆宁片	胆囊炎	加拿大
太极集团重庆涪陵制药厂有限公司	藿香正气口服液	感冒	俄罗斯、老挝、加拿大、莫桑比克、美国、马来西亚、新加坡、文莱、印度尼西亚、泰国、柬埔寨等
甘肃陇神戎发药业股份有限公司	七味温阳胶囊	肾阳虚	俄罗斯、新加坡、吉尔吉斯斯坦
	舒心宁片	心绞痛	俄罗斯、新加坡、吉尔吉斯斯坦
	小儿清肺止咳片	感冒	俄罗斯
	消栓通络片	中风	俄罗斯、新加坡、吉尔吉斯斯坦
	小儿清感灵片	感冒	俄罗斯

表1-2-3 我国在美国FDA申报的部分中成药

生产企业	药品名称	主要适应证	美国FDA申报进度
天士力医药集团股份有限公司	复方丹参滴丸	心绞痛	美国FDA申报代码为T89，2016年完成Ⅲ期临床试验，需补充实验后提交新药申请

续表

生产企业	药品名称	主要适应证	美国FDA申报进度
广州白云山和记黄埔中药有限公司	穿心莲制剂	克罗恩病、溃疡性结肠炎	美国FDA申报代码为HMPL-004，Ⅲ期临床试验在2015年中期分析时终止
北京北大维信生物科技有限公司	血脂康胶囊	高血脂	2012年完成Ⅱ期临床试验
上海现代中医药股份有限公司	扶正化瘀片	慢性丙型肝炎（以下简称"丙肝"）	2013年完成Ⅲ期临床试验
康缘药业	桂枝茯苓胶囊	原发性痛经	2015年完成Ⅱ期临床试验
浙江康莱特药业有限公司	康莱特注射液	非小细胞肺癌	2015年进入Ⅲ期临床试验
石家庄以岭药业股份有限公司	连花清瘟胶囊	抗病毒	2016年进入Ⅱ期临床试验

1.3 我国中成药产业概述

中药产品在传统概念上可分为中药材、中成药和中药饮片。其中，中成药作为中药新药上市后的最终产品形式，与中药新药最为相关，是反映中药新药产业兴衰的晴雨表。国家药品监督管理局公布的数据显示，截至2020年年底，全国拥有有效期内药品企业生产许可证的中成药生产企业为2160家；截至2019年年底，我国中成药品种有9985个，上市批文59595个。❶

1.3.1 我国中成药产业生产及销售情况

图1-3-1示出了我国中成药制造行业收入与产量变化，可以看出，我国中成药制造行业总收入由2013年的5065亿元增至2016年的6697亿元。其中，中成药行业收入从2015年开始发展有所放缓，增速下降，2015年和2016年中成药制造业收入增长率分别为6.20%和8.59%，产量分别增长6.56%和6.92%，低于医药行业平均水平。2017年中成药行业收入则出现了显著的负增长，2018年收入和产量双双负增长，产量较2017年下降了32.48%。

---

❶ 杨洪军，李耿. 中药大品种科技竞争力研究报告（2019版）[M]. 北京：人民卫生出版社，2020.

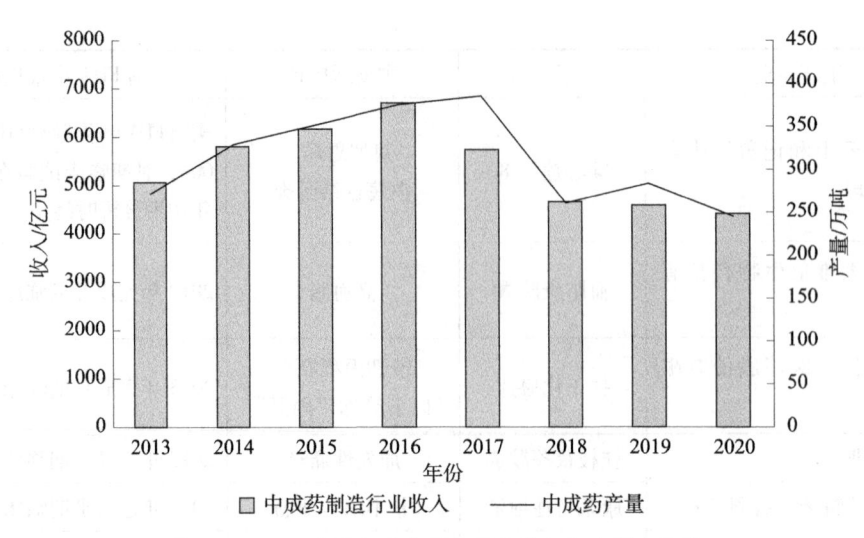

图1-3-1 我国中成药制造行业收入与产量变化[1]

中成药产业受国家政策影响显著，尤其是医保政策对制药企业的影响较大，国家医疗改革相关政策调整频率较高，对产业发展不断产生周期性的推动或抑制效应。例如，我国城镇职工医保、新农合、城镇居民医保等政策实施分别成为2000~2001年、2003~2004年、2005~2008年中成药产业的增长动力，2009年新医改后的卫生投入增加，则助推了2010~2012年的行业增长。[2] 2012~2016年医保及卫生政策逐步调整，产业增速明显放缓。自2017年始，医保部门控费政策及卫生部门合理用药等政策陆续出台，同时政府也加大了行业监管力度，不合规生产企业被依法取缔，中成药的市场规模明显下降，产业进入结构调整期。

政策对需求的抑制作用首先反映在中成药产量的下降，并进一步反馈至中药新药的注册申请数量的下降，而2019~2021年出台的系列新政对中药新药注册审批具有一定的赋能效应，最终影响了中成药产业的发展。

1.3.2 中成药产品出口情况

图1-3-2示出了中成药制造行业出口变化，中成药出口数量在2014~2018年出现波动，但幅度不大；中成药出口额则分别在2014年和2016年出现下降，其中2016年下降幅度较大。

近几年中成药出口情况有所恢复，2021年我国药品出口额创下历史新高，这也反映了我国中成药的海外接受度与认可度有了较大提升。但总体而言，进入国际市场的中成药仍然很少，其主要原因与中药成分复杂，作为原料的中药材随生长条件改变成分差异较大，质量标准难以控制等因素有关。因此，加强中药现代化科技研发是中成

---

[1] 国家统计局. 国家数据 [EB/OL]. [2022-09-16]. https://data.stats.gov.cn/search.htm？s=%E4%B8%AD%E6%88%90%E8%8D%AF.

[2] 张霄潇. 新时期中成药产业发展趋势探讨 [J]. 中国现代中药, 2020 (9): 5.

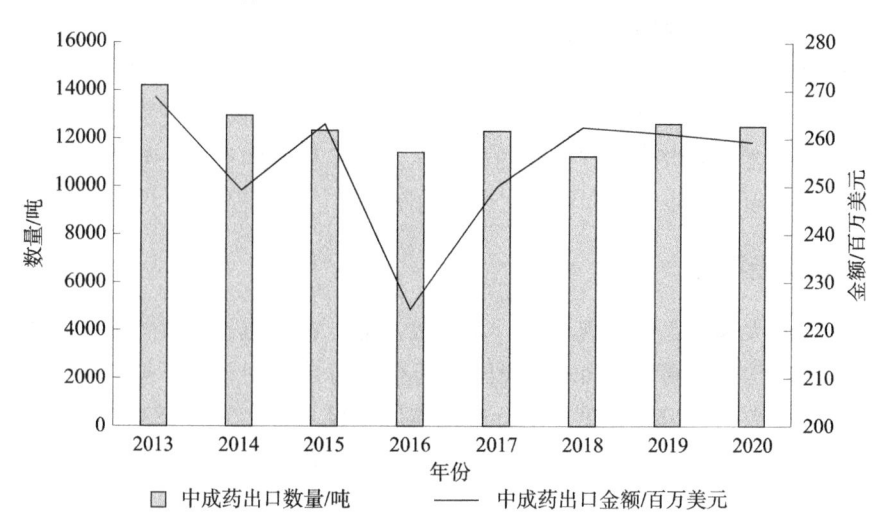

药真正走向世界的必由之路。

图1-3-2 中成药制造行业出口变化[1]

1.4 中药新药研发领域存在的问题

1.4.1 基础研究薄弱

中药组分复杂，关于中药的药理学研究主要围绕物质基础、药理作用、组方拆解及配伍、剂量配比和谱效关系等方面[2]，但缺少利用现代技术手段对中药进行具体而全面的深入研究。中药以临床价值为导向，采取病证结合、方药对应的临床应用原则，更为重视人用经验的积累，而基础的药理学研究相对缺乏，不能清晰揭示中药在人体内的作用规律。一方面，难以建立高效的临床试验动物模型，使中药新药毒理学实验容易出现肝功能损伤、肾功能损伤、心脏毒性等安全性问题，导致中药不良反应时有发生，中药新药安全性存在争议；另一方面，中药复方的具体功效仍停留在古代典籍中的阐述，缺乏具体研究途径和研究方式验证其临床疗效，导致疗效指标不确切，实际临床应用也缺乏正确指导。

1.4.2 制剂标准化难度高

中药制剂生产是实现中药复方临床应用过程中药物质可控、疗效确切的关键环节。由于中药大部分为天然药物，其品质优劣受到品种、产地、采收时间、加工炮制、储

---

[1] 国家统计局. 国家数据 [EB/OL]. [2022-09-16]. https://data.stats.gov.cn/search.htm?s=%E4%B8%AD%E6%88%90%E8%8D%AF.

[2] 李飞, 赵原, 蔺瑞, 等. 中药复方药效物质及作用机制研究进展 [J]. 中国药学杂志, 2019 (13): 1037-1044.

存等多种因素的影响，客观上加大了有效确保临床使用的安全、有效、稳定和一致性的难度；同时中药药效物质研究主要针对有效成分进行深入研究，难以建立有效、全面的检测体系衡量中药的具体品质，进而实现质量控制。此外，传统的中药制剂方式难以适应工业化大生产，由于中药复方的现代化研究水平尚难以支撑建立合理有效的工艺参数体系，要保证中药复方生产的可行性及产品质量的稳定一致性，以及对生产的实时控制，仍须进一步优化和标准化现有的制剂工艺和流程。

1.4.3 研发创新不足

中药行业的大部分企业呈现"多、小、散、乱"的特点，而且规模化、集约化程度不高，产业结构仍须调整，同时，我国中药企业对自主创新也不够重视。根据上市公司年报公布的数据，2020年度中药行业整体研发投入占比为2.18%，研发费用5亿元以上的中药企业仅有5家，研发投入强度远低于世界制药企业的平均水平。❶ 中药行业的研发经费也主要依赖于政府拨款，科研机构和高校仍是中药研发创新体系的主体，而中药产业尚未建立良性的产学研合作模式，优质成果转化渠道不畅通。因此，中药企业持有的核心专利数量少，行业新技术运用程度低，不利于及时进行中药产品革新，缺乏市场核心竞争力。

---

❶ 金安琪，王诺，常冬，等. 从科技驱动角度分析中药产业创新发展面临的问题与出路 [J]. 中国食品药品监管，2019（12）：82-88.

第 2 章 优势病种及中药新药技术发展状况

"中医优势病种"是指中医治疗具有优势的疾病或疾病的某一阶段，包括三个方面，一是西医学尚无有效治法或可靠疗效，而中药有较好临床基础和较为突出的临床治疗效果，能充分体现中医辨证论治优势的病种；二是西医学治法或药物毒副作用较大，容易诱发药源性或医源性疾病，而中药治疗无上述弊端的病种；三是西医尚无良策的疑难病或重大疾病，中药在该疾病某个方面或环节显示了明显治疗优势的病种。❶

2.1 优势病种的研究样本选择

2012 年，国家中医药管理局为落实"十二五"重点专科建设工作，确定了第一批 176 个中医优势病种协作组，其中包含了痛风与乙肝协作组，且痛风与乙肝也均为国家科技重大专项关注的中医药研究领域。

2.1.1 痛　风

痛风是指与高尿酸血症、尿酸盐沉积密切相关的进展性代谢疾病。❷ 1990~2019 年，中国痛风患者增长了 175.60%，达到 1.6 亿人，已成为我国第二大类代谢疾病。❸ 据相关产业研究预测，到 2022 年，我国与全球高尿酸血症及痛风的患者人数将分别增长到 1.8 亿人和 10.3 亿人。痛风的进展，不仅会导致反复发作性急性关节炎，而且会形成关节畸形、尿酸性肾结石、肾脏病变等，给患者身心带来巨大的痛苦并造成严重的疾病负担。

现代医学认为痛风性关节炎与尿酸升高、炎症因子参与、抗氧化应激减弱、细胞凋亡、肠道菌群失调及骨代谢失衡等密切相关，但具体发病机制仍不明确。既往研究认为，高尿酸血症和尿酸盐沉积致炎的痛风性关节炎是不同的疾病。国内外专家对此基本达成共识：高尿酸血症和痛风是一个连续、慢性的病理生理过程，是同一疾病的不同状态，痛风整体有进展性特点。❹

痛风的常规临床治疗以西药为主，主要针对直接原因（高尿酸）和临床症状（关

---

❶ 王永炎，曹洪欣. 中国中医科学院中医优势病种研究 [M]. 北京：中国中医药出版社，2011.
❷ 黄晶，杨婷，王雨，等. 痛风病的国内外认识及治疗进展与思考 [J]. 世界中医药，2021 (1)：1-7.
❸ 赵敏，陈婷，黄振光，等. 1990—2019 年中国痛风疾病负担研究 [J]. 现代预防医学，2021 (21)：3974-3978.
❹ 章晓云，曾浩，李华南，等. 痛风性关节炎的发病机制及中医药治疗研究进展 [J]. 中国实验方剂学杂志，2022 (11)：256-267.

节炎）采取治疗措施。例如别嘌醇、非布司他和苯溴马隆可有效降低血尿酸水平，秋水仙碱、非甾体抗炎药和糖皮质激素在痛风急性发作期能快速抑制炎症反应并达到止痛效果，缓解患者的临床症状。但以上药物均有不同程度的毒副作用与不良反应，比如常见的胃肠道反应、肝肾功能损害、心血管系统及骨髓造血系统损害等，长期反复使用该类药物更容易造成不可逆的机体损害，既限制了药物的使用也影响了患者的治疗依从性，停药后病情易复发。

痛风在中医学中归属于"痹症"范畴。中医药治疗痛风有着悠久的历史和丰富的经验，不仅安全性较高、作用持久、不良反应少，而且可通过各活性成分多途径、多靶点作用于多个环节，从而发挥协同治疗的功效，更易被患者接受。相对于西药单一靶点的对症治疗，中医药在整体观念的指导下，对痛风进行审证求因、辨证论治，因此在治疗效果和安全性上有着独特优势。中医药治疗痛风的优势在于：①痛风患者多存在体质偏颇，以痰湿质、气（阳）虚体质居多，通过调理体质有助于改善疾病及预后和转归；②中西医结合治疗有助于减轻症状，减少复发；③中药具有降尿酸、抑制复发的药理作用，如土茯苓、萆薢等能降低尿酸，金钱草、海金沙等能促进尿路结石排泄，山楂、麦芽能降血脂；④外用药物能改善局部疼痛、肿胀，适用于部分反复发作的慢性疼痛患者，如青鹏软膏等；⑤中药综合治疗对于部分难治性痛风性肾病、痛风石破溃具有良好效果。❶

2.1.2 乙　　肝

乙肝是由乙型肝炎病毒（HBV）持续感染引起的肝脏炎症性疾病，而乙肝病毒感染是世界范围内肝癌的主要病因。现有的西药治疗存在临床治愈率低、停药复发率高、患者需终身服药等问题，存在较高的卫生经济支出及民生负担。乙肝作为我国防治"三病两率"（病毒性肝炎、艾滋病、结核病、发病率和死亡率）长期战略规划的"三病"之首，一直是备受重视的重大传染病防治专项。

现代医学治疗乙肝的药物主要有核苷（酸）类似物（NAs）和干扰素两大类。可有效抑制乙肝病毒复制，控制病情进展。先后有拉米夫定、阿德福韦酯、替比夫定、恩替卡韦等药物上市，但整体乙型肝炎表面抗原（HBsAg）清除率及乙型肝炎 E 抗原（HBeAg）消失率仍偏低。干扰素可在一定程度上抑制 HBV - DNA 的复制和共价、闭合、环状 DNA（cccDNA）的形成，但不能清除 cccDNA，且适应证相对局限，给药方式不便，长期应用不良反应较多，使其广泛应用受限，总体应答率依然偏低。

中药用于治疗乙肝历史悠久，《黄帝内经》《神农本草经》《金匮要略》《本草纲目》等医药典籍中收录的相关中草药因疗效确切，沿用至今。中医药以整体观、辨证论治为治疗思想，着重阴阳平衡，在降低病毒载量、减轻症状、增强免疫、减少不良反应等方面体现一定优势。❷ 此外，中药治疗乙肝具有不良反应小、不易产生耐药性、

---

❶ 徐愿，罗静，韩曼，等. 中医药治疗风湿免疫领域临床优势病种的探讨［J］. 中国实验方剂学杂志，2022（9）：198 - 204.
❷ 陈皓，徐发飞. 中医治疗慢性乙型病毒性肝炎研究进展［J］. 现代医药卫生，2021（24）：4229 - 4233.

疗效稳定持久等特点，部分中药还能通过调节免疫功能发挥间接抗病毒作用。对于已有肝脏炎症改变的乙肝患者，根据"既病防变"，采取中西医结合治疗，提高 HBeAg 的转阴率及 HBsAg 的清除率。NAs 的长期应用可以有效抑制乙肝的复制，但停药后的复发风险较高，中医药的免疫调节作用使中西药结合治疗或者规范抗病毒治疗后的中药巩固治疗成为降低 NAs 停药复发率的一种选择。

《国家中医药管理局办公室关于实施风温肺热病（重症肺炎）等 95 个中医优势病种中医临床路径和中医诊疗方案的通知》于 2019 年 1 月发布，其将肝瘟（乙肝相关肝衰竭前期）、鼓胀（乙肝肝硬化腹水）、黄疸（淤胆型肝炎）和乙肝病毒相关性肾炎纳入中医临床优势病种。

中医在治疗乙肝及其相关并发症方面具有以下显著优势。

第一，恢复肝功作用突出。中医药制剂在恢复肝功方面成效显著，尤其是保肝降酶的药物疗效。研究发现，通过采用保肝降酶制剂（五味子制剂、甘草制剂、水飞蓟制剂）及保肝降黄制剂（复方茵陈制剂、凉血活血制剂），能明显降低血清谷丙转氨酶（ALT）和谷草转氨酶（AST），减轻肝组织炎症反应，促进肝细胞再生，改善蛋白代谢、提高血浆白蛋白的作用。[1]

第二，减轻临床症状、药物联用有效避免副作用。许多乙肝患者的实验室指标正常或者接近正常，但仍存在两胁隐痛、疲倦乏力等症状。现有的治疗乙肝药物通过激活天然免疫应答以进行免疫调节，进而清除乙肝病毒，但可能导致效应性 CD8+T 细胞功能消耗，副作用较大，HBsAg 阴转率低，需要长期甚至终身使用。中医治疗乙肝的优势在于能够明显减轻临床症状，且中西药结合治疗能够产生协同或相加的抗病毒作用[2]，可快速有效抑制 HBV－DNA，减轻患者的焦虑，提高患者的生活质量和使用抗病毒药物的依从性。

第三，调节机体免疫，耐药发生率降低。大多已上市的抗乙肝病毒药物存在不良反应较多、易产生耐药等问题。中药对机体免疫功能具有多靶点、多层次的调节作用，通过使用中药改善免疫机能，能够提高慢性乙肝对抗病毒药物的早期应答率、提高 HBV－DNA 的阴转率和 HBeAg 的转换率，从而提高综合疗效[3]，有效降低耐药率。

2.2 抗痛风中药的研发现状

痛风属于中医学风湿病（痹证、痹病）范畴。依病机特点，痛风的症候可分为：湿热蕴结型、瘀热阻滞型、痰浊阻滞型、肝肾阴虚型。在痛风的四大证型中，湿热蕴结型下肢小关节猝然红肿热痛、拒按，触之局部灼热、得凉则舒；伴发热口渴、心烦不安、溲黄；舌红、苔黄腻、脉滑数。瘀热阻滞型关节处呈红肿状、刺痛感明显，患

---

[1] 杨春玉，刘士敬. 略析中药治疗乙肝之优势 [J]. 中医药学报，2001（4）：3－4.
[2] 王少丽，姚乃礼，吕文良. 中药治疗慢性乙型肝炎疗效优势的研究进展 [J]. 中国中药杂志，2007（23）：2468－2470.
[3] 张永华. 中医在慢性乙肝治疗中的优势及策略 [J]. 浙江中西医结合杂志，2009（11）：661－662.

处局部肿胀变形，难以正常屈伸，皮肤外表呈暗紫色，触感僵硬，病灶四周出现块瘰硬结，皮肤干燥易破，皮色呈暗黑色；舌表有瘀斑、苔薄发黄、脉沉弦。痰浊阻滞型关节肿胀，甚则关节周围水肿，局部酸麻疼痛，或见块垒硬结不红；伴有目眩、面浮足肿、胸脘痞满；舌胖质紫黯、苔白腻、脉弦或弦滑。治疗可以活血化瘀、化痰散结为原则。肝肾阴虚型病久屡发，关节痛如被杖，局部关节变形，昼轻夜重，肌肤麻木不仁，步履艰难，筋脉拘急，屈伸不利；伴头晕耳鸣、颧红口干；舌红少苔、脉弦细或细数。

2.2.1 中药经典方剂筛选

痛风迁延难愈，不同的疾病发生发展的时期分别有对应的遣方论治原则。不同病期通过证候反映，可采取不同的治则，如表2-2-1总结所示。白虎加桂枝汤、四妙散、竹叶石膏汤、宣痹汤、桃红饮、五苓散、上中下通用痛风汤和萆薢渗湿汤在中医药文献中是常用的经典方剂。

表2-2-1 不同证型的痛风常用药材与常用经典方剂总结[1]

痛风类型	主要病因	遣方思路	常用方剂	中药
湿热蕴结型	热郁闭化为热毒	清热利湿，通络止痛	白虎加桂枝汤、四妙散、竹叶石膏汤、宣痹汤加减使用	①清热：黄柏、土茯苓、忍冬藤、山慈菇；②利水渗湿：薏苡仁、萆薢、泽泻、车前子；③祛风湿：威灵仙、防己、秦艽等
瘀热阻滞型	日久郁而化热、瘀热阻滞关节	健脾利湿，益气通络	桃红饮加减、五苓散、上中下通用痛风汤	桃仁、红花、当归、丹参、川芎、五灵脂、秦艽、羌活、牛膝、乳香、没药、赤芍、延胡索、香附、地龙、三棱、莪术、鸡血藤、三七、独活等
痰浊阻滞型	脏腑运化失调、饮食肥厚，致痰瘀互结痹阻经络气血，不通则痛	活血化瘀，化瘀散结	四妙散、上中下通用痛风汤、宣痹汤、萆薢渗湿汤，并辅以二陈汤化痰祛痰	白芥子、桃仁等

---

[1] 倪青. 高尿酸血症和痛风病证结合诊疗指南（2021-01-20）[J]. 世界中医药，2021（2）：183-189.

续表

痛风类型	主要病因	遣方思路	常用方剂	中药
肝肾阴虚型	热灼伤阴、肝肾亏虚、运化失调、饮食不节	补益肝肾，通络止痛	四妙散加减使用，辅六味地黄丸以滋阴补肾	黄芪、白术、生地黄、薏苡仁、山药、熟地黄、枸杞子、怀牛膝、桑寄生等

2.2.2 抗痛风中药新药研发

2000年1月1日至2021年12月31日，国家药品监督管理局药品审评中心受理抗痛风中药品种申报121件，其中新药101件，申请阶段以申请上市和申请补充为主，有20个品种申报临床，84个品种申报生产，表2-2-2示出了部分临床及以上阶段的未上市抗痛风中药新药品种的概况，研发单位包括广州暨南生物医药研究开发基地（以下简称"暨南生物"）。

表2-2-2 部分临床及以上阶段的未上市抗痛风中药新药品种的概况[1]

药品名称	适应证	研发单位名称（注册分类）	主要中药
芹槐胶囊	清热消积、利湿化浊。用于痛风伴高尿酸血症患者的长期治疗	吉林天衡药业有限公司（中药1.1）	芹菜籽、槐米
柏金颗粒	清热解毒、祛风除湿、活血祛瘀、通利关节、散瘀止痛、利尿通淋、降解尿酸的功效，主要用于治疗高尿酸血症	中南民族大学（中药1.1）	肿节风、虎杖、忍冬藤、粉草藓、车前草、徐长卿、透骨草和甘草
土藤草颗粒	具有清热解毒、利湿降浊、化瘀通络的功能，用于治疗急性痛风性关节炎（中医分型属热毒瘀浊型痛风病）引起的关节红肿灼热、剧烈疼痛，活动受限等症状	北京济全生物科技有限公司（中药6）	土茯苓、虎杖、金钱草、忍冬藤、红藤、黄柏、白芷和没药
痛风康宁片	泄浊化瘀、消肿止痛。用于湿热瘀阻所致的趾关节红肿、变形，痛风性关节炎	天津天中医药科技有限公司（中药6.1）	车前子、苍术、黄柏、川牛膝、薏苡仁、土茯苓、忍冬藤、虎杖、延胡索

---

[1] 国家药品监督管理局药品审评中心. 信息公开 [EB/OL]. [2022-09-18]. https://www.cde.org.cn/main/xxgk/listpage/9f9c74c73e0f8f56a8bfbc646055026d; 药智数据. 医药数据库 [EB/OL]. [2022-09-18]. https://db.yaozh.com/?ga_source=www&ga_name=home_nav.

续表

药品名称	适应证	研发单位名称（注册分类）	主要中药
芪桂痛风片	慢性期痛风	康缘药业（中药6.1）	黄芪、桂枝、玫瑰花、浙贝母和五加皮
三七痛风胶囊	具有活血化瘀、通络止痛、清热利湿的功效。用于瘀血内阻，湿热蕴结引起的腰酸膝痛、关节红肿、小便不利、大便干结及痛风伴高尿酸血症（瘀血内阻，湿浊蕴结证）	昆明肾脏病研究所（中药6.1）	三七、大黄、红花、大血藤、泽泻、牛膝、延胡索
虎贞痛风胶囊	降尿酸	暨南生物（中药6）	虎杖、车前草、女贞子、蜂房
痛风康颗粒	风湿痹痛中的热痹、湿热阻滞、筋络不通、关节不利、故见诸证	青岛海川创新生物天然药物研究中心（中药6.1）	葛根、丹参、忍冬藤、薏苡仁和车前子
双黄痛风胶囊	控制痛风性关节炎的急性发作和长期治疗高尿酸血症、慢性尿酸性肾病，缓解关节疼痛，促进尿酸排泄	中山市恒生药业有限公司（中药6.2）	黄芪提取物、秦皮提取物、茶叶提取物
贞草痛风消胶囊	可平稳降低食用者的尿酸并保持正常水平，不对肝、肾造成负担或副作用	广州宏韵医药科技股份有限公司（中药6）	菊苣、姜黄、海洋鱼低聚肽
痛风凝胶	急性痛风性关节炎	广东花海药业股份有限公司、深圳市万兴创源科技有限公司（中药6.1）	生姜、披麻草、薄荷油
刺山柑果风湿止痛凝胶膏	祛风散寒、除湿止痛、活血通络。用于类风湿性关节炎、肩周炎、痛风、骨性关节炎、坐骨神经痛所致的痛痹	新疆维吾尔自治区药物研究院（中药4）	10%~60%的刺山柑果药用部位

2.2.3 抗痛风中药的代表性企业与中药新药产品

2001年1月1日至2021年12月31日上市中药新药产品按药品分类共计29种，已上市中药新药产品及代表性企业，例如金诃藏药股份有限公司（以下简称"金诃藏药")、西藏奇正藏药股份有限公司(以下简称"奇正藏药")、一力制药股份有限公司(以下简称"一力制药")等,基本概况见表2-2-3。

表2-2-3 上市中药新药产品与代表性企业基本概况[1]

序号	初次批准年份	药品名称	适应证	代表企业(厂家数量)
1	2002年	雪山金罗汉止痛涂膜剂	活血、消肿、止痛。用于急慢性扭挫伤、风湿性关节炎、类风湿性关节炎、痛风、肩周炎、骨质增生所致的肢体关节疼痛肿胀,以及神经性头痛	西藏诺迪康药业股份有限公司(1家)
2	2002年	痛风定胶囊	清热祛湿、活血通络定痛。用于湿热所致的痹病,症见关节红肿热通、伴有发热、汗出不解、口渴喜饮、便黄、舌红苔黄腻、脉滑数;痛风病见上述症候者	四川升和药业股份有限公司(1家)
3	2004年	槟榔痛风合剂	除湿通络、蠲痹止痛。用于缓解湿浊阳滞所致的痛风引起的趾鹛关节肿胀疼痛	四川升和药业股份有限公司(1家)
4	2002年	二十五味儿茶丸	祛风除痹、消炎止痛、干黄水。用于白脉病、痛风、风湿性关节炎、关节肿痛变形、四肢僵硬等	西藏神猴药业有限责任公司(4家)
5	2002年	十味乳香散	祛风燥湿、干黄水。用于风湿性节炎、痛风引起的关节红肿疼痛,黄水过盛所致皮肤湿疹	西藏神猴药业有限责任公司(1家)
6	2002年	十五味乳鹏丸	消炎止痛、干黄水。用于关节红肿疼痛、发痒、痛风、黄水积聚	甘肃佛阁藏药有限公司(4家)
7	2002年	如意珍宝丸	清热、醒脑开窍、舒筋通络、干黄水。用于瘟热、陈旧热症、白脉病、四肢麻木、瘫痪、口眼歪斜、神志不清、痹症、痛风、肢体强直、关节不利。对白脉病有良效	金诃藏药(1家)

---

[1] 国家药品监督管理局药品审评中心. 信息公开[EB/OL]. [2022-09-18]. https://www.cde.org.cn/main/xxgk/listpage/9f9c74c73e0f8f56a8bfbc646055026d; 药智数据. 医药数据库[EB/OL]. [2022-09-18]. https://db.yaozh.com/?ga_source=www&ga_name=home_nav.

续表

序号	初次批准年份	药品名称	适应证	代表企业（厂家数量）
8	2002年	五味甘露药浴颗粒	发汗、消炎、止痛、平黄水、活血通络。用于痹病，既风湿性关节炎、类风湿性关节炎、痛风等	金诃藏药（3家）
9	2003年	青鹏膏剂	活血化瘀、消肿止痛。用于风湿性关节炎、类风湿性关节炎、骨关节炎、痛风、急慢性扭挫伤、肩周炎引起的关节、肌肉肿胀疼痛及皮肤瘙痒、湿疹	金诃藏药（1家）
10	2002年	鸿茅药酒	补气通络、肾亏阴虚、脾胃虚寒、风寒湿痹、气虚血亏	内蒙古鸿茅药业有限责任公司（1家）
11	2002年	五味甘露药浴汤散	发汗、消炎、止痛、平黄水、活血通络。用于痹病，既风湿性关节炎、类风湿性关节炎、痛风等	青海晶珠藏药高新技术产业股份有限公司（7家）
12	2002年	复方伸筋胶囊	清热除湿、活血通络。用于湿热瘀阻所致痛风引起的关节红肿、热痛、屈伸不利等症	贵州高原彝药厂有限公司（1家）
13	2002年	痛风舒胶囊	清热、利湿、解毒。用于湿热瘀阻所致的痛风病	青海绿色药业有限公司（1家）
14	2002年	十味乳香胶囊	祛风燥湿、干黄水。用于风湿性关节炎、痛风引起的关节红肿疼痛、黄水过盛所致皮肤湿疹	青海普兰特药业有限公司（1家）
15	2002年	痛舒胶囊	活血化瘀、舒筋活络、化痞散结、消肿止痛。用于跌打损伤、风湿性关节痛、肩周炎、痛风性关节痛、乳腺小叶增生	云南白药集团股份有限公司（1家）
16	2002年	肿痛凝胶（搽剂）	消肿镇痛、活血化瘀、舒筋活络、化痞散结。用于跌打损伤、风湿关节痛、肩周炎、痛风、乳腺小叶增生	云南白药集团股份有限公司（1家）
17	2002年	肿痛气雾剂	消肿镇痛、活血化瘀、舒筋活络、化痞散结。用于跌打损伤、风湿关节痛、肩周炎、痛风、乳腺小叶增生	云南白药集团股份有限公司（1家）

续表

序号	初次批准年份	药品名称	适应证	代表企业（厂家数量）
18	2002 年	二十五味驴血丸	祛风、除湿、干黄水。用于关节炎、类风湿性关节炎、痛风、痹病引起的四肢关节肿大疼痛、变形、黄水积聚等	西藏昌都光宇利民药业有限责任公司（6家）
19	2011 年	二十五味驴血胶囊	祛风、除湿、干黄水。用于关节炎、类风湿性关节炎、痛风、痹病引起的四肢关节肿大疼痛、变形、黄水积聚等	西藏昌都光宇利民药业有限责任公司（1家）
20	2003 年	青鹏软膏	活血化瘀、消肿止痛。用于风湿性关节炎、类风湿性关节炎、骨关节炎、痛风、急慢性扭挫伤、肩周炎引起的关节、肌肉肿胀疼痛及皮肤瘙痒、湿疹	奇正藏药（3家）
21	2010 年	如意珍宝片（胶囊）	清热、醒脑开窍、舒筋通络、干黄水。用于瘟热、陈旧热症、白脉病、四肢麻木、瘫痪、口眼歪斜、神志不清、痹症、痛风、肢体强直、关节不利。对白脉病有良效	奇正藏药（1家）
22	2005 年	舒筋胶囊	祛风除湿、舒筋活血。用于风湿性关节炎、类风湿性关节炎、骨关节炎、强直性脊柱炎、痛风、感染性关节炎、颈椎病、肩周炎、腰腿疼痛等风湿病	钓鱼台医药集团吉林天强制药股份有限公司（1家）
23	2005 年	痛风定片	清热祛湿、活血通络定痛。用于湿热所致的痹病、症见关节红肿热痛、伴有发热、汗出不解、口渴喜饮、便黄、舌红苔黄腻、脉滑数；痛风病见上述症候者	长春海外制药集团有限公司（1家）
24	2005 年	十五味乳鹏胶囊	消炎止痛、干黄水。用于关节红肿疼痛、发痒、痛风、黄水积聚	西藏金珠雅砻藏药有限责任公司（1家）

续表

序号	初次批准年份	药品名称	适应证	代表企业（厂家数量）
25	2006 年	痛舒片	活血化瘀、舒筋活络、化瘀散结、消肿止痛。用于跌打损伤、风湿性关节痛、肩周炎、痛风性关节痛、乳腺小叶增生	江苏迪赛诺制药有限公司（2 家）
26	2009 年	痛风舒片	清热、利湿、解毒。用于湿热瘀阻所致的痛风病	沈阳绿洲制药有限责任公司（10 家）
27	2021 年	虎贞清风胶囊	轻中度急性痛风性关节炎中医辨证属湿热蕴结证	一力制药（1 家）

2.3 抗乙肝中药的研发现状

乙肝按病情的长短，可分为急性乙肝和慢性乙肝。其中，急性乙肝病程短，90%的成年人半年内可自愈或通过合理的治疗实现康复；而慢性乙肝是指由乙肝病毒持续感染 6 个月以上引起的肝脏慢性炎症性疾病，按表现不同可分为慢性乙肝携带者、慢性活动性乙肝、乙肝肝硬化。由于乙肝患者的抗病毒治疗具有良好的成本效益比，如果能在慢性乙肝阶段采取积极的治疗阻断疾病的进程，便能减少肝硬化和肝癌的发生或延缓发病时间。因此，慢性乙肝是疾病进展的关键一环，绝大多数患者需终身服药。[1]

2.3.1 抗乙肝中药经典方剂筛选

随着现代药理学的发展和深入研究，茵陈蒿、红景天、半夏、柴胡、黄精、大黄、车前草、仙鹤草、厚朴、菊花、蒲公英、苦参和栀子等在指导临床用药方面取得了较好的疗效。[2] 常用的方剂有茵陈蒿汤、甘露消毒丹、逍遥散、一贯煎、膈下逐瘀汤、附子理中汤等，如表 2-3-1 所示。

---

[1] 中商产业研究院. 2021 年中国乙肝（HBV）药物行业市场规模及患者现状大数据分析（图）[EB/OL]. (2021-08-26) [2022-09-18]. https://baijiahao.baidu.com/s?id=1709120700273896533&wfr=spider&for=pc.

[2] 张莎莎, 吕文良, 陈兰羽. 单味药治疗慢性乙型肝炎的治疗进展 [J]. 中国中医基础医学杂志, 2010 (11): 1084-1086.

表 2-3-1 不同证型的乙肝常用经典方剂与加减药材总结[1]

分类	证型	主要病因	遣方思路	常用方剂	中药
急性乙肝	湿热内蕴	湿阻脾胃、肝郁气滞	祛湿运脾、行气和胃、疏肝解郁	平胃散、逍遥散	苍术、厚朴、陈皮、甘草、生姜、大枣、柴胡、当归、白芍、白术、茯苓、薄荷、炙甘草、烧生姜等
	寒湿中阻	湿阻中焦、脾运失常	祛湿清热、解毒化瘀、健脾温阳	茵陈蒿汤重用赤芍、茵陈术附汤	茵陈、丹参、大黄、山栀、葛根、丹皮、赤芍、白术、附片、干姜、炙甘草等
慢性乙肝	肝胆湿热	湿热疫毒隐伏血分	清热利湿	茵陈蒿汤或甘露消毒丹加减使用	茵陈、栀子、大黄、滑石、黄芩、虎杖、连翘等
	肝郁脾虚	湿阻气机则肝失疏泄、肝郁伤脾或湿热伤脾	疏肝健脾	逍遥散加减使用	北柴胡、当归、白芍、白术、茯苓、薄荷、甘草等
	肝肾阴虚	湿热疫毒郁久伤阴	滋补肝肾	一贯煎加减使用	当归、北沙参、麦冬、生地、枸杞子、玄参、石斛、女贞子等
	瘀血阻络	久病致瘀、久病入络	活血通络	膈下逐瘀汤加减使用	当归、桃仁、红花、川芎、赤芍、丹参、泽兰等
	脾肾阳虚	久病阴损及阳或素体脾肾亏虚感受湿热疫毒	补脾肾	附子理中汤或金匮肾气丸加减使用	党参、白术、制附子、桂枝、干姜、菟丝子、肉苁蓉等

2.3.2 慢性乙肝的中西联合用药

根据我国有关传染病重大科技专项临床研究结果表明，慢性乙肝中西联合用药与单纯使用西药治疗相比，疗效显著，具体表现为：①提高 HbsAg 和 HbeAg 阴转率/血清转化率；②HBV-DNA 阴转率；③改善肝脏炎症和纤维化。表 2-3-2 为代表性中西联合用药方案，其中，"中成药+拉米夫定""中成药+阿德福韦酯""中成药+恩替卡韦""中成药+干扰素-α"是常见的联合使用方式。

---

[1] 王志新，王静. 急性乙型病毒性肝炎的中医药治疗 [J]. 陕西中医函授，1998（4）：14-16；中华中医药学会肝胆专业委员会，中国民族医药学会肝病专业委员会. 慢性乙型肝炎中医诊疗指南（2018 年版）[J]. 中西医结合肝病杂志，2019（1）：97-102.

表 2-3-2 代表性中西联合用药的治疗方案[1]

类型	中成药	西药	疗效
肝胆湿热证	叶下珠胶囊	干扰素-α	改善肝功能、抗乙肝病毒、提高干扰素-α的远期疗效、降低复发率
		拉米夫定	提高 HBeAg 阴转率
		阿德福韦酯	提高疗效，促进肝功能恢复
	苦参素胶囊	阿德福韦酯	改善肝功能、抑制 HBV-DNA 复制
		恩替卡韦	
	乙肝清热解毒冲剂	干扰素-α	提高 HbeAg 转阴率，提升患者生存质量
		拉米夫定	抑制乙肝病毒复制等
	当飞利肝宁胶囊	抗病毒药物	改善肝功能和患者的临床症状，具有抗炎保肝与抗肝纤维化的作用
	鸡骨草胶囊	恩替卡韦	保肝护肝、抗乙肝病毒
肝郁脾虚证	九味肝泰胶囊	恩替卡韦	改善肝功能、肝纤维化指标与患者的临床症状
	强肝胶囊	阿德福韦酯	治疗肝硬化，改善患者肝功能、脾脏厚度与肝纤维化
		替比夫定	治疗 YMDD 变异的失代偿期乙肝病毒肝硬化患者，肝功能、肝功能分级（Child-Pugh）评分和肝纤维化指标改善
	逍遥丸	阿德福韦酯	明显提高 HbeAg 阴转率、改善肝功能和肝纤维化指标，降低了停药后肝功能复发率
		拉米夫定	改善患者焦虑、抑郁等临床症状和体征，提高显效率和总有效率，降低患者 ALT 和 AST 水平，促进 HBV-DNA 和 HbeAg 转阴
肝肾阴虚证	六味地黄丸	干扰素-α	治疗 HBeAg 阴性慢性乙肝患者，明显改善患者症状和肝功能，显著降低患者血清 HBsAg
	杞菊地黄丸	阿德福韦酯	可明显降低 HBV-DNA 和 ALT 水平，提高 HBeAg 阴转率，有利于抑制病毒复制、减轻肝脏炎症反应
		恩替卡韦	

[1] 中华中医药学会肝胆病专业委员会，中国民族医药学会肝病专业委员会. 慢性乙型肝炎中医诊疗指南（2018年版）[J]. 中西医结合肝病杂志，2019（1）：97-102.

续表

类型	中成药	西药	疗效
瘀血阻络证	复方鳖甲软肝片	恩替卡韦	改善慢性乙肝、代偿期肝硬化的肝功能、肝纤维化
	扶正化瘀胶囊		改善肝纤维化
	鳖甲煎丸		促进肝功能恢复，提高机体细胞免疫功能，改善血清肝纤维化指标，肝脏组织病理学显示肝纤维化组织增生程度显著减轻
	大黄䗪虫丸	恩替卡韦	改善肝功能和肝纤维化指标，提高生活质量
		拉米夫定	
		聚乙二醇干扰α-2a	改善肝纤维化指标
	安络化纤丸	恩替卡韦	改善患者肝组织汇管区、肝小叶内炎症及纤维化，改善患者肝脏弹性测量值
		阿德福韦酯	改善肝纤维化指标
脾肾阳虚证	金匮肾气丸	阿德福韦酯	提高患者ALT、AST复常率与HBV-DNA转阴率

2.3.3 抗乙肝中药新药研发

2000年1月1日至2021年12月31日，国家药品监督管理局药品审评中心受理申报适应证含慢性乙肝的新药62个品种，剂型以胶囊为主，其次是片剂、颗粒剂、丸剂。申请阶段以申请上市和申请临床为主，共有5个品种申报临床，54个品种申报上市。处于临床及以上阶段未上市的中药新药品种只有3种，表2-3-3示出了临床及以上阶段的未上市抗乙肝中药新药品种的概况。

表2-3-3 临床及以上阶段的未上市抗乙肝中药新药品种的概况[1]

药品名称	适应证	企业名称（注册分类）	主要中药
消胀贴膏	肝硬化腹水	常熟雷允上制药有限公司（中药6.1）	生大黄、制甘遂、莱菔子、沉香、冰片、人工麝香

---

[1] 国家药品监督管理局药品审评中心. 信息公开 [EB/OL]. [2022-09-18]. https://www.cde.org.cn/main/xxgk/listpage/9f9c74c73e0f8f56a8bfbc646055026d；药智数据. 医药数据库 [EB/OL]. [2022-09-18]. https://db.yaozh.com/?ga_source=www&ga_name=home_nav.

续表

药品名称	适应证	企业名称（注册分类）	主要中药
百令疏肝胶囊	慢性乙肝、肝纤维化	杭州华东医药集团生物工程研究所有限公司（中药6）	柴胡、灵芝、丹参、五味子
雪蟾软坚柔肝片	慢性乙肝、肝纤维化	上海天蟾生物科技有限公司（中药1.1）	雪蟾、铁皮石斛、虎掌草、天葵子、山栀、茵陈、当归、泽泻、地黄、秦艽、水蛭等

2.3.4 抗乙肝中药的代表性企业与中药新药产品

现有上市用于治疗乙肝、慢性乙肝、乙肝肝纤维化的中药新药品种共23个，如表2-3-4所示，新药的初次批准时间多集中于2010年前后，以胶囊、片剂、丸剂等剂型的创新较为常见。

表2-3-4 抗乙肝上市中药新药产品与代表性企业基本概况[1]

初次批准年份	药品名称	适应证	代表企业（厂家数量）
2002年	肝舒胶囊	清热化湿、疏肝和胃。用于湿热内蕴，肝胃不和所致胁痛，症见肝区不舒、胃呆乏力、腹胀、口苦、尿黄；慢性乙肝见上述证候者	深圳海王药业有限公司（1家）
2002年	安络化纤丸	健脾养肝、凉血活血、软坚散结。用于慢性乙肝、乙肝后早中期肝硬化；表现为肝脾两虚、瘀热互结证候者；症见胁肋疼痛、脘腹胀满、神疲乏力、口干咽燥、纳食减少、便溏不爽、小便黄等	森隆药业有限公司（1家）
2002年	肝达康胶囊	疏肝健脾、化瘀通络。用于肝郁脾虚血瘀所致的胁痛腹胀、胁下痞块、疲乏纳差、大便溏薄；慢性乙肝见上述证候者	吉林敖东延边药业股份有限公司（1家）
2003年	肝宁胶囊	清热解毒、利湿、化瘀散结。用于轻度和中度慢性乙肝	山西仁源堂药业有限公司（1家）

---

[1] 国家药品监督管理局药品审评中心. 信息公开 [EB/OL]. [2022-09-18]. https：//www.cde.org.cn/main/xxgk/listpage/9f9c74c73e0f8f56a8bfbc646055026d；药智数据. 医药数据库 [EB/OL]. [2022-09-18]. https://db.yaozh.com/?ga_source=www&ga_name=home_nav.

续表

初次批准年份	药品名称	适应证	代表企业（厂家数量）
2005年	肝龙胶囊	疏肝理脾、活血解毒。主治胁痛肝郁脾虚兼瘀血证；症见胁肋胀痛或刺痛、恶心嗳气、神疲乏力、食欲不振、食后腹胀、大便溏、舌色淡或紫、脉象细涩或脉弦等；用于慢性乙肝见上述症状者	昆明赛诺制药股份有限公司（1家）
2005年	肝达胶囊	滋补肝肾、健脾活血。用于慢性迁延性及慢性活动性乙肝见肝肾亏损、脾虚挟瘀证候者；症见胁肋疼痛、腹胀纳差、倦怠乏力、头晕目眩、五心烦热、腰膝酸软等	陕西康惠制药股份有限公司（1家）
2005年	解毒护肝颗粒	用于慢性乙肝湿热中阻证、兼脾气亏虚、瘀血阻络者	苏州东瑞制药有限公司（1家）
2005年	肝苏胶囊（丸、糖浆、分散片、软胶囊）	降酶、保肝、退黄、健脾。用于慢性活动性肝炎、乙肝，以及急性病毒性肝炎	成都锦华药业有限责任公司（5家）
2005年	肝必复软胶囊	抗肝炎药，具有免疫调节功能，可促使HBsAg转阴。用于治疗乙肝	山西晋新双鹤药业有限责任公司（3家）
2005年	扶正化瘀片	活血祛瘀、益精养肝。用于乙肝肝纤维化属瘀血阻络，肝肾不足证者；症见胁下痞块、胁肋疼痛、面色晦暗，或见赤缕红斑、腰膝酸软、疲倦乏力、头晕目涩、舌质暗红或有瘀斑、苔薄或微黄、脉弦细	上海黄海制药有限责任公司（1家）
2005年	澳泰乐胶囊（片）	疏肝理气、清热解毒。用于疲乏无力、厌油腻、纳呆食少、胁痛腹胀、口苦恶心，甲型肝炎（以下简称"甲肝"）、乙肝及各种慢性肝炎见上述症候者	吉林敖东集团力源制药股份有限公司（1家）
2006年	虎驹乙肝片	疏肝健脾、清热利湿、活血化瘀。用于慢性乙肝属肝郁脾虚兼湿热瘀滞证；症见胁肋胀满疼痛、脘痞腹胀、胃纳不佳、四肢倦怠、小便色黄等	江苏融昱药业有限公司（1家）
2006年	甘草甜素胶囊	治疗肝炎病，用于慢性乙肝	安徽联谊药业股份有限公司（1家）

续表

初次批准年份	药品名称	适应证	代表企业（厂家数量）
2006年	复肝宁胶囊（颗粒）	疏肝健脾、清热利湿。用于乙肝表面抗原阳性属于肝旺脾虚、热毒较盛者	长春海外制药集团有限公司（4家）
2006年	六味五灵片	滋肾养肝、活血解毒。用于治疗慢性乙肝氨基转移酶升高，中医辨证属于肝肾不足、邪毒瘀热互结；症见胁肋疼痛、腰膝酸软、口干咽燥、倦怠乏力、纳差、脘胀、身目发黄或不黄、小便色黄、头昏目眩、两目干涩、手足心热、失眠多梦、舌暗红或有瘀斑、苔少或无苔、脉弦细	山东世博金都药业有限公司（1家）
2006年	乙肝解毒丸	清热解毒、疏肝利胆。用于乙肝，辨证属于肝胆湿热内蕴者；临床表现为肝区热痛、全身乏力、口苦咽干、头晕耳鸣或面红耳赤、心烦易怒、大便干结、小便少而黄、舌苔黄腻、脉滑数或弦数	吉林华康药业股份有限公司（1家）
2008年	乙肝舒康片（颗粒）	清热解毒、活血化瘀。用于湿热瘀阻所致的急慢性乙肝，见有乏力、肝病、纳差、脘胀等症	江苏万高药业股份有限公司（2家）
2009年	五灵胶囊	疏肝、健脾、活血。用于慢性乙肝肝郁脾虚挟瘀证；症见纳呆、腹胀嗳气、胁肋胀痛、疲乏无力等	清华德人西安幸福制药有限公司（1家）
2009年	黄萱益肝丸	清热解毒、疏肝利胆。用于肝胆湿热所致的乙肝	贵州德祥制药有限责任公司（1家）
2009年	珠子肝泰片	用于脾虚湿热所致的胸胁胀痛、倦怠无力、便溏；乙肝见上述证候者	西双版纳雨林制药有限责任公司（1家）
2009年	华蟾素胶囊	解毒、消肿、止痛。用于中晚期肿瘤；慢性乙肝等症	山东鑫齐药业有限公司（2家）
2009年	叶下珠颗粒（分散片）	清热解毒、祛湿退黄。用于肝胆湿热所致的胁痛、腹胀、纳差、恶心、便溏、黄疸、急性或慢性乙肝见上述症候者	烟台东诚大洋制药有限公司（2家）
2009年	肝毒净丸	清热解毒、利湿化瘀。用于慢性乙肝、湿热瘀毒证；症见肝区胀痛或刺痛、纳差泛恶、口干苦黏、脘痞腹胀、腿酸乏力、小便黄、大便或溏或秘等	吉林省博维药业有限公司（1家）

第3章 研究思路与方法

3.1 技术分解

经过前期的行业和产业现状调查,课题组对抗痛风中药及抗乙肝中药有了全面的认识。在此基础上,综合考虑该领域专利检索的特点及研究可行性,最终将抗痛风中药及抗乙肝中药的专利技术按照主要技术主题分为产品组成、制备方法、剂型、检测方法、功效五大部分,其中产品组成、功效为关键技术分支,得到表3-1-1、表3-1-2所示的抗痛风中药和抗乙肝中药专利技术分解情况。

表3-1-1 抗痛风中药专利技术分解情况

分析领域	一级技术分支	二级技术分支	三级技术分支	四级技术分支
抗痛风中药	产品组成	单方	粗提物	—
			有效部位(包含分离步骤的)	—
			有效成分(结构明确的)	—
		复方	经典方	—
			临床自组方	—
			科研方	—
			其他	—
	制备方法	粗制	粉碎	—
			溶剂法(如提取)	—
			水蒸气蒸馏法	—
			其他(包括超临界提取)	—
		精制	溶剂法(如萃取)	—
			沉淀法	—
			色谱分离法	—
			超滤	—
			微滤	—
			其他	—

25

续表

分析领域	一级技术分支	二级技术分支	三级技术分支	四级技术分支
抗痛风中药	剂型	口服	固体制剂	片剂
				胶囊
				丸剂
				颗粒
				散剂
			液体制剂	酒剂
				煎剂
				茶剂
				口服溶液
			其他	—
		外用	半固体制剂（如膏剂、贴剂）	膏剂
				贴剂
				乳液
				凝胶
			溶液剂（如药酒、喷雾剂）	药酒
				喷雾
				气雾
				酊剂
			其他	外敷剂
				灸
		注射	溶液	—
			冻干粉	—
			输液	—
			其他	—
	检测方法	定性	薄层	—
			其他	—
		定量	紫外分光	—
			质谱	—
			液相色谱	—
			气相色谱	—
			其他	—

续表

分析领域	一级技术分支	二级技术分支	三级技术分支	四级技术分支
抗痛风中药	功效	基于西医理论	降尿酸	—
			抗炎	—
			止痛	—
			其他	—
		基于中医理论	中医证候	湿热蕴结
				脾虚湿阻
				寒湿痹阻
				痰瘀痹阻
				其他
			中医病证结合	—

表3-1-2 抗乙肝中药专利技术分解情况

分析领域	一级技术分支	二级技术分支	三级技术分支	四级技术分支
抗乙肝中药	产品组成	单方	粗提物	—
			有效部位（包含分离步骤的）	—
			有效成分（结构明确的）	—
		复方	经典方	—
			临床自组方	—
			科研方	—
			其他	—
	制备方法	粗制	粉碎	—
			溶剂法（如提取）	—
			水蒸气蒸馏法	—
			其他（包括超临界提取）	—
		精制	溶剂法（如萃取）	—
			沉淀法	—
			色谱分离法	—
			超滤	—
			微滤	—
			其他	—

续表

分析领域	一级技术分支	二级技术分支	三级技术分支	四级技术分支
抗乙肝中药	剂型	口服	固体制剂	片剂
				胶囊
				丸剂
				颗粒
				散剂
			液体制剂	口服溶液
				糖浆
				膏剂
				茶剂
				酒剂
			其他	—
		外用	半固体制剂（如膏剂、贴剂）	膏剂
				贴剂
				乳液
				凝胶
			溶液剂（如药酒、喷雾剂）	药酒
				喷雾
				气雾
				酊剂
			其他	外敷剂
				灸
		注射	溶液	—
			冻干粉	—
			输液	—
			其他	—
	检测方法	定性	薄层	—
			其他	—
		定量	紫外分光	—
			质谱	—
			液相色谱	—
			气相色谱	—

续表

分析领域	一级技术分支	二级技术分支	三级技术分支	四级技术分支
抗乙肝中药	检测方法	定量	其他	—
	功效	基于西医理论	抗病毒	—
			抗原转阴	—
			保肝	—
			抗纤维化	—
			免疫调节	—
			其他	—
		基于中医理论	中医病	—
			中医证候	湿热中阻
				肝郁脾虚
				肝肾阴虚
				肝肾阳虚
				瘀血阻络
				其他
			中医病证结合	—

3.2 数据检索与处理

本书采用的专利大数据来自 incoPat 数据库，其中第 4~6 章研究内容的数据检索截至 2022 年 7 月 30 日，法律状态查询的截至 2022 年 7 月 30 日。

3.2.1 检索要素

在进行行业和产业调查以及对痛风和乙肝领域相关文献整理的基础上，记录、收集和整理中英文关键词、行业专业术语、分类号等，确定检索要素，结合数据库的特点以及技术特点确定检索策略。

采用总分式检索与补充检索相结合的组合检索策略。为获得与技术主题相关的总体文献，在检索中药治疗痛风、乙肝的相关专利时，检索策略主要采用总分式检索策略，首先对总的技术主题进行检索，而后从检索结果中二次检索获得各技术分支的检索结果。在检索中药治疗痛风的相关技术时，主要检索与痛风治疗相关的中药、剂型、制备方法、检测方法等，由于"痛风""中药"均有比较准确的分类号及关键词的表达方式，能够涵盖所有相关技术范畴，因此采用总分式检索策略。即使用准确的关键词和/或分类号，对总体技术主题进行检索，得到中药治疗痛风的总体检索结果。虽然

"乙肝"缺乏特异性的分类号,但其关键词的表达比较准确全面,且其整体涵盖的技术领域较多,对分支领域的检索会产生更大的噪音和干扰,因此也采用总分式检索策略,比分总式检索策略更能保证检索结果全面覆盖相关专利文献。总分式检索完成后,再以重点申请人进行补充检索。通过"检索—验证—分析漏检与噪音原因—再检索"的过程,反复调整和完善检索式。首先根据检索策略进行全面检索,确保查全,其次通过人工清洗和关键申请人分析,对检索结果进行验证,分析漏检和引入噪音的原因,调整检索式。最后对结果进行验证,达到可接受的查全率和查准率。检索要素如表3-2-1、表3-2-2所示。

表3-2-1 抗痛风中药专利检索要素

中药治疗痛风	痛风	中药
中文关键词	痛风 or 尿酸 or 历节风 or 痛风石 or 痹	中药 or 植物药 or 草药 or 天然药 or 中成药 or 原料药
英文关键词	gout or [uric (2w) acid] or arthrolithiasis or uratritis or hyperuricemia or hyperuricacidemia	tradition * chinese or herb * or botan * medicine or plant * medicine or natural medicine or crude medicine or chinese medicine
分类号	A61P 19/06	A61K 36/00

表3-2-2 抗乙肝中药专利检索要素

中药治疗乙肝	乙肝	中药
中文关键词	肝炎 or 乙肝 or 乙型肝炎 or [乙型(10)w 肝炎] or 慢肝 or 大三阳 or 小三阳 or 抗HBs or 抗-HBs or 抗HBe or 抗-HBe or 抗HBc or 抗-HBc	中药 or 植物药 or 草药 or 天然药 or 中成药 or 原料药
英文关键词	[liver (2) w fixity] or HBV or [hepatitis (10) w Bvirus] or hepatitis B or [hepatitis (10) w B] or HBsAg or anti-HBs or HBeAg or anti-HBe or HBcAg or anti-HBc or anti-hepatitis or anti-HBV	tradition * chinese or herb * or botan * medicine or plant * medicine or natural medicine or crude medicine or chinese medicine
分类号	—	A61K 36/00

3.2.2 数据处理

抗痛风中药和抗乙肝中药的相关专利通常噪音较大。对于抗痛风中药专利,痛风疾病的表达有比较准确的分类号,其扩展的关键词表达形式相对准确,但关键词较易出现在不相关的专利文本中,例如检索说明书中含有"痛风"的专利,则可能检出"头痛风热"的相关专利。对于抗乙肝中药专利,乙肝疾病的表达则缺乏特异性的分类号,其表达形式也比较多样,为更全面检索所有相关专利,更多考虑了查全的原则。另外,为提高对高价值专利的准确分析,本书以授权专利为主要研究对象。因此,对全部授权专利数据均采用人工清洗和标引的方式,进行全文浏览,去除不相关的专利数据,并重点阅读摘要、权利要求书、说明书发明内容和实施例,对相应关键词进行标引。

3.2.3 特色分析方法

3.2.3.1 以中医优势病种及国家科技重大专项圈定目标领域

中医药是反映了我国对生命、健康和疾病的认识,具有悠久历史传统和独特中医理论及技术方法的医药学体系,是我国自主创新的优势领域。中医药优势在众多急慢性、重大疾病上均有体现。从破题角度,本书以国家中医药管理局公布的中医优势病种为切入点,在中医优势病种范围内进一步结合国家科技重大专项研究领域,确定研究领域。

中医优势病种是指中医治疗具有优势的疾病或疾病的某一阶段,包括三个方面,一是西医尚无有效治法或可靠疗效,而中药有较好临床基础和较为突出的临床治疗效果,能充分体现中医辨证论治优势的病种;二是西医治法或药物毒副作用较大,容易诱发药源性或医源性疾病,而中药治疗无上述弊端的病种;三是西医尚无良策的疑难病或重大疾病,中药在该疾病某个方面或环节显示出明显治疗优势的病种。[1] 国家中医药管理局公布的中医优势病种代表了其在临床优势方面的行业共识。本书通过进一步结合国家科技重大专项的研究领域,以专利视角服务国家战略科技方向,使之具有实用性。

3.2.3.2 专利与药品注册综合分析

药品注册是国家食品药品监督管理部门根据药品注册申请人的申请,依照法定程序,对拟上市销售的药品的安全性、有效性、质量可控性等进行系统评价,并决定是否同意其申请的审批过程。申请人完成支持药物临床试验的药学、药理毒理学等研究(即临床前研究)后,提出药物临床试验申请,经国家药品监督管理局药品审评中心审评通过后进入临床研究阶段,药物临床试验分为Ⅰ期临床试验、Ⅱ期临床试验、Ⅲ期临床试验、Ⅳ期临床试验以及生物等效性试验。完成临床试验研究后,提出药品上市许可申请,经药品审评中心审评通过后方可上市。

本书将专利与药品注册信息相结合进行分析。一方面,根据中药新药注册数据和该新药专利数据综合情况圈定重点分析的中药新药品种;另一方面,结合药品注册信息分析专利布局情况,以反映中药新药研发过程的专利全貌。本书药品注册数据来源于国家药品监督管理局和药智网。

---

[1] 王永炎,曹洪欣. 中国中医科学院中医优势病种研究 [M]. 北京:中国中医药出版社,2011.

3.2.3.3 聚焦于临床高价值的国医大师及全国名中医专利

国医大师、全国名中医是由人力资源和社会保障部、国家卫生健康委员会和国家中医药管理局组织评选表彰的中医药工作者的杰出代表，截至2022年已评选表彰四届共120名国医大师；评选表彰两届共200名全国名中医。国医大师、全国名中医经验丰富，技术精湛，经验成果疗效明显，应当对其专利保护及运用情况予以重视。但国医大师、全国名中医的专利保护与运用一直是容易被忽视的问题，因此本书着眼于临床高价值的国医大师及全国名中医专利。

3.2.3.4 剔除不以保护创新为导向的非正常专利申请

我国知识产权工作正在从追求数量向提高质量转变。2021年1月，国家知识产权局发布了《国家知识产权局关于进一步严格规范专利申请行为的通知》，强调从严打击不以保护创新为目的的非正常专利申请。不以保护创新为目的的非正常专利申请及其代理行为，扰乱行政管理秩序、损害公共利益、妨碍企业创新、浪费公共资源、破坏专利制度，必须予以坚决遏制。

中药领域存在一定程度的非正常专利申请行为。本书秉承遏制非正常专利申请原则，采用筛选并聚焦分析授权中药发明专利的方式，剔除不以保护创新为导向的非正常专利申请。在此基础上，针对重点申请人、重点中药新药品种进行专利申请数据补充检索，并加以人工辨别。以此反映真实的专利技术情况，提高本书的指导意义。

3.2.4 相关事项和约定

（1）同族专利

同一项发明创造在同一个或多个国家、地区和组织申请专利而产生的一组内容相同或基本相同的专利文献，称为一个专利族或同族专利。

（2）关于专利申请量统计中的"项"和"件"的说明

项：在进行专利申请数量统计时，对于incoPat数据库中进行同族合并后以一族数据的形式出现的一系列专利文献，计算为1项。

件：在进行专利申请数量统计时，例如为了分析申请人在不同国家、地区或组织的专利申请分布情况，将同族专利申请分别进行统计，所得到的结果对应于申请的件数。

（3）2021年以后专利申请量快速下降的原因

由于发明专利申请公布日相对于申请日具有滞后性，因此检索结果中包含的2021年之后的专利申请量低于真实的申请量，在申请量年度变化的趋势中，出现申请量在2021年之后突然下滑的现象。

第4章 中药专利大数据分析

本章采用 incoPat 数据库，以中药领域分类号 A61K 36/00 进行检索，采用人工及软件辅助分析的方法对 2002 年 1 月 1 日至 2022 年 7 月 30 日涉及中药的全球专利申请、授权数据从多方面（包括申请趋势、专利权人、区域分布、疾病谱分布等）进行分析，以期掌握近年来全球中药产业专利技术的整体发展状况。

4.1 国内中药专利分析

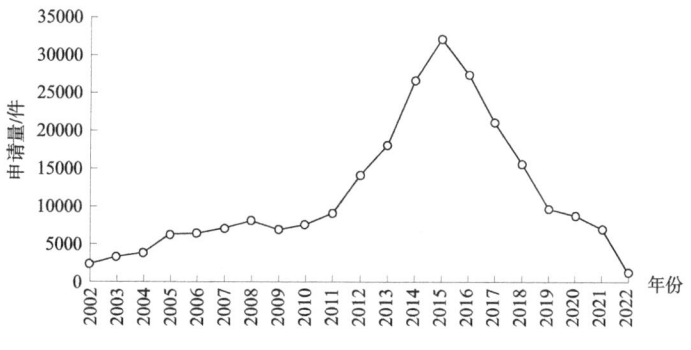

4.1.1 国内中药专利申请、授权趋势分析

4.1.1.1 国内中药专利申请量趋势

一般来说，专利申请量随时间的增加表明相关技术创新趋向活跃，技术发展较为迅速；专利申请量的持平和下降则表明技术创新趋向平淡，技术发展较为迟缓，或技术已经趋于落后并被其他技术取代。

从图 4-1-1 所示的国内中药专利申请量趋势可以看出，2011 年之前，专利申请量保持平稳增长，2004 年以前专利年申请量均低于 5000 件，此时中药专利申请处于孕育期。2005～2011 年，中药申请量进入平稳增长阶段，年申请量均高于 5000 件，此时中药专利申请处于生长期。随着 2009 年我国新一轮医药卫生体制改革的推进以及相应五年计划的实行，2012 年之后中药领域专利申请进入了"快速发展期"，申请量开始急剧增加，年申请量均保持在 10000 件以上的高位。到 2015 年达到最高峰 32121 件。之后开始回落，2019～2022 年保持年申请 10000 件以内。这与中药创新主体对专利的认识不断加深，从注重申请数量逐渐向注重申请质量的转变有一定关系。因为专利申请公开的滞后性，2021 年之后提交的申请大多尚未公开，有待进一步跟进分析。

图 4-1-1 国内中药专利申请趋势

4.1.1.2 国内中药授权专利发展趋势

图4-1-2示出了国内中药专利授权趋势，从2002年500多件、2004年的1000多件，到2006年的2000多件。经历了多年的积淀与发展，2011年授权量实现了突飞猛进的增长，达到5088件，仅稍低于2014年的峰值5519件，说明2011~2014年进入中药申请的高速增长期。之后增长态势有所回落，2017~2021年基本保持在年授权量1000~3000件的水平。表明中药领域发展处于平稳态势，逐渐趋于成熟。

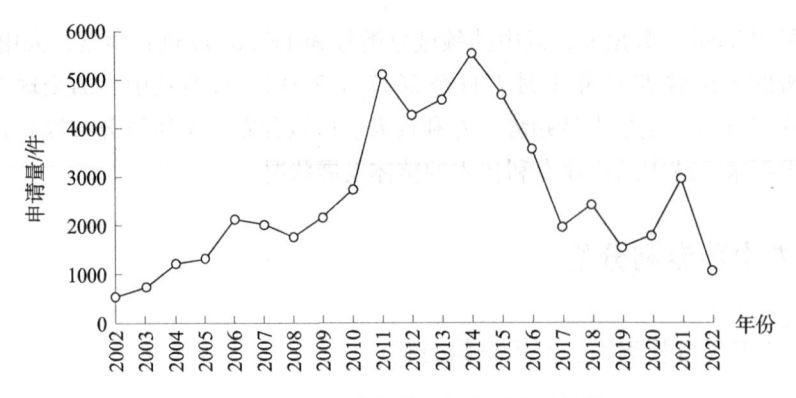

图4-1-2 国内中药授权专利发展趋势

4.1.1.3 专利有效寿命分析

专利寿命维持时间越长，其专利技术价值度越高，技术创新成果越依赖其专利保护。中药专利往往研究水平不高，拥有核心专利技术的很少，加之药品审批和上市周期长、技术壁垒及研发失败风险高等原因，中药发明专利的专利寿命通常较短。从图4-1-3可以看出，国内中药专利有效寿命主要集中在10年以内，并在第10年开始维持量出现明显下滑，其原因可能主要是相关专利未实现成果转化或对产品并未实现有效的保护，同时第10年开始，年费也大幅增长，从而维持10年以上的专利数量开始减少。其中对于发明人具有较高的经济价值，有效维持15~20年的专利有3660件，仅占总授权量的1%左右。

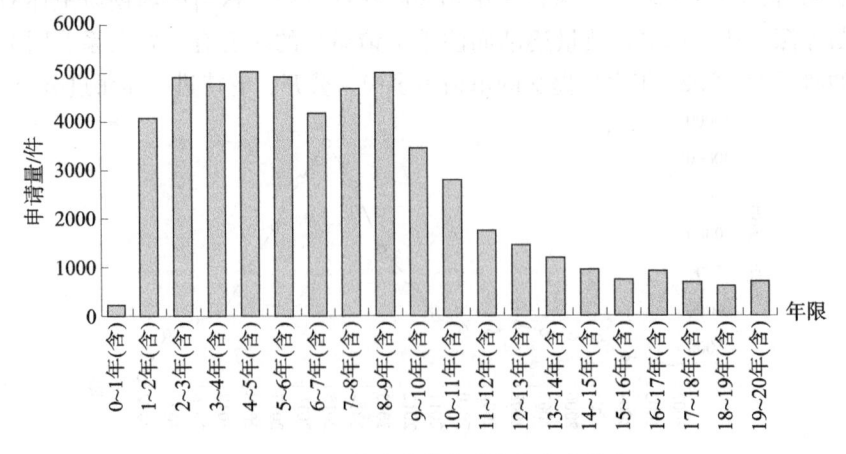

图4-1-3 国内中药专利有效寿命分布

4.1.2 国内中药授权专利地区分析

专利权来源地反映了技术的主要发源地。通常来说，拥有较多专利权地区的创新能力相对较强，或具备相当的技术优势；拥有较少专利权的地区则创新能力相对较弱，或不具备技术优势。

从图4-1-4可以看出，我国前20位地区的中药发明专利拥有数量不是很均衡，整体来看，经济发达的地区授权量相对更高。山东授权量高居榜首（11370件），远远超过第二名北京（3526件），广东、河南专利权拥有量相似，分别为3260件、3104件。地区排名前十位主要集中在东南部地区，广东、浙江、江苏、安徽均榜上有名。

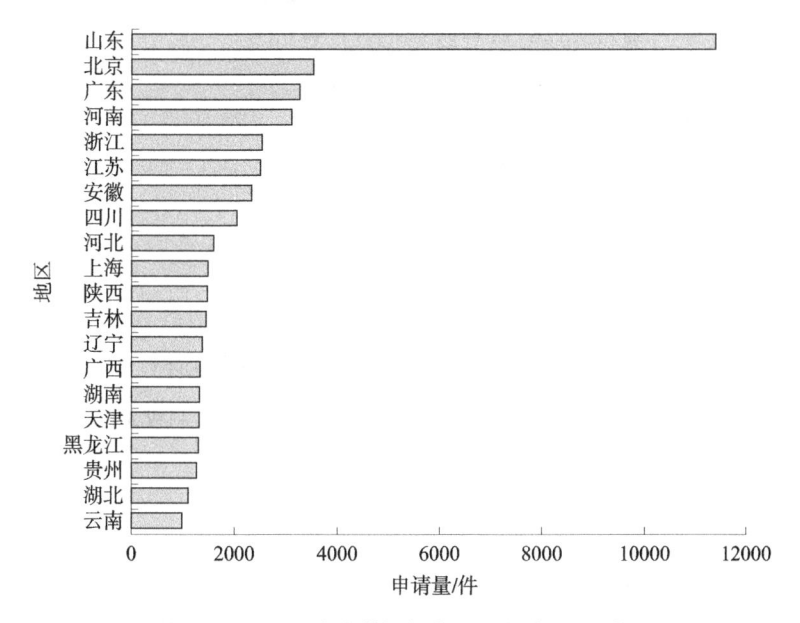

图4-1-4 国内中药授权专利排名前20位地区

4.1.3 国内中药专利权人分析

从图4-1-5所示国内中药主要专利权人排名可以看出，前19名专利权人主要为公司、科研院所和高校，反映出以市场和科研导向型为主。第一名是天士力医药集团股份有限公司，以346件高居榜首，为我国知名的中成药企业，其拥有复方丹参滴丸、芪参益气滴丸、注射用益气复脉（冻干）三大品种。入选"2019年度中华民族医药百强品牌企业"。第二名、第三名、第四名均为大学，分别为南京中医药大学（271件）、河南中医药大学（242件）、成都中医药大学（238件），这些都是中医药领域的传统优势大学。康缘药业为第六名（200件），河北以岭医药研究院有限公司为第八名（172件）。河北以岭医药研究院有限公司大力发展中医药产业，其中，心脑血管和感冒呼吸系统疾病用药是该公司的主要经营方向。

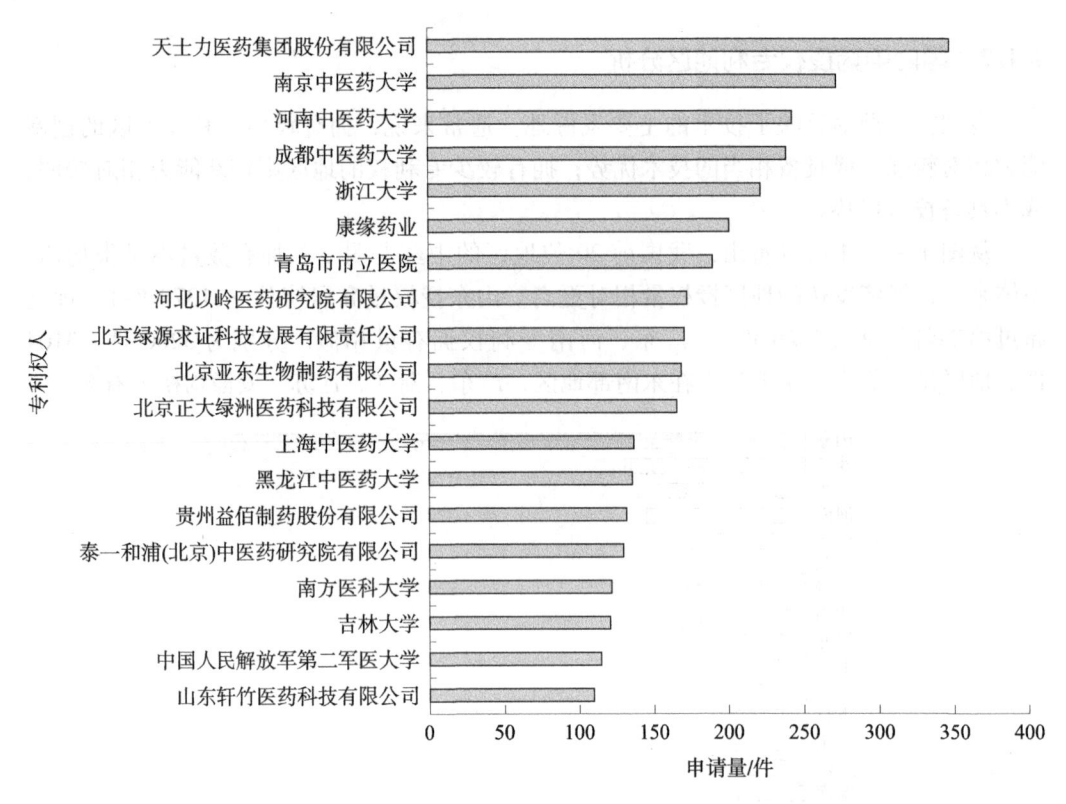

图 4-1-5 国内中药专利申请量排名前 19 位专利权人

4.1.4 国内中药专利法律状态分析

4.1.4.1 国内中药专利申请法律状态

图 4-1-6 示出了国内中药专利申请的法律状态。从专利申请的法律状态来看，授权专利仅占 11.59%；撤回状态占比较大，为 45.78%；驳回状态占比 20.99%。除极少数主动撤回外，大部分是在进入实质审查之后的撤回，说明中药的发明专利申请质量仍有较大的进步空间。而授权专利中因未缴年费而放弃的也占比 11.18%。

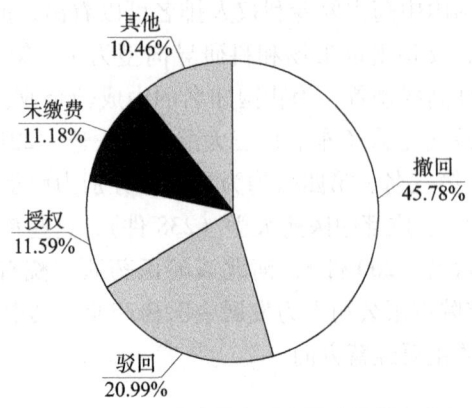

图 4-1-6 国内中药专利申请法律状态分析

4.1.4.2 国内中药授权专利法律状态

从图4-1-7国内中药授权专利法律状态分析可以看出,授权的专利中仍维持授权状态的占比45.68%;还有相当一部分授权专利因未缴年费而失效,占比超过50%,说明这些专利并未产生经济效果或进行产业转化。真正有价值的维持授权状态的专利占比少于失效专利,说明无论是在中药发明专利的申请质量,还是创新技术发展等方面都有较大的提升空间。

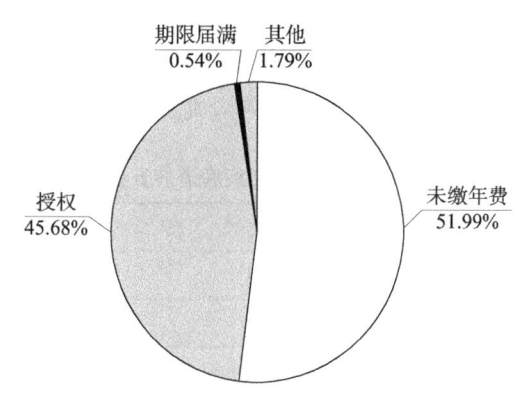

图4-1-7 国内中药授权专利法律状态分析

4.1.4.3 国内中药授权专利转让趋势

专利的市场转化价值可通过专利的权属状态体现,专利的权属状态包括专利的转让、许可和质押。专利的转让是指专利权人作为转让方,将其所获得专利的所有权转移给受让方的行为。图4-1-8示出了国内中药授权专利转让量变化趋势。

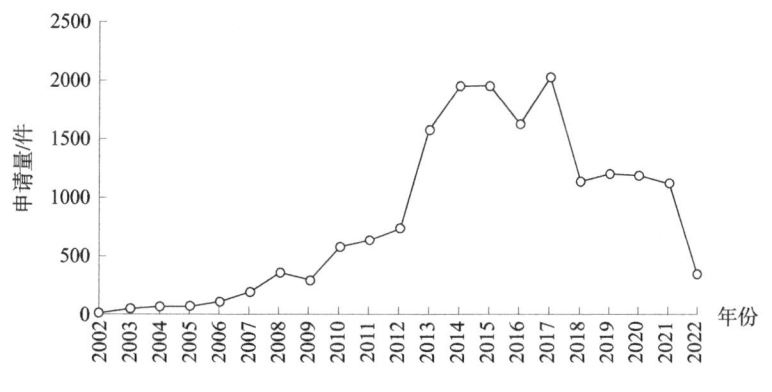

图4-1-8 国内中药授权专利转让量变化趋势

2001年之前没有授权转让的国内中药专利。2009年之前每年数量较少,不超过500件。2012年之前一直处于小幅增长阶段,自2013年开始出现了较大幅度的增长,超过1000件,达到1567件,进入快速增长期。之后专利转让量保持平稳状态。2018年回落到1000件左右,2018~2021年一直保持在1000件左右的水平,进入成熟期。与授权量的变化趋势类似,也反映出中药技术发展的趋势。

4.1.5 国内中药专利疾病谱构成分析

从表4-1-1中药专利授权疾病谱分析可见，中药领域国内专利授权排名第一的是治疗消化道或消化系统疾病的药物（A61P 1）10271件，远高于第二名治疗皮肤疾病的药物（A61P 17）6771件，第三名、第四名、第五名分别为抗感染药（A61P 31）6541件，非中枢性止痛剂、退热药或抗炎剂（A61P 29）6168件，治疗心血管疾病的药物（A61P 9）6130件。由此可以看出国内中药领域的专利权人对于上述这些疾病治疗药物的研发比较活跃以及中国传统中药所具有的治疗效果广泛、重视标本兼治的特点。表4-1-1示出了中药专利疾病谱前五名构成。

表4-1-1 中药专利疾病谱前五名构成

排名	IPC 分类号	申请量/件
1	A61P 1	10271
2	A61P 17	6771
3	A61P 31	6541
4	A61P 29	6168
5	A61P 9	6130

传统中药对于疾病的治疗主要根据临床经验以及中医"治、法、方、药"传统的哲学理论指导下进行用药。对于消化系统疾病而言，中国传统中药重视"治未病"以及长期进行综合疗养治疗，相对于西药有一定的优势。而对于抗菌、抗病毒药而言，在国家限制"抗生素"使用的大背景下，传统中药中具有杀毒、抗菌等疗效的产品能够在某些情况下替代抗生素，在缺少特效西药的前提下中医药治疗的优势明显，增加了对抗感染药物的需求，进而使得其研发和申请量迎来了一个高峰。皮肤疾病药物是中医传统优势领域。随着近年来心血管疾病的高发，相关中药研发热情也是有增无减。例如复方丹参滴丸已连续多年实现高额销售收入，该药已经在美国完成Ⅲ期临床试验。

4.1.6 小　结

2008年，我国开始实施《国家知识产权战略纲要》，随后至2015年国务院和各级政府部门陆续出台了一系列加强知识产权保护、促进中药发展的政策，包括《国务院关于扶持和促进中医药事业发展的若干意见》《关于加强中医药知识产权工作的指导意见》等，促使我国中药领域专利申请2012~2015年进入了快速增长期。虽然2015年申请量达到历史最高值，但授权量并没有随之增加，反而呈现下降趋势，可见政策的促进效应仅表现在申请数量的大幅增加。2016~2022年，国务院、国家中医药管理局等分别出台了《中医药发展"十三五"规划》《中医药发展战略规划纲要（2016—2030年）》《知识产权强国建设纲要（2021—2035年）》等加强中医药知识产权保护的政策，中药专利申请开始从单纯重视数量到重视专利申请质量的转变，申请数量与授权数量逐渐步入平稳阶段，我国中药产业知识产权保护进入了成熟期。

中国中药领域的整体授权专利占比较少，授权中维持有效状态的比例接近一半，授权的专利维持年限主要集中在10年以内，维持10年以上的专利数量开始减少。一方面表明我国后续专利储备充足，有大量专利刚刚获得授权，具有较长的剩余保护周期。另一方面说明真正有价值的专利占比仍较少，专利质量仍有待提高的空间。中药授权专利的技术转让趋势与授权量的变化趋势类似，技术转让比例整体偏低。国家在"十一五"和"十二五"期间发布一系列指引医药产业发展方向的纲领性文件，推动了医药产业的创新和转型升级，创新主体的知识产权保护意识也日益提高，产学研合作交流日益广泛，技术转让也越来越频繁。2020年10月修正的《中华人民共和国专利法》加大了对侵权的处罚力度，明晰了职务发明的权益，加强了知识产权保护力度，相信会进一步增强创新主体的信心，更好地为中药产业保驾护航。

虽然整体的中药授权专利中个人申请占据了半壁江山，但专利权人排名中，前20名主要为知名中药企业或中医药类高校，出现了一批重视自主创新、重视知识产权保护、依托现代化技术的新型中药企业。可见，企业、高校、科研机构以及中医医疗机构逐渐占据技术创新中的主导地位，也反映出中药行业逐渐从民间经验向现代化发展，与申请质量的转变相吻合。

国内主要地区在中药材资源、人才资源、教育资源、科技资源、市场资源以及发明专利资源等存在较大差异，而中药产业涉及中药种植农业、中药加工制造工业的链条，需要技术创新作为支撑，因此各地区授权专利拥有量存在较大差异，这种不平衡以及有关优势，为各地区的中药产业的互补升级提供了条件。

授权专利的疾病谱分析中，占比较大的主要是中医药传统优势病症，与临床、市场规模基本一致。

总体来看，近年来中国中医药专利申请质量有了较大提高，有实力的企业、科研院所和高校的研发热情越来越高，对专利的重视程度也是越来越强。关注的技术重点仍是传统中医优势病种，无论是技术创新还是市场开拓都前景广阔。

4.2 国外中药专利分析

4.2.1 国外中药专利申请、授权趋势分析

不仅我国应用中药，世界上很多国家也广泛使用中药，并通过申请专利及时进行保护。经检索，2002年1月1日至2022年7月30日，国外可统计范围内中药专利申请共37533项，其中同族进行了合并，图4-2-1示出了国外中药专利的申请趋势。

如图4-2-1所示，2002年开始国外中药专利申请数量比较平稳，至2018年出现小高潮，尽管2019年有下降趋势，但与21世纪初相比，申请数量仍有增长，可以看出国外对于中药的关注和研究逐渐增加。

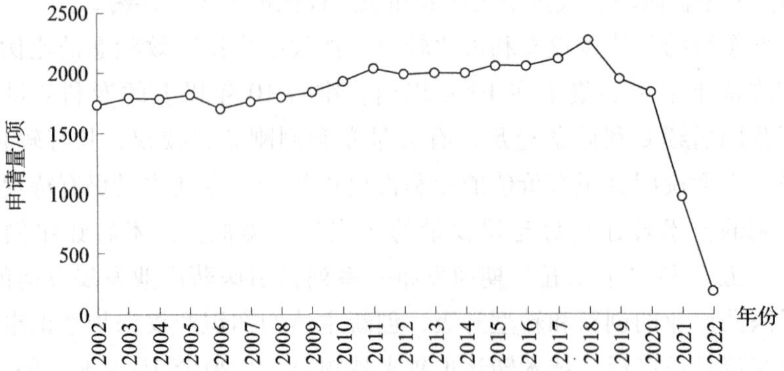

图 4-2-1 国外中药专利的申请趋势

同时，2002 年 1 月 1 日至 2022 年 7 月 30 日，国外可统计范围内中药专利授权共 21179 项，其中同族进行了合并，具体如图 4-2-2 所示。

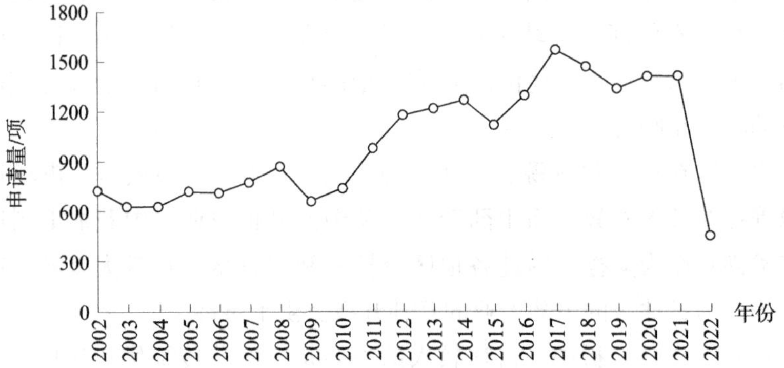

图 4-2-2 国外中药专利的授权趋势

自 2002 年起，国外中药专利的授权数量经历了几次小波动，但总体看来是上升趋势，在 2017 年出现一个小高潮。

4.2.2 国外中药专利区域分布

国外中药专利申请的主要国家、地区和组织排名如图 4-2-3 所示，韩国、美国、日本专利申请数量遥遥领先，其中韩国尤为突出，通过世界知识产权组织（WIPO）提交的 PCT 国际申请紧随日本之后，表明世界各地对中药专利申请进行全球布局的意识日渐加强，其后依次是印度、俄罗斯、巴西、加拿大、欧洲专利局（EPO）、德国、法国、墨西哥、泰国、印尼、澳大利亚、波兰、菲律宾、罗马尼亚、英国、土耳其等。可见，欧美等发达国家也已经意识到传统医学天然药物中蕴藏的巨大财富，对中药进行相关研究，通过知识产权进行保护；同时，部分其他使用传统中药的亚洲国家也有所涉及，但数量屈指可数。

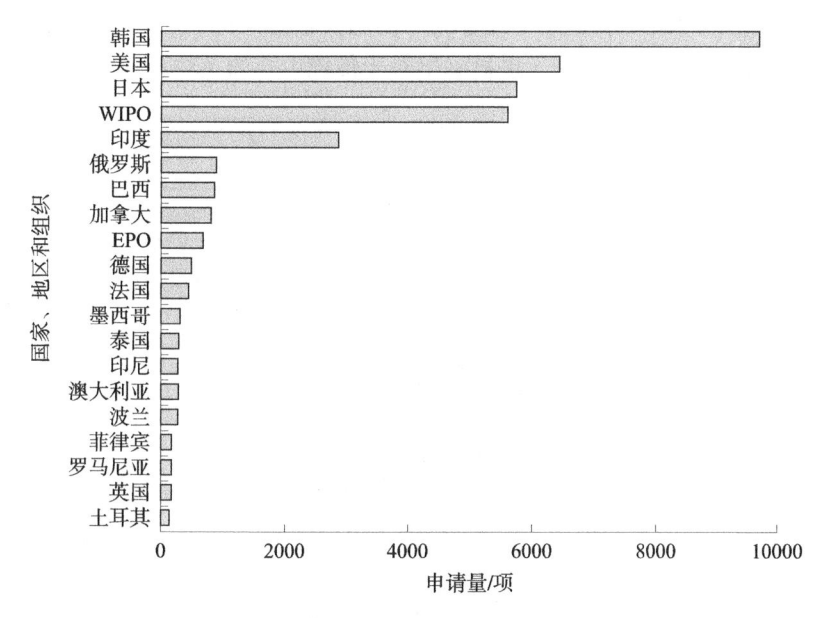

图4-2-3 国外中药专利申请排名前20位国家、地区和组织

同时，按照时间的顺序观察主要国家、地区和组织的申请趋势，如图4-2-4所示，美国在2002年已经拥有超过韩国、日本的申请量，虽然之后一直保持相对稳定的申请幅度，但表明美国较早意识到传统药物的价值，及早研究，抢占先机，通过专利申请进行保护；而韩国在2003年超越美国，之后乘胜追击，专利申请量始终保持领先地位，而且一直是稳步增长，在2017年、2018年中药专利申请量出现了高潮。

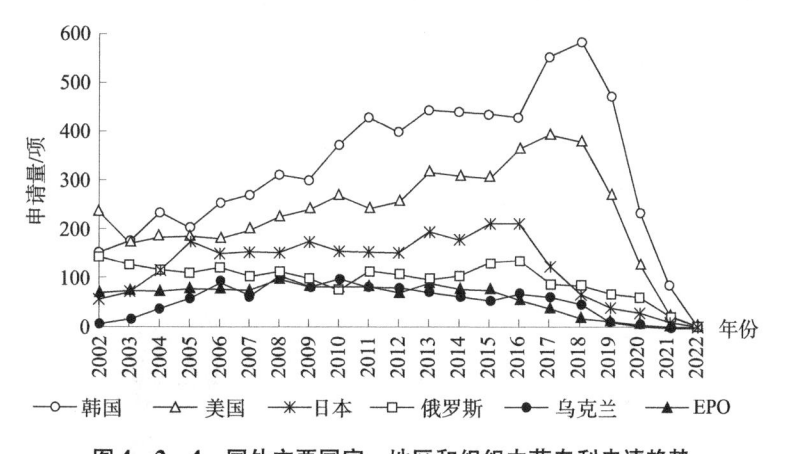

图4-2-4 国外主要国家、地区和组织中药专利申请趋势

4.2.3 国外中药专利主要申请人分析

如图4-2-5所示，国外授权中药专利按申请人统计进行排序，前20名中有韩国12个，占有3/5，且前5名均为韩国著名的研究机构和企业，分别为韩国韩医学研究院、株式会社爱茉莉太平洋、韩国生命工学研究院、韩国食品研究院、韩国农村振兴厅，可见韩国创新主体的研发技术和知识产权意识很强。同时，日本、俄罗斯、乌克兰、美国、意大利、南非的申请人也显示出对于传统中药的关注和研究。

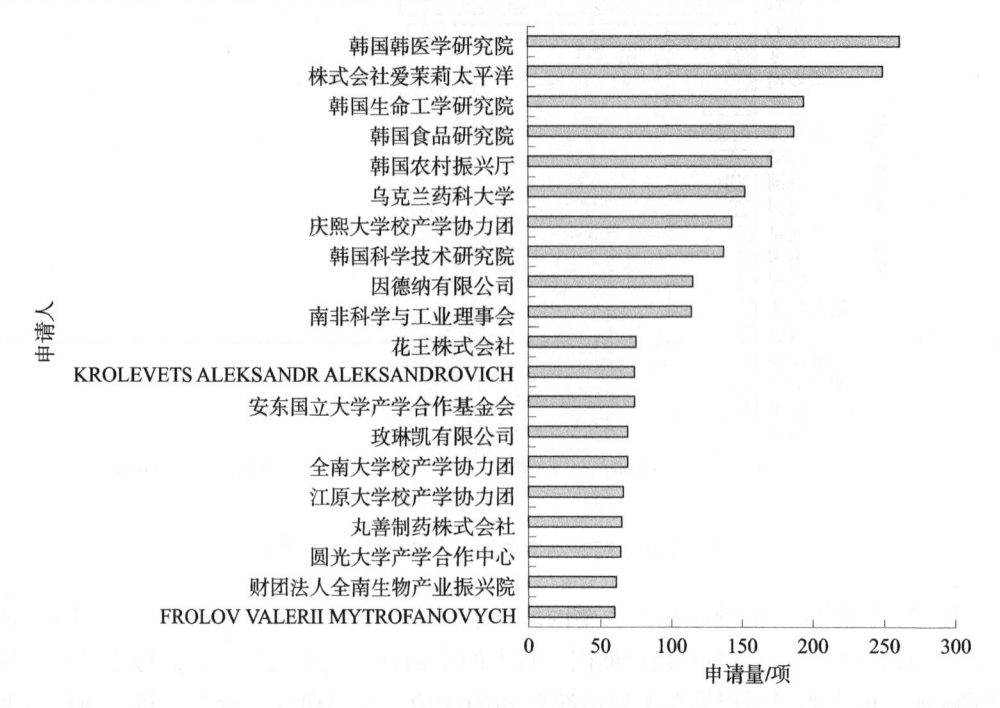

图4-2-5 国外中药授权专利排名前20位申请人

4.2.4 国外中药专利法律状态分析

就国外中药专利申请而言，统计其法律状态发现，其有效状态占比23.93%，失效状态占比33.96%，如图4-2-6所示。

就国外中药授权专利而言，统计其法律状态发现，其有效状态占比55.96%，失效状态占比32.14%，如图4-2-7所示。

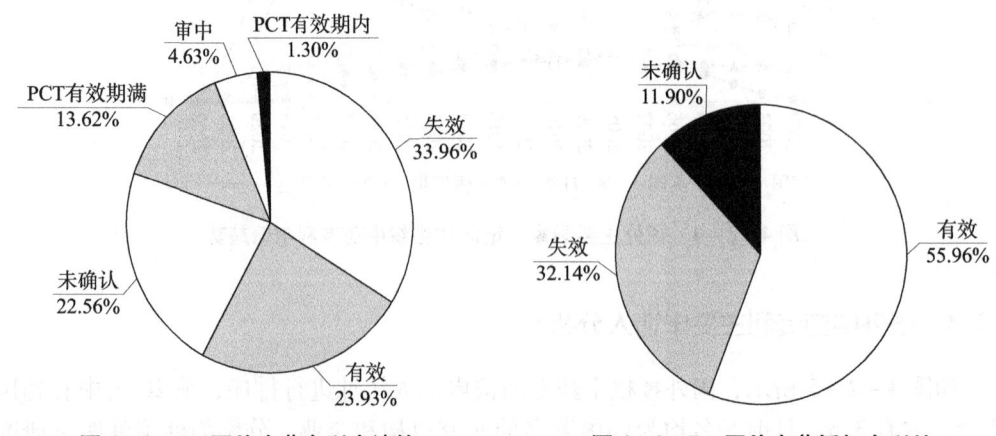

图4-2-6 国外中药专利申请的法律状态分析

图4-2-7 国外中药授权专利的法律状态分析

从上述数据可以看出，国外药专利申请整体质量较高，授权率、持有率处于较高的水平。

4.2.5 国外中药专利疾病谱构成分析

分析国外授权专利申请涉及主要疾病谱构成，如表4-2-1所示，其中主要涉及治疗皮肤疾病的药物（A61P 17）、治疗代谢疾病的药物（A61P 3）、治疗消化道或消化系统疾病的药物（A61P 1）、治疗神经系统疾病的药物（A61P 25）、用于特殊目的的药物（A61P 43）、抗感染药（A61P 31）、抗肿瘤药（A61P 35）、非中枢性止痛剂、退热药或抗炎剂（A61P 29）、治疗心脑血管系统疾病的药物（A61P 9）、治疗免疫或过敏性疾病的药物（A61P 37）等。这与中药治疗中涉及传统的优势病种如皮肤病、脾胃病、失眠、心血管病等以及通过现代药理研究的疾病谱如抗炎、抗癌、抗过敏等作用相一致。

表4-2-1 国外中药授权专利的疾病谱构成分布

排名	IPC分类号	申请量/项
1	A61P 17	2333
2	A61P 3	2010
3	A61P 1	1723
4	A61P 25	1535
5	A61P 43	1513
6	A61P 31	1428
7	A61P 35	1214
8	A61P 29	1193
9	A61P 9	1141
10	A61P 37	986
11	A61P 19	758
12	A61P 39	649
13	A61P 11	517
14	A61P 15	457
15	A61P 13	444
16	A61P 7	430
17	A61P 27	332
18	A61P 5	209
19	A61P 21	205
20	A61P 33	183

同时，对于国外授权专利申请涉及主要国家作了进一步分析，韩国、日本授权专利中对于治疗皮肤疾病的药物偏多，推测可能由于日韩两国化妆品业较为发达，其中涉及大量的中药成分，可扩展到治疗皮肤病的中药领域，进而出现比重偏高的中药专利申请，同时又基于先进的研发经验，故相关的中药专利申请的授权量也随之增多。同时，韩国、日本的授权中药专利中涉及治疗代谢疾病的药物也占有不小的比例，这表明在糖尿病、高血脂等代谢异常疾病的中药治疗上，日韩两国也体现出一定水平。

4.2.6 小　　结

近年来，随着对疾病发病模式的认识变化以及人类追求回归自然的影响，中药已经吸引了世界各国的广泛关注，而且，伴随对生活质量要求的提升以及慢性病比例的增加，凸显了传统医药优势的所在，因此，在全球健康产业体系中，传统医药治疗模式的重要性日渐提高。

在一些使用传统医药的国家中，如韩国的韩医以及日本的汉方医学，是基于中医学理论演变而来，印度也具有自己特色的传统医学，均在中药的研究和开发方面具有较高的水平。就美国而言，相关保健食品法案的颁布使得中药在美国迅速发展起来，在提取中药有效成分方面获得了诸多成果；而德国作为使用中药国家的典型代表，生产企业也研发出如银杏制剂"金纳多"等知名药物，意大利的因德纳有限公司在中药研究方面，也拥有近百年的历史。另外，中药的研发和使用还凸显在药妆领域，在人们追求天然美容的需求下，国外诸多企业研发出大量以植物提取物为功能性成分的产品，其中包括韩国的株式会社爱茉莉太平洋、日本的花王株式会社等知名企业，美国玫琳凯有限公司、法国莱雅公司等也占有一定的比例。与此同时，很多国家给予了中药相应的专利保护政策，如韩国、日本、德国等。可见，技术保障和政策支持成为很多国家、地区对中药的保护策略。

综上，国外的创新主体凭借强大的医药研发能力、管理经验和成熟的专利制度，对传统医药知识进行分析、筛选，获得有效的药物成分及组合物，从多角度、多领域，通过申请专利形成有力的知识产权战略。

此外，2017年5月14日，中国国家知识产权局和WIPO在北京共同签署了《加强"一带一路"知识产权合作协议》。这是中国政府与国际组织签署的首个有关"一带一路"知识产权合作的文件，标志着双方将围绕"一带一路"建设开展全面深入合作，促进"一带一路"合作伙伴知识产权发展。继而，会有更多的国家和地区接触、学习和研究中医药，这对我国的中医药行业既是机遇，也是更大的挑战。

由此，随着时间的推移，越来越多的国家关注到传统医药的优势，通过知识产权的保护作用，全世界对于传统药物宝贵资源的占有正在慢慢地发生变化。

第5章 抗痛风中药专利技术发展趋势

5.1 抗痛风中药专利申请概况

采用 incoPat 专利检索分析平台，以 IPC 中药领域分类号 A61K 36/00 结合痛风、尿酸等关键词进行检索，采用人工及软件辅助分析的方法对 2002 年以来涉及抗痛风中药的全球和中国专利申请从申请趋势、区域分布、主要申请人、法律状态等方面进行分析，以期掌握近年来全球和中国抗痛风中药专利技术的整体发展状况。

5.1.1 抗痛风中药全球专利申请概况

5.1.1.1 抗痛风中药全球专利申请趋势分析

经检索，2002 年 1 月 1 日至 2022 年 7 月 30 日，全球共有 4496 项抗痛风中药专利申请。抗痛风中药全球专利申请趋势如图 5-1-1 所示。

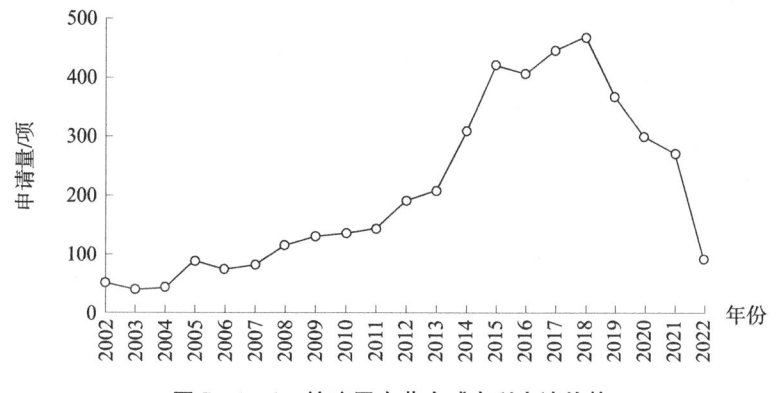

图 5-1-1 抗痛风中药全球专利申请趋势

在此期间有些申请还未公开，导致未被纳入统计范围，下同。

如图 5-1-1 所示，自 2002 年开始，专利申请数量连续两年略有下降，2006 年开始平稳上升，2013~2018 年有了大幅升高，在 2018 年出现一个小高潮；尽管 2019 年开始出现下降趋势，但与 21 世纪初相比，申请数量仍有增长。可以看出全球对于抗痛风中药的关注和研究逐渐增加。

5.1.1.2 抗痛风中药全球专利申请分布及特点

对于全球抗痛风专利申请按照国家、地区和组织统计，结果如图 5-1-2 所示。可见，中国以绝对优势居首位，紧随其后为韩国、日本，通过 WIPO 提交的 PCT 国际申请紧随日本之后，表明世界各地对中药专利申请进行全球布局的意识日渐加强，然后是美国，虽然其不是使用中药的传统国家，但从申请数量可以看出，美国对于中药治疗痛风的重视，其后依次是 EPO、印度、德国、加拿大、法国等。

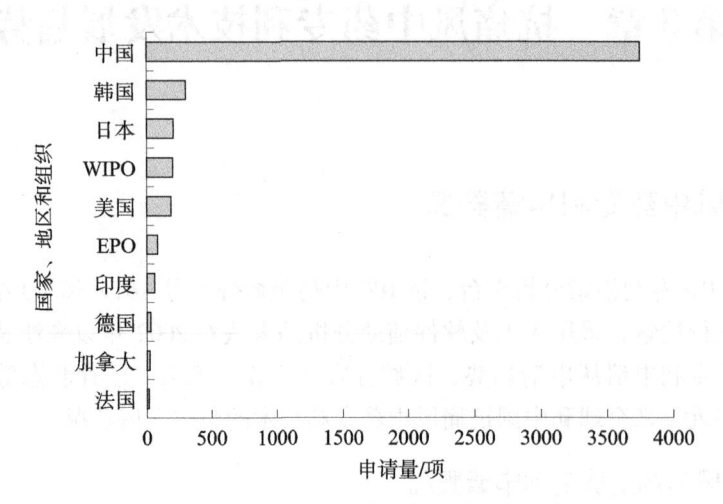

图 5-1-2　抗痛风中药全球专利申请排名前十位国家、地区和组织

5.1.1.3　抗痛风中药全球专利主要申请人

在抗痛风中药全球专利申请排名前十位的申请人中，我国的创新主体占有 50%。但是，从前述全球专利申请区域分析可以看出，韩国、日本对于抗痛风中药的研发实力较强，进一步从全球专利申请的申请人排名中也可以佐证该观点。如图 5-1-3 所示，在全球排名前十中，韩国占有 4 位，且第一名为韩国申请人，足见韩国在中药抗痛风方面积极布局专利保护。

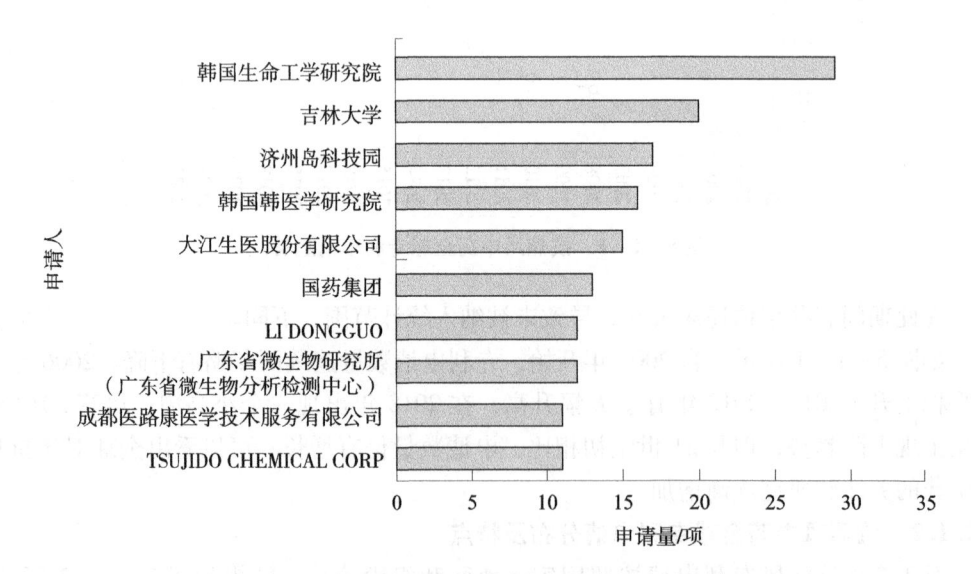

图 5-1-3　抗痛风中药全球专利排名前十位申请人

5.1.2 抗痛风中药国内专利申请概况

5.1.2.1 抗痛风中药国内专利申请趋势分析

具体到我国，2002年1月1日至2022年7月30日，国内共有3769件抗痛风中药专利申请，抗痛风中药国内专利申请趋势如图5-1-4所示。

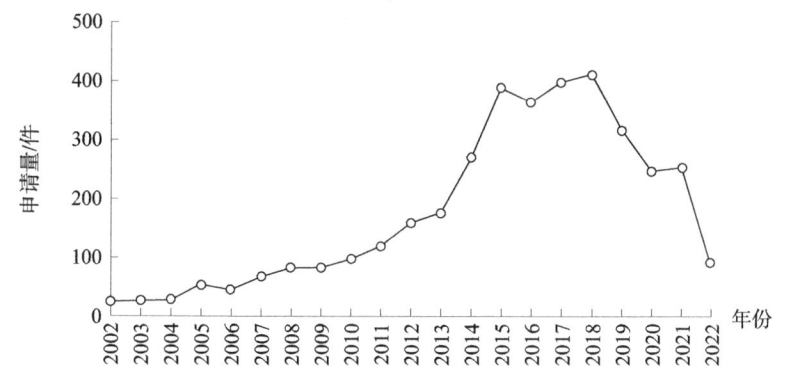

图5-1-4 抗痛风中药国内专利申请趋势

由于我国在抗痛风中药全球专利申请量中占绝大多数，因此我国的申请趋势与全球的趋势相一致，均是在2013年前平稳上升，2013年开始迅速增长，到2018年形成小高潮，之后开始下降，即我国的申请情况影响着全球的专利申请趋势。2005~2012年专利申请出现平稳增长，此时处于生长期，随着2009年我国新一轮医药卫生体制改革的推进以及相应计划的实行，2012年之后中药领域中国专利申请进入了快速发展期，申请量开始急剧增加，2019年开始下降，但申请数量仍处于较高水平，这也体现我国专利申请从"量"到"质"的转变。

5.1.2.2 抗痛风中药国内专利申请分布及特点

对国内主要地区进行统计来看，山东位居第一，其后分别是广东、江苏、四川、广西、北京、浙江、湖北、安徽、云南等，抗痛风的专利申请大多数集中在具有研发实力的东部地区，以及具有中药材资源优势的西部地区，具体详见图5-1-5。

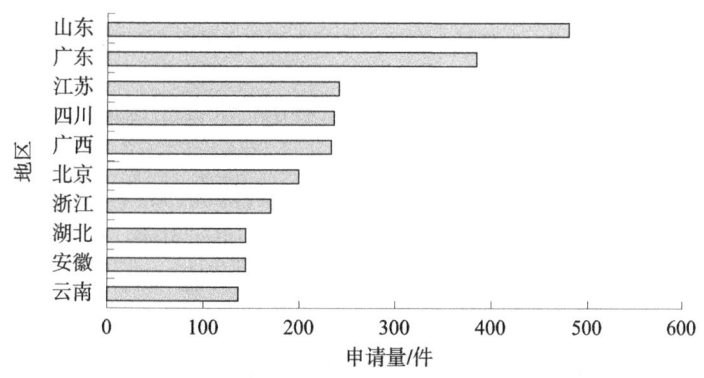

图5-1-5 抗痛风中药国内专利申请排名前十位地区

5.1.2.3 抗痛风中药国内专利申请人类型分布

如图 5-1-6 所示，抗痛风中药国内专利申请中，个人和企业作为主要的创新主体，其中个人申请量排名第一位，企业排名第二位。可见，作为创新前沿的高校、科研单位等并未表现出对抗痛风中药专利申请的热情。

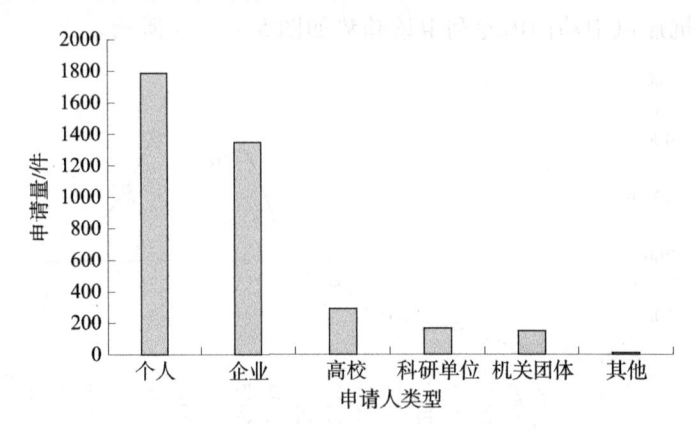

图 5-1-6 抗痛风中药国内专利申请的申请人类型

注：如一件专利具有多个申请人，则申请人类型分别计数；本书同类图同本注释。

通过对国内创新主体在抗痛风中药领域的专利申请进行统计，如图 5-1-7 所示，吉林大学排名第一位。

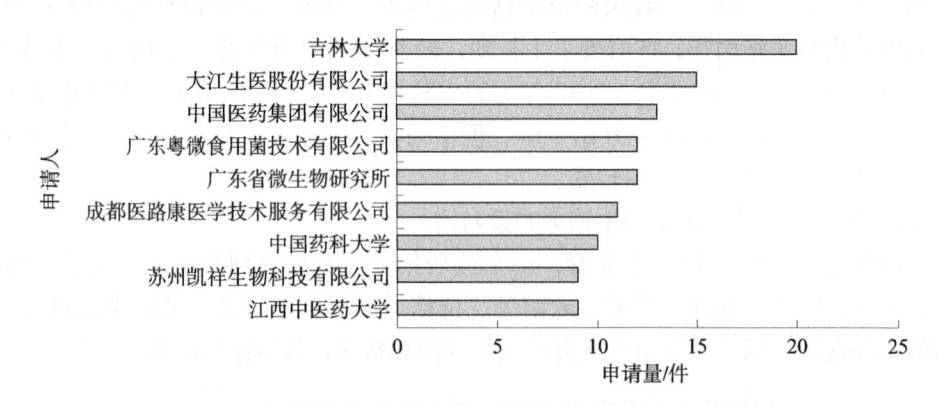

图 5-1-7 抗痛风中药国内专利申请排名前九位创新主体

针对企业的申请情况，从图 5-1-8 可以看出，大江生医股份有限公司作为创新主体，知识产权保护意识较强。

针对高校的申请情况，如图 5-1-9 所示，排名依次为吉林大学、中国药科大学、江西中医药大学、长春中医药大学、华中农业大学、浙江中医药大学、南京中医药大学、南京大学、广西中医药大学、黑龙江中医药大学。在排名前十位中，各地的中医药大学占有60%，而其他医药类或综合类高校占有40%，但排名第一位和第二位的均为非中医药类高校。由此可见，无论是科研还是专利申请，关注抗痛风中药的不仅限于传统中医院校，其他相关的学校同样具有相当的科研水平和知识产权保护意识。

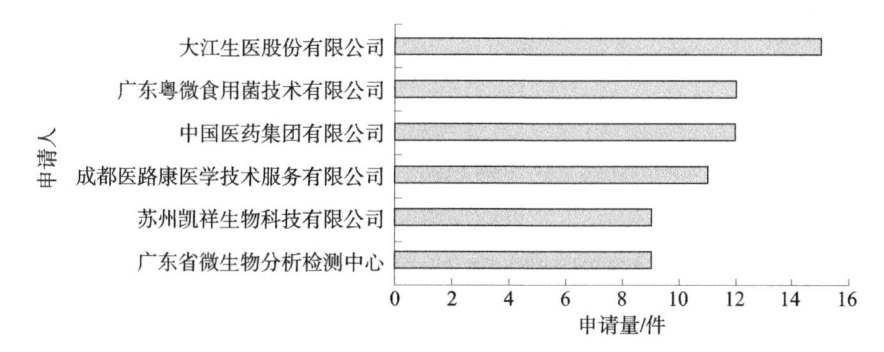

图 5-1-8 抗痛风中药国内专利申请排名前六位企业申请人

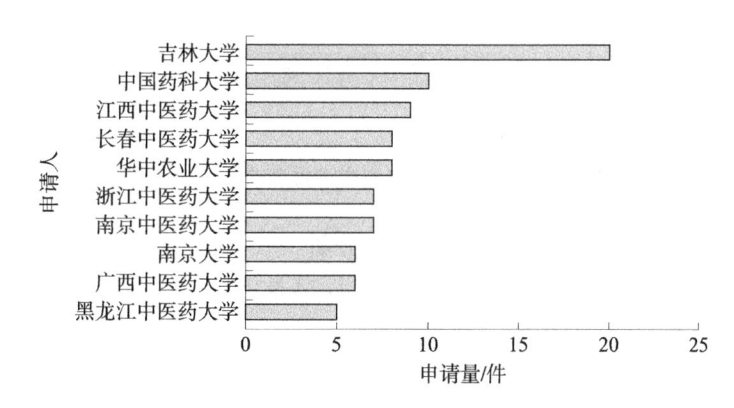

图 5-1-9 抗痛风中药国内专利申请排名前十位高校申请人

针对科研机构的申请情况，如图 5-1-10 所示，排名前十位的申请人主要集中在全国各地的研究所，不局限于中医药专科研究机构，例如排名靠前的依次为广东省微生物研究所、广东粤微食用菌技术有限公司、中国医药集团有限公司、中国科学院西北高原生物研究所等，表明全国诸多科研机构均从事抗痛风中药的相关研究。

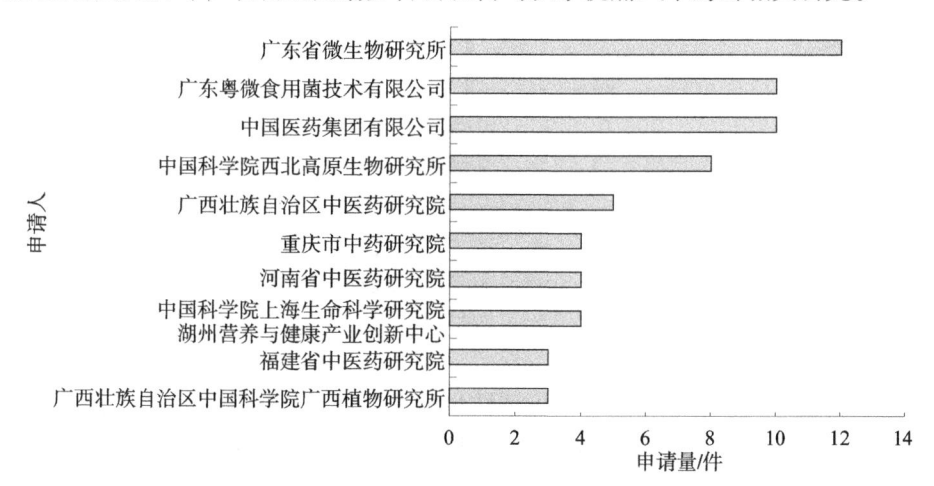

图 5-1-10 抗痛风中药国内专利申请排名前十位科研机构申请人

针对机构团体的申请情况，如图 5-1-11 所示，排名前十的申请人绝大多数为各地区的中医医院和少数民族医院，但整体看来平均申请数量不多，可能与传统医学医院的知识产权保护意识较为薄弱有关。

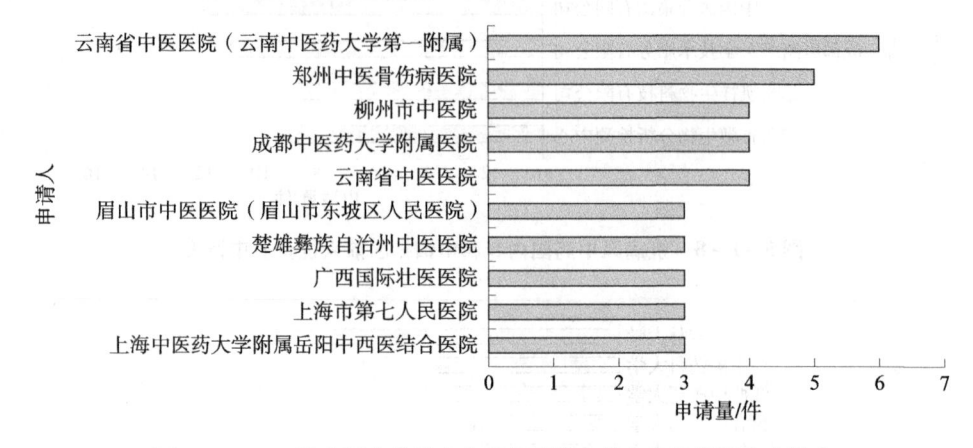

图 5-1-11 抗痛风中药国内专利申请排名前十位机关团体申请人

5.1.2.4 抗痛风中药国内专利申请法律状态分析

就国内抗痛风中药专利申请而言，统计其法律状态发现，其撤回状态占比 33.80%，驳回状态占比 24.02%，授权状态占比 14.24%，未缴年费状态占比 8.52%，如图 5-1-12 所示。

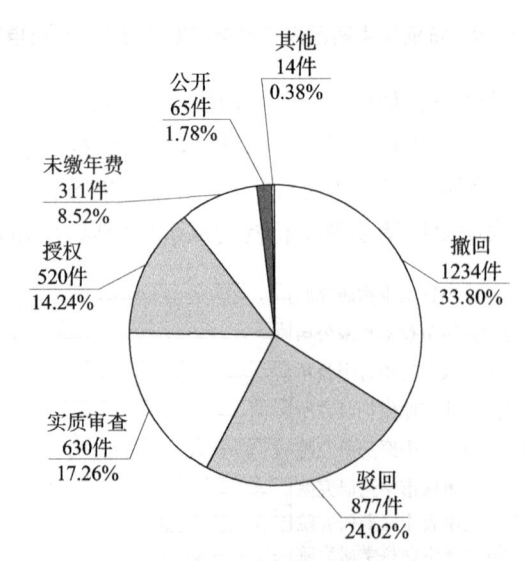

图 5-1-12 抗痛风中药国内专利申请的法律状态分析

可见，尽管我国抗痛风中药专利申请数量庞大，但是从图 5-1-12 可知，我国专利申请整体质量不高，且相当一部分专利授权后得不到应有的重视。

5.1.3 抗痛风中药国外专利申请概况

5.1.3.1 抗痛风中药国外专利申请趋势分析

具体到国外的抗痛风专利申请，2002年1月1日至2022年7月30日，国外共有881项抗痛风中药专利申请，具体申请趋势如图5-1-13所示。

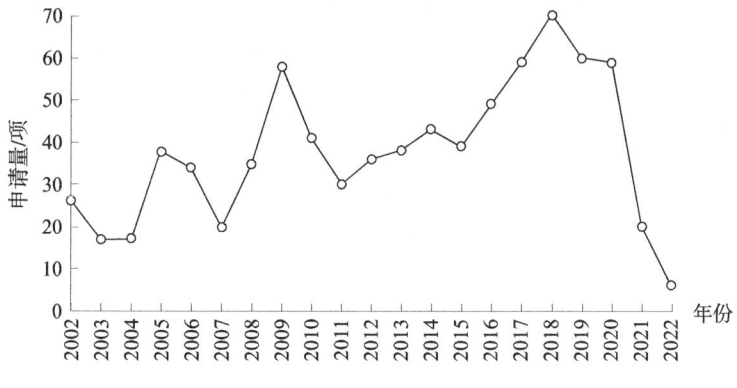

图5-1-13 抗痛风中药国外专利申请趋势

由图5-1-13可知，国外抗痛风中药专利申请从2002年开始，其后申请趋势处于波动升降中。2015年开始直线上升，于2018年达到一个小高潮，2019年开始下降，但下降后的申请数量仍较前期有所增加。

5.1.3.2 抗痛风中药国外专利申请分布及特点

如图5-1-14所示，在国外抗痛风中药专利申请方面，韩国、日本、WIPO、美国专利申请数量遥遥领先，韩国尤为突出，共有304项专利申请，日本紧随其后，共有208项，WIPO、美国分别为204项、189项。从排名前十位的区域分布可以看出，不仅使用中药的传统国家重视抗痛风中药的专利申请，而且欧美等发达国家已经意识到传统医学天然药物中蕴藏的巨大财富，进行了相关研究并通过知识产权进行保护。

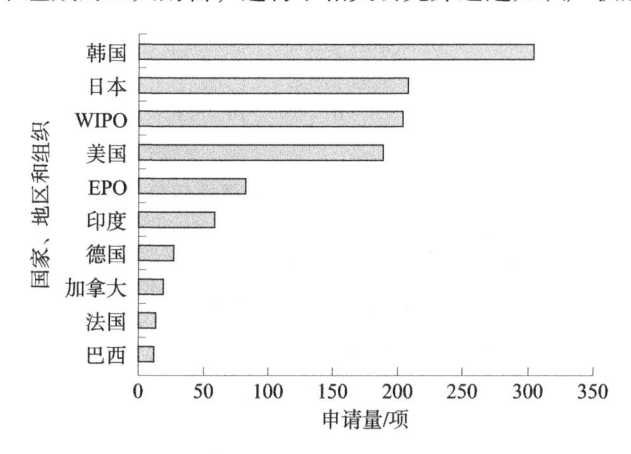

图5-1-14 抗痛风中药国外专利申请排名前十位国家、地区和组织

5.1.3.3 抗痛风中药国外专利主要申请人分析

针对抗痛风中药国外专利申请的申请人进行统计，结果显示：韩国的申请人独占鳌头，且专利申请数量占有绝对优势；在排名前20位中，韩国占有13席，如图5-1-15所示，其中包括韩国著名的科研机构，如韩国生命工学研究院、济州岛科技园、韩国韩医学研究院。就申请个体而言，韩国主要申请人的申请数量与我国主要申请人的申请数量相近，可见，韩国的创新主体在抗痛风中药的研发技术和知识产权意识均很强。日本也表现出一定的实力，在排名20位中，日本占有4席，其中包括花王株式会社、芳珂株式会社等；美国占有2席。这些以西药、化妆品为主的企业也开拓了抗痛风中药的研发领域。

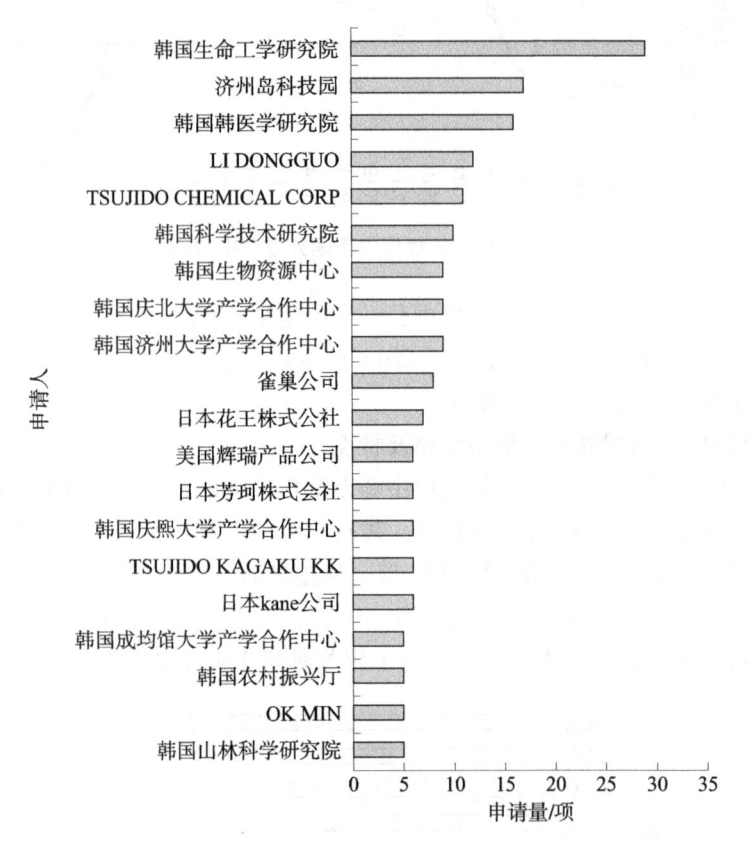

图 5-1-15 抗痛风中药国外专利申请排名前 20 位申请人

5.1.3.4 抗痛风中药国外专利申请法律状态分析

就国外抗痛风中药专利申请而言，统计其法律状态发现，其有效状态占比22.93%，失效状态占比35.30%，如图5-1-16所示。

从上述数据可以看出，国外抗痛风专利申请整体质量较高，授权率、持有率处于较高的水平。

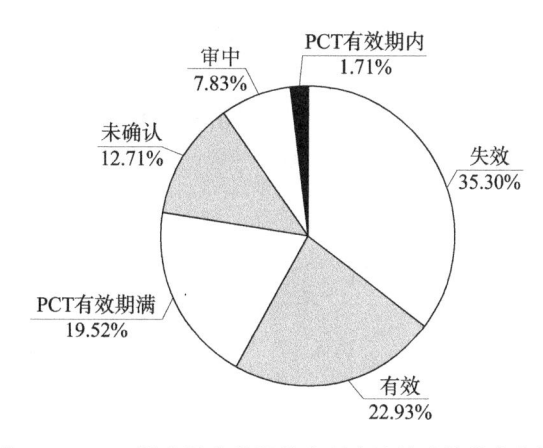

图 5-1-16 抗痛风中药国外专利申请的法律状态分析

5.1.4 小　　结

痛风属于中医"痹症"范畴，中医在治疗方面积累了丰富的经验。伴随着知识产权保护意识的逐渐增强，我国抗痛风中药专利申请量在全球范围内占有绝对优势。同时，作为使用中药的传统国家，韩国、日本同样在抗痛风中药的研发上表现出相当的实力。此外，随着中医药的快速发展，对传统医学有了重新认识，很多国家将目光转移到传统医学上，例如美国、加拿大、法国等也关注到抗痛风中药，并研发出相应的产品，抢占传统药物的宝贵资源。

国内抗痛风中药申请呈现授权率低、无效专利比例高等现象，与庞大的申请量形成鲜明对比，表明抗痛风中药专利申请的普遍质量不高，而且大量的撤回、未缴年费的专利造成了人力、物力和财力的浪费。此外，创新主体主要集中在个人和企业，高校、科研机构的申请占比很小，分布不均衡。作为科技创新的重要主体，掌握着前沿技术，拥有强大的科研团队、实验室或临床科研环境，高校、科研机构每年产出大量的科研成果，其中蕴含了高水平的科技含量，但遗憾的是大部分以论文发表，没有及时通过专利申请加以保护并且转化为生产力，造成了科技资源极大的浪费。

为了确保我国优势产业的主导权，提高抗痛风中药专利申请的质量迫在眉睫。同时，还需要充分发挥研发创新能力，高校、科研机构可利用产学研合作模式，实现校企优势互补，将研究成果及时申请专利，将中药领域专利技术成果落地并转化成产品，满足人们对抗痛风医疗的需求。

5.2 抗痛风中药授权专利概况

5.2.1 抗痛风中药全球授权专利分析

5.2.1.1 抗痛风中药全球授权专利发展趋势

如图 5-2-1 所示，1995 年，该领域专利开始连续授权，授权数量于 2002 年突破两位数，2003~2012 年虽有波动但总体趋势上涨，专利授权数量进入增长期，于 2013 年到达顶峰，为 97 项；2013 年之后授权专利数量逐年递减，虽然在 2019 年稍有回弹，但是总体下降幅度仍然巨大，至 2021 年仅授权相关专利 19 项。但考虑到专利的授权存在一定的滞后性，近年的授权数量有待增加。

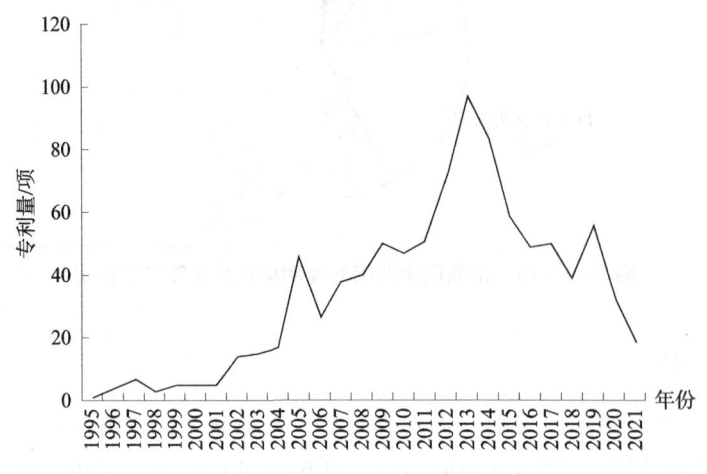

图 5-2-1 抗痛风中药全球授权专利发展趋势

5.2.1.2 抗痛风中药全球授权专利申请区域分析

（1）授权专利地域分布

如图 5-2-2 所示，抗痛风中药领域的重点目标市场为中国、韩国、美国以及日本等国家。中国居于榜首，专利数量为 751 项；韩国与美国虽分别位于第二位、第三位，专利数量分别为 88 项、30 项，但与排名第一位的中国相差甚远。可以看出，抗痛风中药领域的目标市场分布态势极不均衡，以中国为主要目标市场。

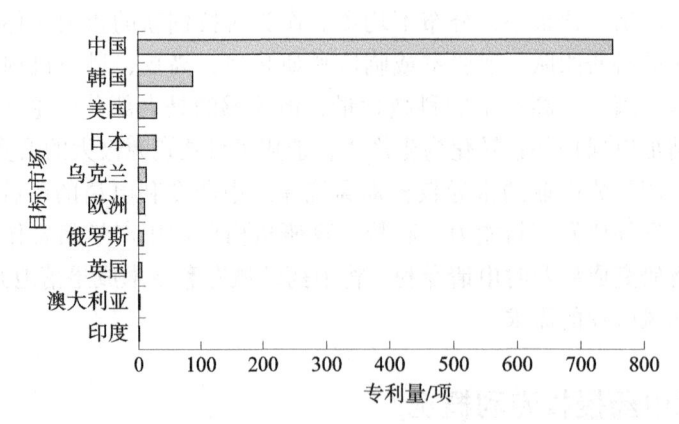

图 5-2-2 抗痛风中药全球授权专利排名前十位目标市场

（2）技术来源国

如图 5-2-3 所示，可以看出，抗痛风中药领域的全球主要技术来源地中，排名第一位的是中国，专利量达到 835 项；其次是韩国，专利量为 123 项；日本排名第三

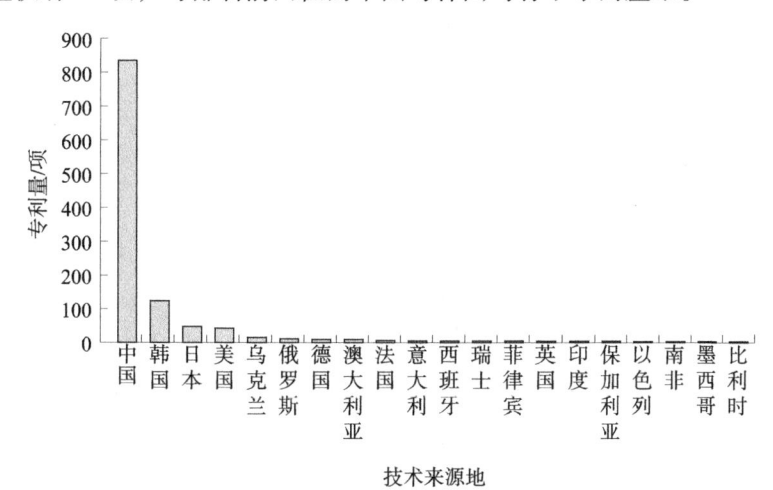

位，专利量仅有 47 项，与排名前两位的中国与韩国均有不小的差距。

图 5-2-3　抗痛风中药全球授权专利排名前 20 位技术来源地

5.2.1.3　抗痛风中药全球授权专利申请人类型

如图 5-2-4 所示，抗痛风中药领域授权专利申请人以个人和企业为主，占授权量的 66.53%，其中个人申请人所占比例高达 40.68%，且远高于高校、科研院所和医院授权量之总和。

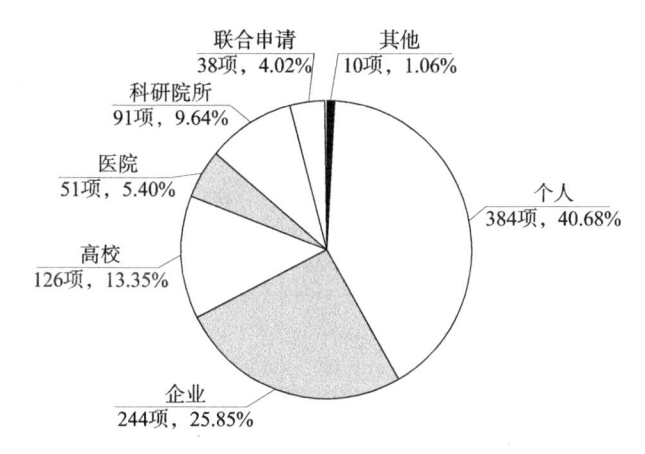

图 5-2-4　抗痛风中药全球授权专利申请人类型分布❶

如图 5-2-5 所示，抗痛风中药领域授权专利按申请人统计进行排序，前 19 名申请人中，中国申请人有 15 名，韩国 3 名、乌克兰 1 名。可见，我国在抗痛风中药领域全球中药研发及知识产权活力整体水平较高。但在全球专利竞争中，抗痛风中药领域授权量排名第一位的申请人来自韩国的研究机构韩国生命工学研究院，授权专利数高达 13 项，处于领先地位，说明韩国生命工学研究院的研发及知识产权意识显著较强。

---

❶　图中的联合申请是指不同类型申请人的联合申请，下同。

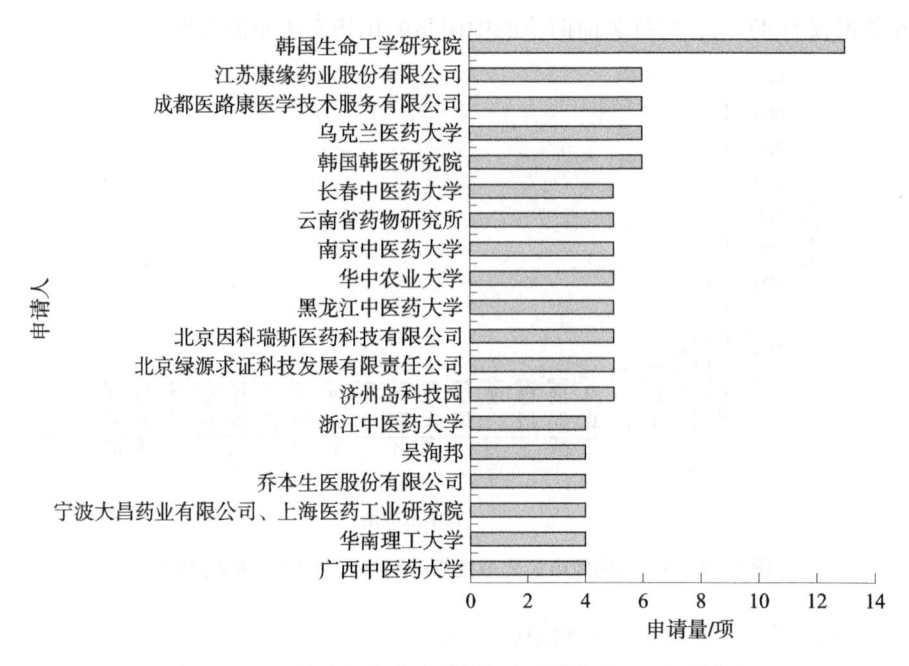

图 5-2-5　抗痛风中药全球授权专利排名前 19 位申请人

由表 5-2-1 可知,抗痛风中药领域全球授权专利排名前五位的企业和医院申请人全部来自中国。高校申请人中,除了乌克兰医药大学,其余均来自中国的高校。

表 5-2-1　抗痛风中药领域全球授权专利排名前五位不同类型申请人对比

企业申请人	申请量/项	高校申请人	申请量/项	医院申请人	申请量/项
成都医路康医学技术服务有限公司	6	乌克兰医药大学	6	成都中医药大学附属医院	3
康缘药业	6	黑龙江中医药大学	5	柳州市中医医院	3
北京绿源求证科技发展有限责任公司	5	华中农业大学	5	云南省中医医院	3
北京因科瑞斯医药科技有限公司	5	长春中医药大学	5	郑州中医骨伤病医院	2
乔本生医股份有限公司	4	广西中医药大学	4	重庆市中医院	2

图 5-2-6 展示了抗痛风中药领域全球授权专利排名前 19 位申请人的专利申请时间分析。申请量靠前的国内外申请人先后在 2005~2008 年开始了抗痛风中药的研发和专利布局,并且随着抗痛风药物市场需求的扩大,在 2012~2014 年这个时间段出现了一批新进入者。这表明抗痛风中药领域处在创新主体竞相进入的技术发展时期。

第 5 章　抗痛风中药专利技术发展趋势

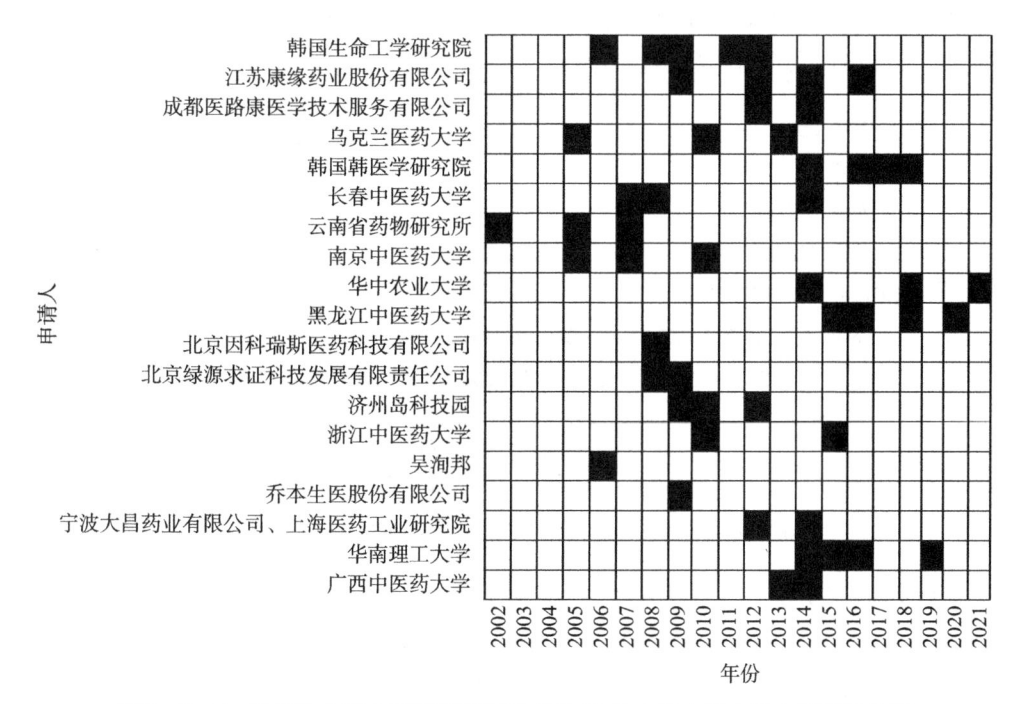

图 5-2-6　抗痛风中药全球授权专利排名前 19 位申请人的专利申请时间分析

注：图中黑色阴影表示各专利申请人在相应年份申请了抗痛风中药专利。

5.2.1.4　抗痛风中药全球授权专利运营分析

如图 5-2-7 所示，在抗痛风中药全球授权专利的运营状态中，未运营数量超出了总数量的一半；转让、许可、质押数量较少。

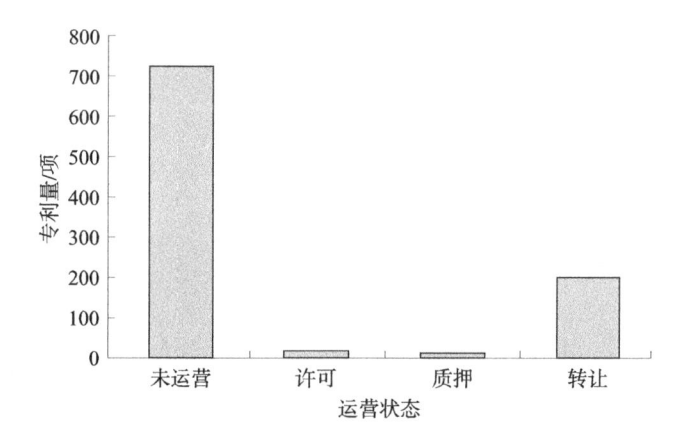

图 5-2-7　抗痛风中药全球授权专利运营情况分析

如图 5-2-8 所示，个人拥有 97 项运营专利，居第一位；企业拥有 88 项运营专利，居第二位；科研院所拥有 18 项运营专利，居第三位；医院拥有 12 项运营专利，居第四位；高校拥有 11 项运营专利，居第五位；在个人与企业合作研发、企业与高校合作研发以及其他申请人联合申请的运营专利中仅有2项转让专利;公益机构、社会团体等其他类型申请人拥有4项转让专利。

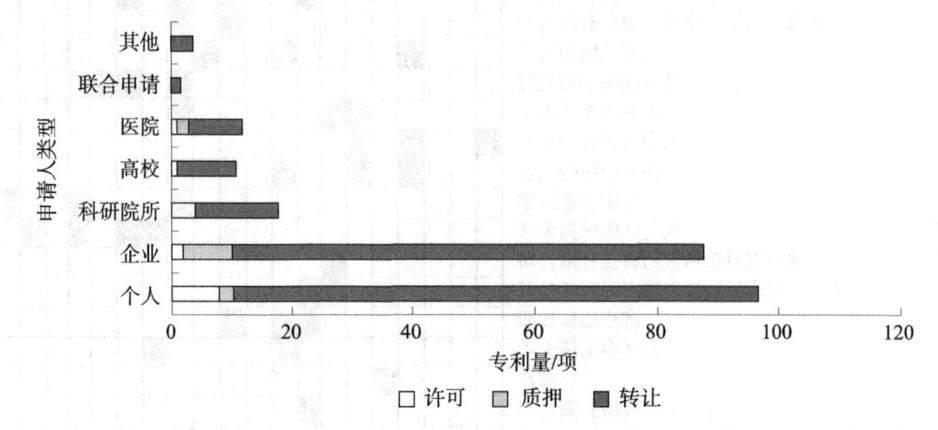

图5-2-8 抗痛风中药全球授权专利不同类型申请人专利运营状态分析

如图5-2-9所示,在不同类型申请人运营状态个人申请专利中,转让占比22.66%,许可占比2.08%,质押占比0.52%;在企业申请专利中,转让占比31.97%,许可占比0.82%,质押占比3.28%;在科研院所申请专利中,转让占比15.38%,许可占比4.40%,无质押专利;在高校申请专利中,转让占比7.94%,许可占比0.79%,无质押专利;在医院申请专利中,转让占比17.65%,许可占比1.96%,质押占比3.92%;在联合申请专利中,转让专利占比5.26%,无许可和质押专利;在其他类型申请人申请的专利中,转让占比接近40.00%,无许可和质押专利。

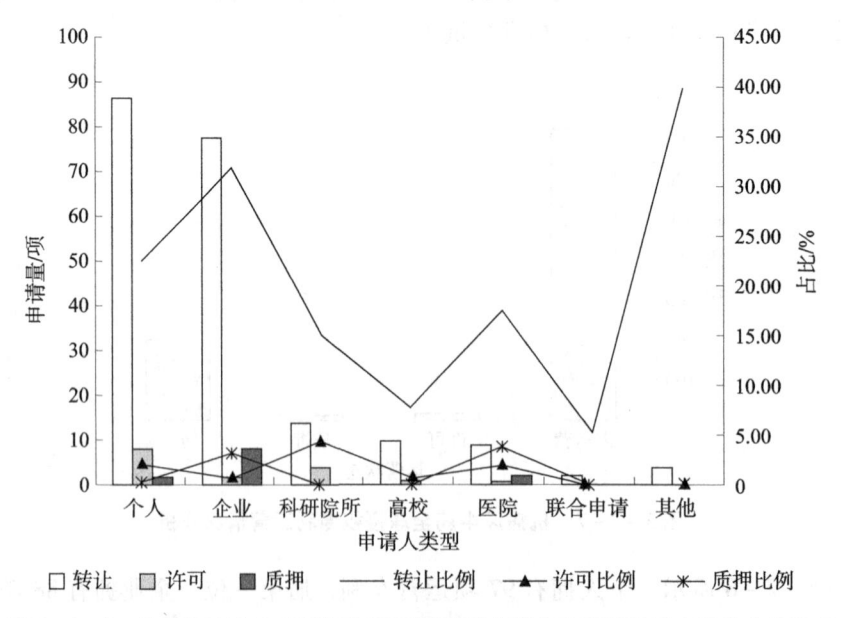

图5-2-9 抗痛风中药全球授权专利不同类型申请人专利运营状态及其占比情况

结合 2005~2020 年申请中药新药制剂的处方来源批准率来看,具有人用经验的临床经验方、院内制剂、古方化裁、家族传承方的批准率较高,均大于 60%;而有效部位、科研方的批准率相对较低,不高于 40%。❶ 因而,对于能获取中医药人用药经验的个人、企业的古方化裁、家族传承方在中药专利转化运营具有优势。另外,医院作为创新主体具有丰富的院内制剂和临床经验方,具有一定的转化运营比例,然而其中药专利转化运营总量明显较低,这可能是由于院内制剂成果在转化过程中的权、责、利的机制不成熟。而来自高校、科研院所的有效部位、科研方可能由于在人用药经验等临床经验缺乏,转化运营面临障碍,其转化运营比例较低。

5.2.1.5 抗痛风中药全球授权专利技术分析

(1) 总体概述

根据抗痛风中药领域的技术现状,将抗痛风中药专利分为以产品组成、制备方法、功效、剂型、检测方法为主的 5 类技术主题,体现了不同的研发思路与寻求专利保护的路径。就这 5 类技术主题的全球专利授权量的分布进行统计分析,结果如图 5-2-10 所示。

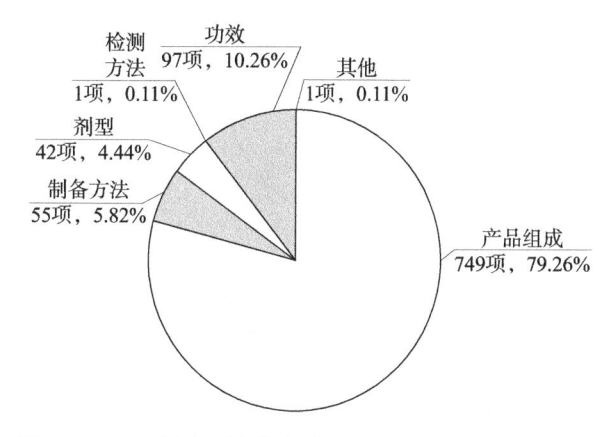

图 5-2-10 抗痛风中药全球授权专利一级技术分支占比

从图 5-2-10 可以发现,抗痛风中药全球专利的研发重点在于产品组成,涉及 749 项,占比为 79.26%。功效是研发的次重点,占比为 10.26%。制备方法和剂型的关注较少,分别占比 5.82% 与 4.44%。

抗痛风中药以产品组成为核心保护主题的首项授权专利自 1946 年出现后,仍然是该领域的研发热点。从图 5-2-10 不难看出,随着时间的变迁,虽然技术主题的分布愈发多元,但其占比远远超过 50.00%。如表 5-2-2 所示,随着知识产权保护制度日趋完善,逐渐出现制剂、功效用途以及制备方法主题的专利保护,并保持增长。因而,我国知识产权保护战略的实施,激发了全体的创新保护意识,创新主体更加重视产品全生命周期的知识产权保护,加强专利布局保护。

---

❶ 王玲玲,胡流芳,张晓东,等. 2005—2020 年申请临床试验中药新药的审评审批情况分析 [J]. 中草药,2021 (12):3765-3774.

表 5-2-2 抗痛风中药全球授权专利一级技术分支分布 单位：项

年份	产品组成	制备方法	功效	剂型	检测方法
1991 年以前	7	0	1	0	0
1992~2001 年	31	2	1	0	0
2002~2011 年	295	12	29	7	1
2012~2021 年	415	41	67	35	0
合计	748	55	98	42	1

抗痛风中药全球授权专利一级技术分支数量占比如图 5-2-11 所示。

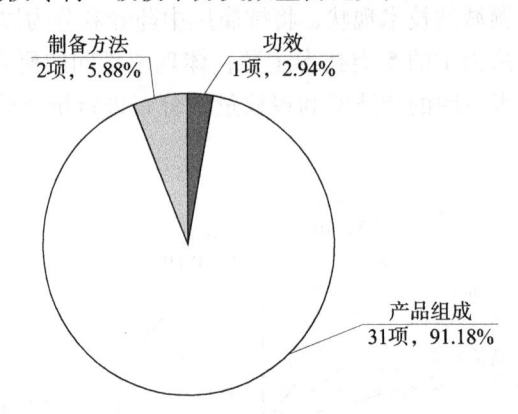

（a）1992~2001年抗痛风中药授权专利一级分支分布
- 制备方法 2项，5.88%
- 功效 1项，2.94%
- 产品组成 31项，91.18%

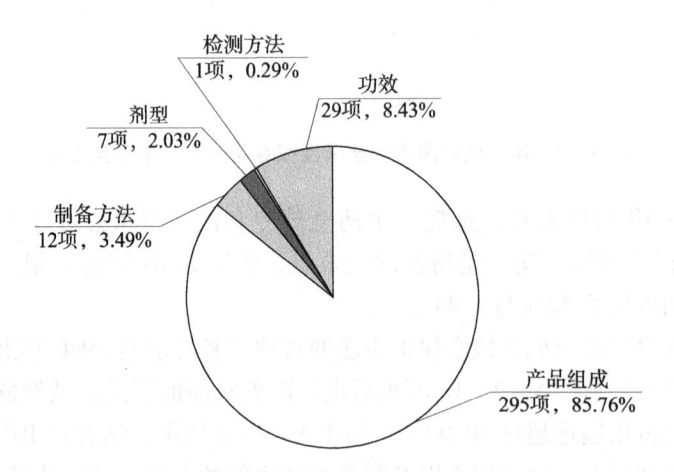

（b）2002~2011年抗痛风中药授权专利一级分支分布
- 检测方法 1项，0.29%
- 剂型 7项，2.03%
- 制备方法 12项，3.49%
- 功效 29项，8.43%
- 产品组成 295项，85.76%

图 5-2-11 抗痛风中药全球授权专利一级技术分支数量占比

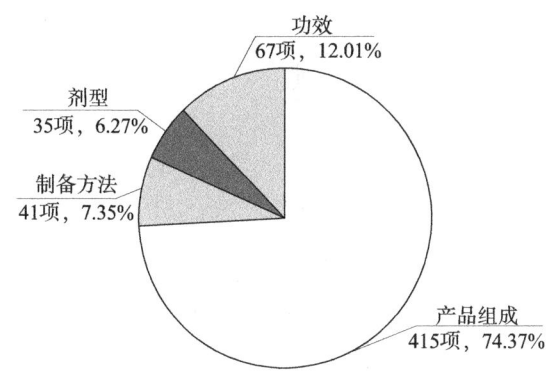

（c）2012~2021年抗痛风中药授权专利一级分支分布

图 5-2-11 抗痛风中药全球授权专利一级技术分支数量占比（续）

（2）中药产品

从图 5-2-12 可以看出，由两种或两种以上的药味组成的复方是抗痛风中药全球授权专利的核心产品组成，占比达 69.81%。其中，绝大部分复方以临床自组方为主，专利文本中附有详细的真实数据，不乏名老中医与民间秘方的改进，如云南省中医院改进了全国名中医吴生元的 2 例方药，将其合成了"痛风消"组合剂（CN201910702403.3）；北京绿源求证科技发展有限公司挖掘了 3 项抗痛风中药的民间秘方（CN200910238356.8、CN200910237119.X、CN200910238093.0），并获得授权。可见医药创新来源于临床，应用于临床。其他方和科研方分别占比 23.06% 和 12.75%。另外，有小部分专利源于古代经典名方的二次改进，经典方专利包括 CN201911312556.3（出自《兰台轨范》的大活络丹）、CN200710175700.4（出自《医学纲目》的二妙丸）、CN201410457042.8 和 CN200410040457.1（出自《医学正传》的三妙丸）、CN200610037498.4 和 CN200510039040.8（出自《成方便读》的四妙丸）、CN201910488984.5（出自《医宗金鉴》的五味消毒饮）。

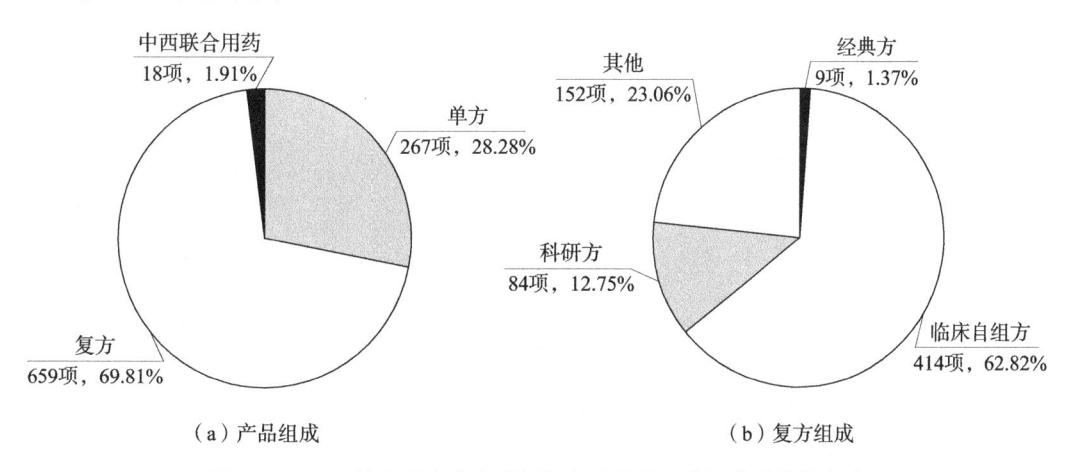

（a）产品组成　　　　　　　　　　（b）复方组成

图 5-2-12 抗痛风中药全球授权专利产品组成与药味数量占比

其他
4项，1.50%

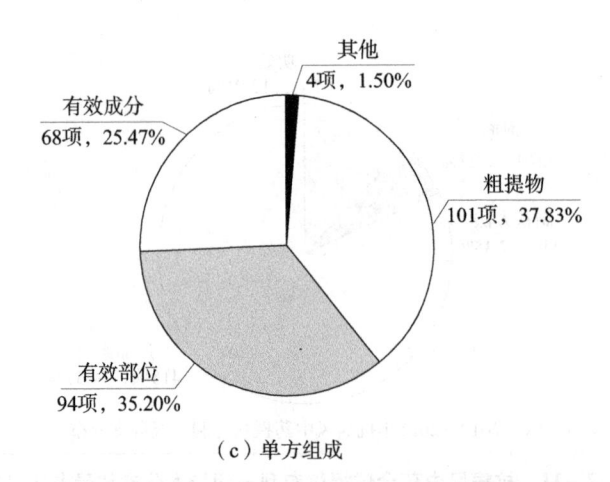

有效成分
68项，25.47%

粗提物
101项，37.83%

有效部位
94项，35.20%

（c）单方组成

图5-2-12　抗痛风中药全球授权专利产品组成与药味数量占比（续）

在药味数对比中，科研方、经典方与其他方以5味药及以下居多，而临床自组方以6~10味药居多，更有不少大组方出现。

涉及抗痛风中药专利的单方，其大体是粗提物与有效部位提取物，分别有101项和94项专利。

（3）临床用途

运用西医理论来解释抗痛风中药专利的功效比运用中医理论来解释更为普遍。在西医理论中，通过降尿酸手段来治疗痛风病的专利授权数量最多，其次是抗炎和其他，通过止痛来控制痛风的授权专利数量较少。此外，还包含骨关节疾病的治疗，以及降血脂、改善肾功能、降血糖、降血压等兼夹症。这意味着，基于西医理论分析在治疗痛风病这一技术问题上，主流技术是降尿酸，且中医更重视"整体论治"的思想，既可同病异治，异病同治，又重视疾病间的联系，例如原发症与并发症、继发症、后遗症的治疗。

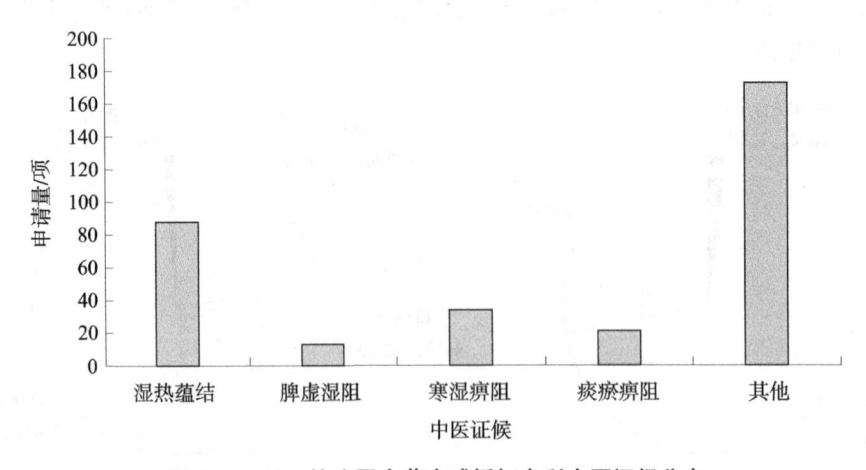

图5-2-13　抗痛风中药全球授权专利中医证候分布

图5-2-13示出了抗痛风中药全球授权专利中医证候分布。在中医理论中，通过中医证候来治疗痛风的专利授权数量最多（230项）；其次是中医病证结合（196项），

其中，湿热蕴结证（88项）、脾虚湿阻证（13项）、寒湿痹阻证（34项）、痰瘀痹阻证（21项）以及其他（173项），其他中涉及证候的，具体为风寒湿痹（14项）、风寒热痹（2项）、风湿热痹（3项）、痰浊阻滞（4项）、瘀热阻滞（4项）等。这意味着，基于中医理论分析在治疗痛风这一技术问题上，首要采用中医证候来诊断治疗，在中医病证结合中，仍有大量专利需系统总结归纳。

（4）制备方法

抗痛风中药全球授权专利文件记载的制备方法如图5-2-14所示，仍依赖于传统的粉碎和溶剂法两种粗制制备方法，水和乙醇是该领域浸提的常见提取溶剂，另外，还有醇类、酮类、酯类等其他提取溶剂。精制法中，溶剂法、沉淀法和色谱分离法是主要的精制制备方法。可见，在抗痛风中药专利领域，制备方法的改进创新仍有较大空间。

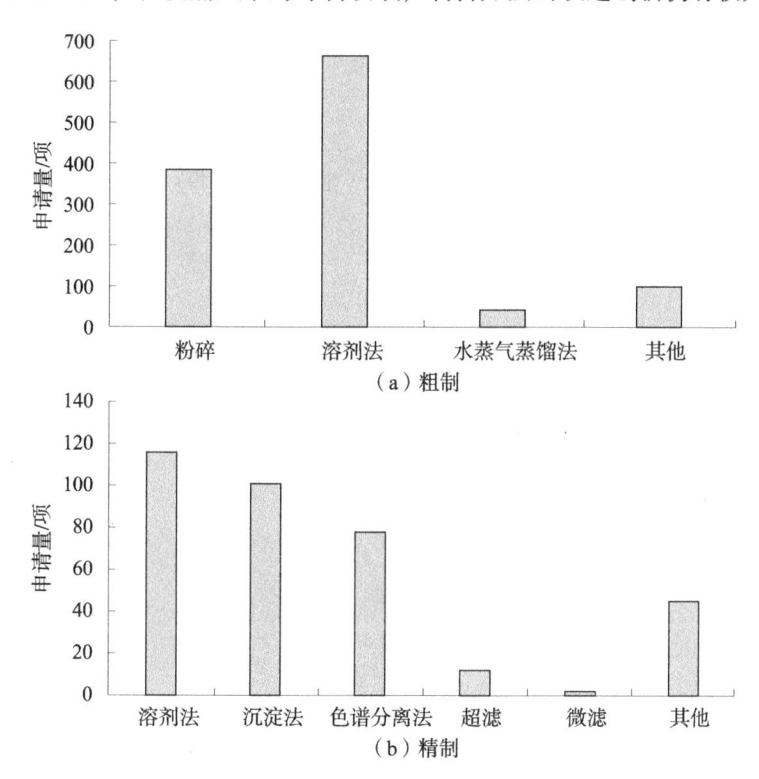

图5-2-14 抗痛风中药全球授权专利制备方法类型分布

（5）剂型

剂型是临床用药的形式，对释药速度、起效时间、作用强度等产生影响，同时，还关联患者的用药依从性，确保药物的安全与稳定。如表5-2-3所示，抗痛风中药全球授权专利的剂型以口服给药为主，以片剂（402项）、胶囊（438项）、颗粒（371项）、丸剂（264项）、散剂（221项）为主的固体制剂占绝大多数；其次是以糖浆（121项）、煎剂（90项）为主的液体制剂。相对于注射制剂，口服药物的起效时间慢，作用强度弱，但注射制剂在抗痛风中药的研发中较少涉及。在外用透皮给药的剂型中，膏剂（124项）、贴剂（65项）等传统剂型较为常见。可见，抗痛风中药专利剂型的现代化仍有待研发。

表5-2-3 抗痛风中药全球授权专利剂型分布　　　　　　　　单位：项

一级技术分支	二级技术分支	三级技术分支	四级技术分支
剂型	口服（672）	固体制剂（542）	片剂（402）
			胶囊（438）
			丸剂（264）
			颗粒（371）
			散剂（221）
			其他（168）
		液体制剂（449）	酒剂（40）
			煎剂（90）
			茶剂（21）
			糖浆（121）
			膏剂（19）
			其他（302）
		其他（11）	—
	外用（292）	—	膏剂（124）
			贴剂（65）
			乳液（40）
			凝胶（46）
			药酒（21）
			喷雾（45）
			气雾（35）
			酊剂（20）
			外敷剂（39）
			灸（0）
			其他（152）
	注射（60）	溶液（65）	—
		冻干粉（20）	—
		输液（27）	—
		其他（44）	—

注：表中专利数量因按各技术分支分别统计，故各技术分支的专利数量大于上一级技术分支之和；本书同类表同本注释。

（6）检测方法

虽然抗痛风中药领域中单独以检测方法为主题提出的授权专利几乎没有涉及，但综合所有授权专利的权利要求保护的主题看，抗痛风中药全球授权专利涉及检测方法分布如图5-2-15所示。以液相色谱（29项）、其他（13项）和紫外分光（11项）为主的定量方法最为常用。薄层色谱（11项）是常用的定性方法。

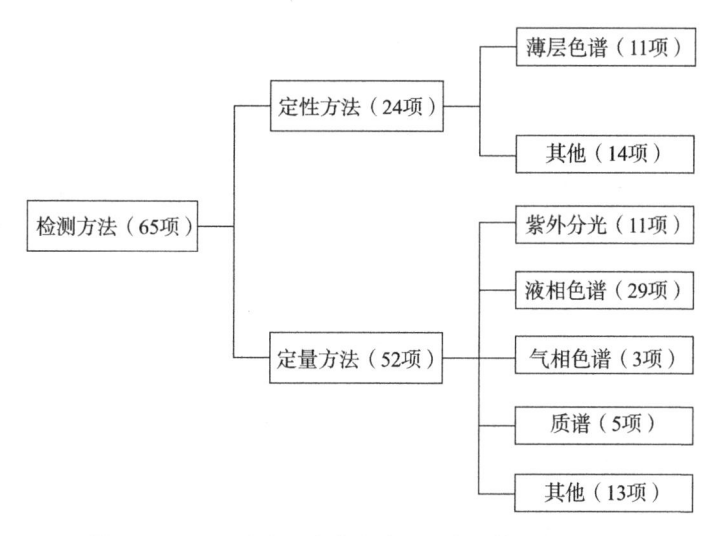

图5-2-15 抗痛风中药全球授权专利检测方法分布

注：图中专利数量因按各检测方法分别统计，故各检测方法的专利数量大于上一级检测方法之和；本书同类图同本注释。

5.2.1.6 维持10年以上全球抗痛风中药授权专利分析

通常专利维持年限时间越长代表申请人对该专利的价值信心越高。维持10年以上的抗痛风中药专利共225项，占比为23.84%，而维持5年以下的专利则达到275项，占比为29.13%。因此，抗痛风领域中药专利的维持年限整体仍有待提升。随着痛风患病人群的提高，预计未来抗痛风中药专利申请量仍有较大上升空间，而维持年限超过10年的专利比例亦较可能将随着该疾病领域的医学发展而有所提高。9项失效专利因未在incoPat数据库、EPO官网查询到失效日信息无法计算维持年限而未被纳入统计。

（1）技术来源国分布

图5-2-16示出了维持10年以上的抗痛风中药全球授权专利排名前15位技术来源地。维持10年以上抗痛风中药授权专利有162项技术来源地为中国，韩国有25项，日本有15项，美国有8项。

（2）国内分布

从图5-2-17可以看出，维持10年以上的抗痛风中药专利国内申请人分布以北京、江苏、浙江、云南、四川及其他沿海地区居多，北京作为中医药资源优势突出的直辖市，在国内申请人分布中排在第一位。而其他排名较靠前的地区，推测其可能与痛风高发病率地区分布相关。

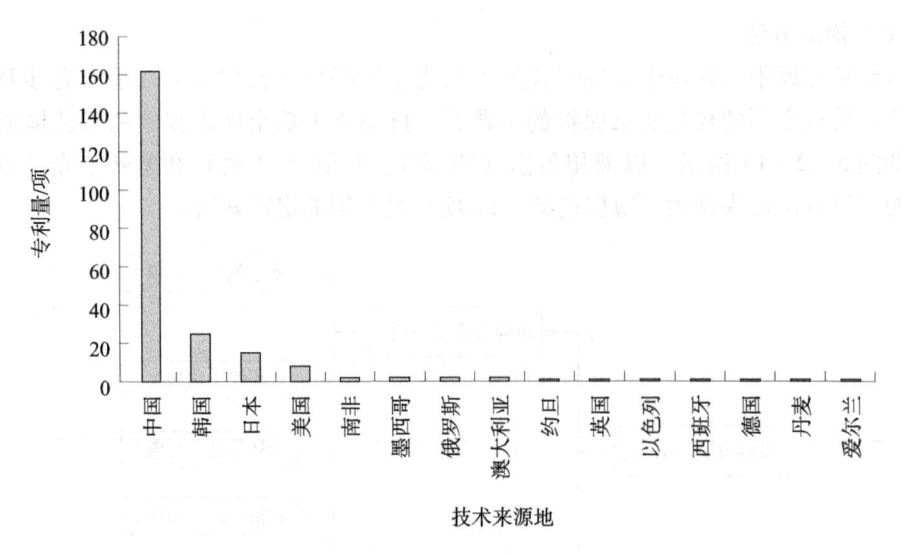

图 5-2-16 维持 10 年以上抗痛风中药全球授权专利排名前 15 位来源地

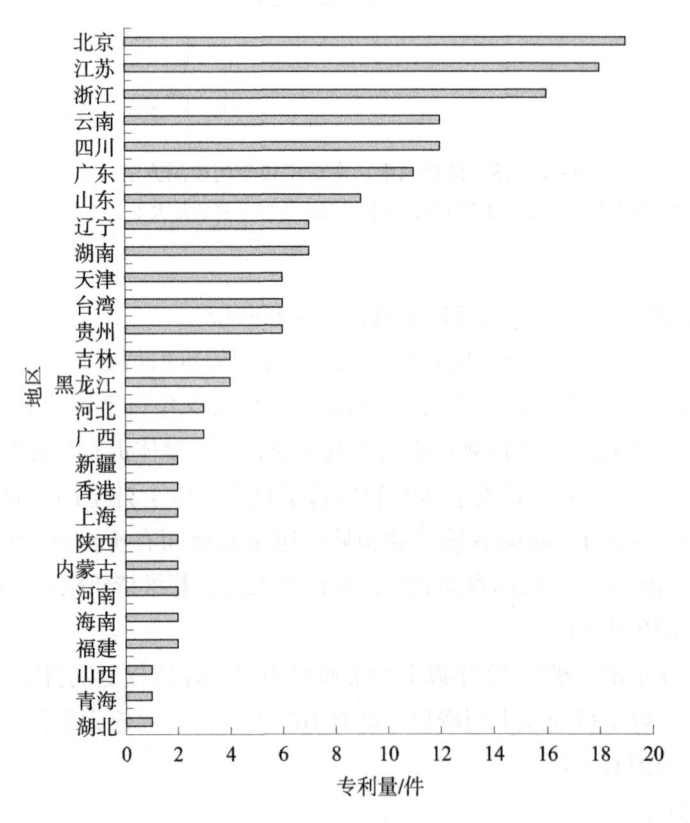

图 5-2-17 维持 10 年以上抗痛风中药国内授权专利国内申请人地区分布

(3) 申请人类型

从图 5-2-18 中可以看出，维持 10 年以上抗痛风中药全球授权专利申请人类型中，个人占比达到 41.78%，远高于企业、高校、医院、科研院所，企业则占比 31.56%。

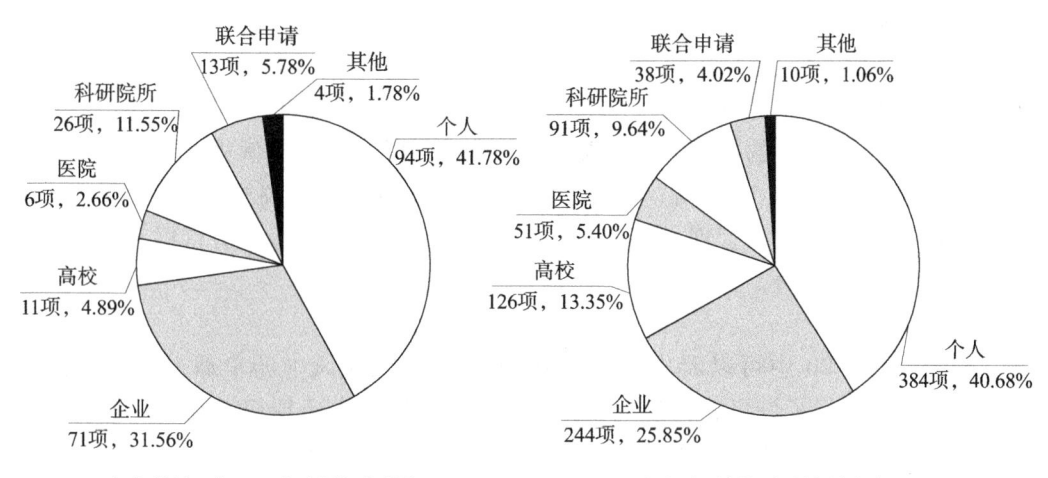

图 5-2-18 维持 10 年以上抗痛风中药全球授权专利与全球授权专利申请人类型占比对比分析

在中药发明领域，一直存在申请人以个人申请人居多的情况，行业内普遍认为部分个人申请人存在一定数量的非正常专利申请行为和低质量专利申请。然而从专利维持年限情况来看，维持 10 年以上的抗痛风中药专利个人申请人的比例依然与整体抗痛风中药授权专利个人申请人的占比基本持平。我国专利费用减缴政策对于满足一定条件的个人、企业和事业单位均可予以一定的费用减缴优惠。医疗机构、科研院所、高校普遍具有一定的横向、纵向课题等经费来源支撑专利费用，因此往往个人申请人的专利费用负担可能相比于前述创新主体较重。尽管如此，个人申请人专利维持年限 10 年以上的比例依然是所有申请人类型中最高的，这意味着个人申请人也可能是"高临床价值"专利的主要申请主体。但是，根据图 5-2-19 分析，从抗痛风中药全球专利个人申请人维持 10 年以上的专利在个人申请人全部授权专利中占比情况来看，个人申请人（24.48%）的维持比例略低于企业（29.10%）和科研院所（28.57%），个人申请人的专利维持水平仍有提升空间。

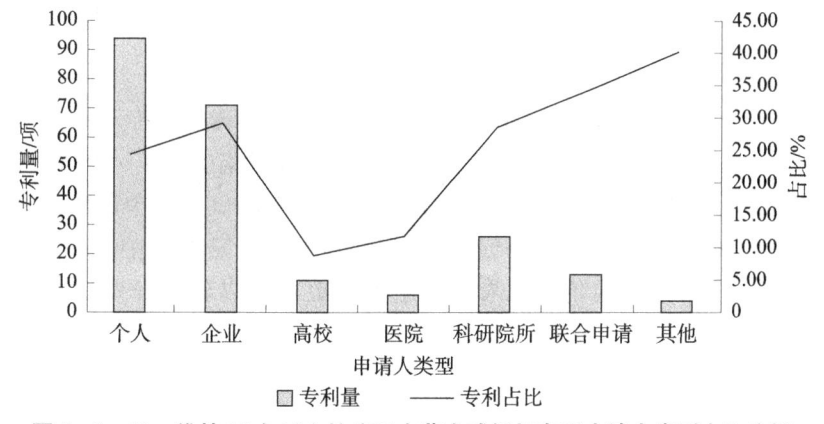

图 5-2-19 维持 10 年以上抗痛风中药全球授权专利申请人类型占比分析

此外，科研院所、高校作为重要的创新主体，每年有众多科研经费投入，临床经验丰富，但高校申请人维持年限达到 10 年及以上的专利比例（4.89%）显著低于整体抗痛风中药授权专利中高校占比（13.35%）。而从高校和医院申请人维持 10 年以上的专利占其全部授权专利的占比情况来看，其高维持年限的专利比例排在所有申请人的最后，分别为 8.73% 和 11.76%。这在一定程度上反映出来我国高校和医院对于抗痛风中药专利的创造、保护和管理方面存在问题。一是专利创造的数量有待提升，二是专利维持的比例有待提升。

（4）运营情况

从图 5-2-20 中可以看出，维持 10 年以上的抗痛风中药全球专利中有超过 40.00% 的专利进行了许可、转让或质押，与总体抗痛风中药授权专利的运营情况相比，专利进行运营转化的占比显著更高。由此可知，维持 10 年以上的中药全球专利运营情况较好，专利运营与实际应用是专利价值的真正体现，也是使专利长时间维持的有利影响因素。

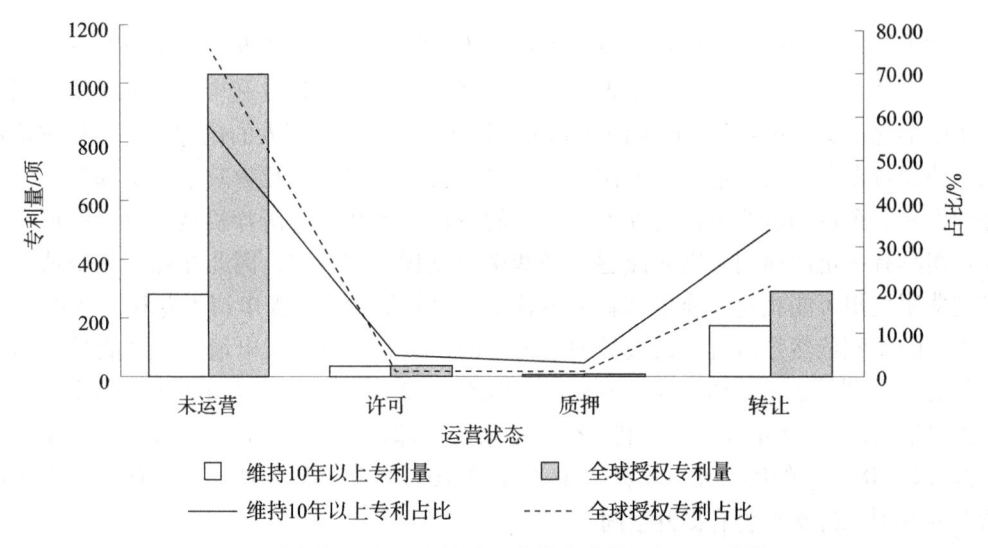

图 5-2-20 维持 10 年以上抗痛风中药全球授权专利运营情况分析

（5）中药复方技术特点

由图 5-2-21、图 5-2-22 可知，维持 10 年以上全球授权专利的复方药味数量集中于 1~10 味，维持 5 年以下授权专利的复方药味数量集中于 1~20 味，维持 10 年以上授权专利的药味数量整体要小于 5 年以下的授权专利。由于中药成分复杂，组方药味数量越多，其作用机制分析、药效学研究和毒理学研究越存在难度。小组方具备更精简特点，从药品注册的角度来看，小组方也更容易以新药开发的形式进行成果转化。

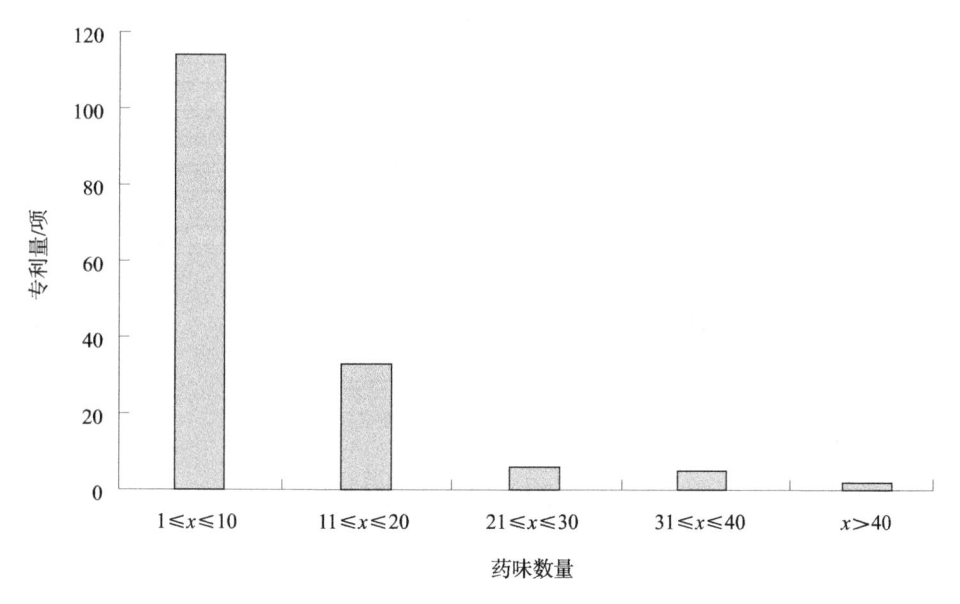

图 5-2-21 维持 10 年以上抗痛风中药全球授权专利复方药味数量分布

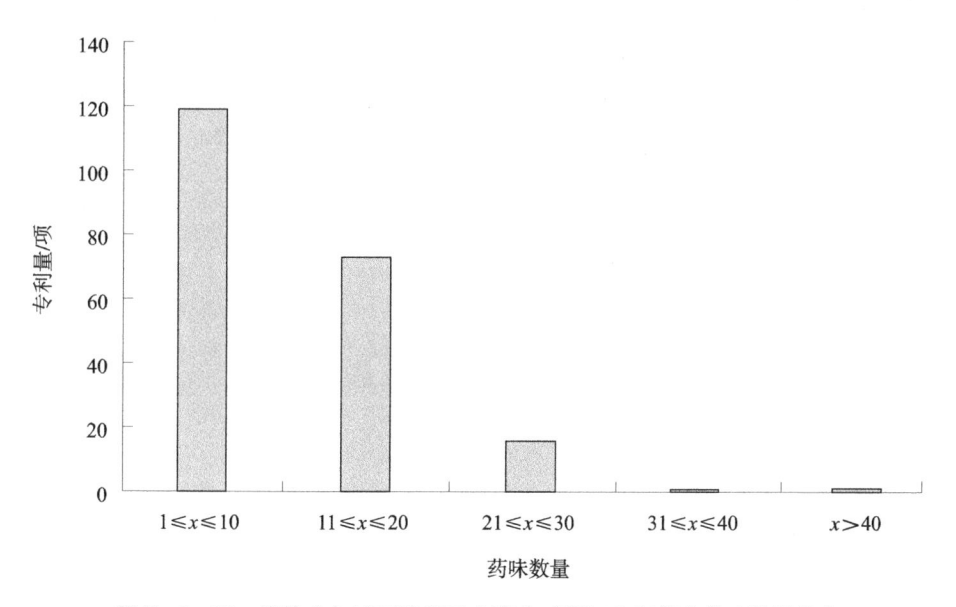

图 5-2-22 维持 5 年以下抗痛风中药全球授权专利复方药味数量分布

5.2.2 抗痛风中药国内授权专利分析

5.2.2.1 抗痛风中药国内授权专利的创新主体分析

如图 5-2-23 所示，中国授权中药专利的主要申请人均为国内的企业、高校、科研院所和个人，且各主要申请人的授权量相差较微弱，整体专利布局水平较为均衡。

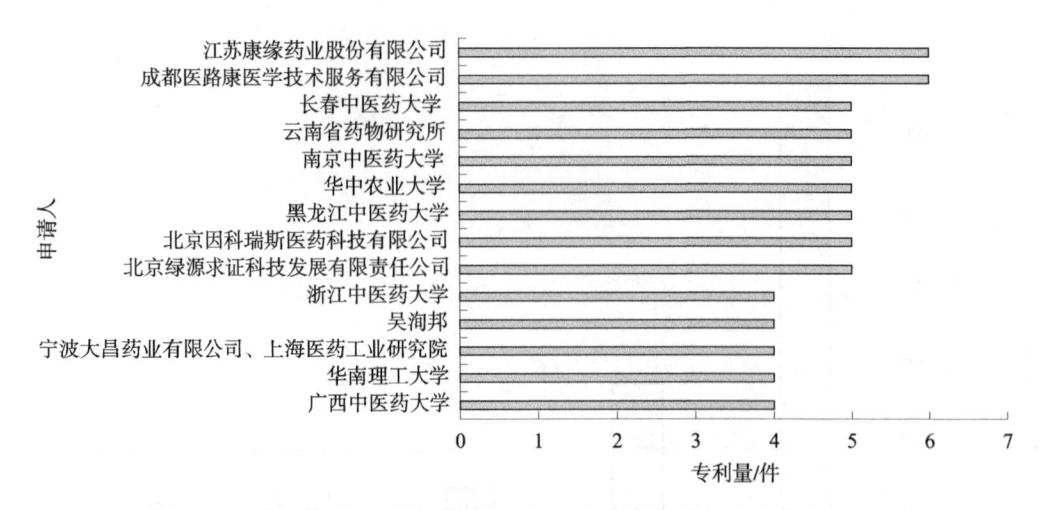

图 5-2-23 抗痛风中药国内授权专利排名前 14 位申请人

5.2.2.2 抗痛风中药国内授权专利分布及特点

如图 5-2-24 所示，我国各地区的抗痛风中药发明专利拥有数量不是很均衡。整体来看，山东授权量高居榜首 90 件；广东排名第二位，拥有专利数量 64 件，但与山东相差 26 件；江苏排名第三位，拥有专利数量 57 件，四川、北京、浙江拥有数量相近，分别为 49 件、46 件、48 件。地区排名前十位主要集中在东部以及东南部地区。

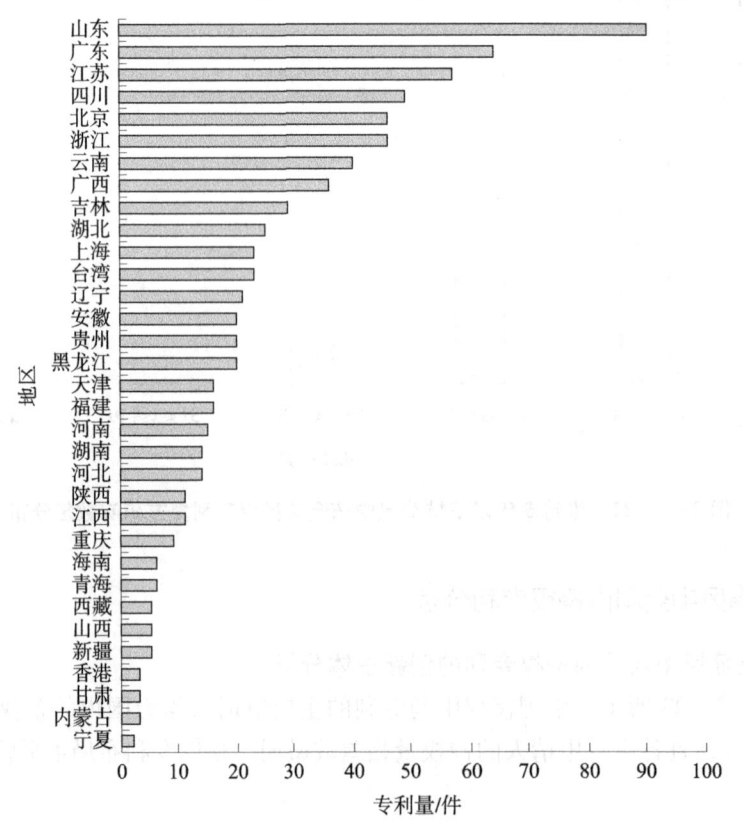

图 5-2-24 抗痛风中药国内授权专利申请人地区分布

5.2.2.3 抗痛风中药国内授权专利法律状态分析

从图5-2-25所示的抗痛风中药国内授权专利法律状态分析来看，授权的专利中仍维持有效状态的占比61.92%，超过了整体的一半，还有一部分授权专利处于失效状态，占比为35.45%，说明这些专利并未产生经济效果或进行产业转化。真正有价值的维持有效状态的专利占比超过失效专利，说明中药发明专利在申请质量与创新技术发展等方面虽表现较好，但仍有一定的提升空间。

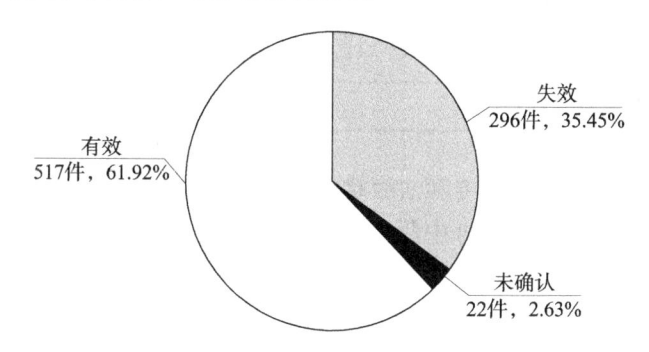

图5-2-25 抗痛风中药国内授权专利法律状态分析

5.2.2.4 抗痛风中药国内授权专利有效寿命分析

专利寿命维持时间越长，表明其专利技术价值度越高，技术创新成果越依赖其专利保护。如图5-2-26所示，痛风授权专利的有效寿命主要集中在10年以内，说明这些专利对于发明人具有较高的经济价值。

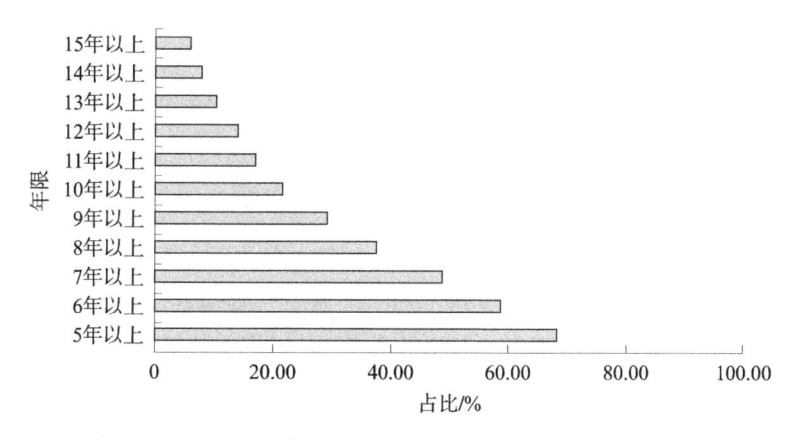

图5-2-26 抗痛风中药国内授权专利的有效寿命分布

5.2.3 抗痛风中药国外授权专利分析

5.2.3.1 抗痛风中药国外授权专利的申请人排名

表5-2-4示出了抗痛风中药国外授权专利排名前六位申请人，排名靠前的申请人主要为韩国的研究机构。

表 5 – 2 – 4　抗痛风中药国外授权中药专利排名前六位申请人

申请人	专利授权量/项
韩国生命工学研究院	13
乌克兰药科大学	6
韩国韩医学研究院	6
济州科技园	5
韩国农村发展管理局	3
韩国科学技术院	3

5.2.3.2　抗痛风中药国外授权专利法律状态分析

如图 5 – 2 – 27 所示，就国外中药专利而言，统计其法律状态发现，其有效状态占比 52.32%，失效状态占比 37.15%。

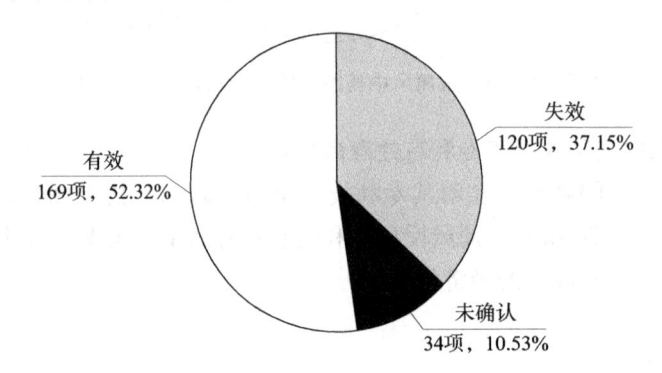

图 5 – 2 – 27　抗痛风中药国外授权专利法律状态分析

5.2.4　小　　结

中医认为痛风的发病与饮食、情志、六淫之邪均有关系，湿、痰、瘀是主要病机，体现为饮食不节、脾失健运、内生湿热、邪阻经脉、气血凝滞、不通则痛，同时又因肾主排泄功能不利、湿浊排出不畅，日久也可表现为脾肾亏虚，形成结石。因此，在治疗上，不仅通过清热利湿、化瘀泄浊来祛邪，而且采用补益肝肾、健脾益气等治法以扶正，进而达到扶正以祛邪、标本兼治的效果。在抗痛风中药授权专利方面，中药仍占据主导地位。专利授权量在 2002 ~ 2013 年逐渐增长，但在 2014 年开始出现下滑。创新主体以个人和企业为主，而且创新主体更加重视产品全生命周期的知识产权保护，加强专利布局保护。保护的主题以中药产品、功效以及制药用途为主，其中产品保护以临床自组的复方为主，其次是高校、科研机构的科研方，而经典方加减的专利授权占比极少。

在抗痛风中药授权专利中，以湿热蕴结证、寒湿痹阻证、痰瘀痹阻证等临床辨证为主，清热利湿和通络止痛是核心的治法治则，将"辨证论治"和"辨病论治"相结合，将西医的诊断结果、病理检测指标与中医药理论相结合，依据反映的中医证候进行调节，达到了降尿酸、防止尿酸盐沉积、抗炎、止痛等效果。同时相比西医治疗，授权专利在治疗痛风并发症，兼夹症如痛风性肾病、尿酸性肾结石、心脑血管疾病等，减少胃肠、肝功能受损等副作用，以及减少复发率都具有明显优势。

在专利转化应用方面，部分能获取中医药人用药经验的个人、企业的古方化裁、家族传承方在中药专利转化运营具有优势，而来自高校、科研院所的有效部位、科研方可能由于在人用药经验等临床经验缺乏，转化运营面临障碍，其转化运营比例较低。虽然医院作为创新主体具有丰富的院内制剂和临床经验方，具有一定的转化运营比例，然而其中药专利转化运营总量明显较低，这可能由于院内制剂成果在转化过程中的权、责、利的分配机制不成熟有关。医院作为一个重要的中医药创新主体，其在临床优势的作用仍未充分发挥。

5.3 抗痛风中药复方专利用药特点与临床优势分析

5.3.1 抗痛风中药专利复方基本信息

在抗痛风中药复方专利基础上进一步筛选与整理，共纳入内服复方461首，体现治法治则的复方283首；外用复方182首，体现治法治则的复方118首。内服外用体现证候的共含99首。具体纳排标准如下。

纳入标准：①诊断为痛风及其别称的中药复方专利；②复方药物组成信息完好的专利。

排除标准：①抗痛风中药专利中具有活性作用的化药复方；②非人用药物，如兽药等；③重复出现的复方。

5.3.2 抗痛风中药专利数据规范

为提高数据挖掘的质量，对相关数据作标准化处理。复方中药的性味归经主要参照《中华人民共和国药典》（2020年版）进行规范，用由上海科学技术出版社于2006年出版的《中药大辞典（第2版）》和由全国科学技术名词审定委员会于2014年发布的《中医药学名词》等进行补充。按地域、炮制方法、别称区别的同种药物作标准化处理，如杭白芍、白芍标准化为白芍，苍术、炒苍术、麸炒苍术标准化为苍术，元胡标准化为延胡索。其中，同种药物使用不同炮制方法、入药部位不同等导致中药属性差异较大的，仍保留不同药物记录，如牛膝、怀牛膝、淮牛膝标准化为牛膝，川牛膝则保留。

5.3.3 抗痛风中药专利数据挖掘方法

第一，运用EXCEL 2016对基本数据进行筛选整理。

第二，古今医案云平台是由中国中医科学院中医药信息研究所中医药大健康智能研发中心研发的一款适用于中医药领域挖掘名医传承和经验总结的分析工具。本节将收集的复方中药的药物组成、治法治则、证候的信息，批量映射至该平台，运用医案标准化与数据挖掘功能，输出中药频次、性味归经、功效的频次统计和复杂网络分析。

第三，通过聚类分析方法探索抗痛风中药的核心组方或新处方。聚类分析是将所要分析的数据，依类间相似原则进行归类。本节通过SPSS 26.0软件对频次高的药味进行系统聚类，复方中含有对应药味的用1表示，无对应药味的用0表示。针对二分类变量运用Pearson相关性，用来衡量定距变量间的线性关系，即两个数据集合是否在同一线上。进行组间联结，计算类与类个案间的平均距离，生成的谱系图，纵轴为中药变量及其变量序号，横轴为中药与中药间的距离，距离越短，两药间的相似性越高，可视为一类。

第四，通过因子分析进一步提炼出抗痛风中药更为核心的组方。因子分析是从众多的因素中，提炼出驱动相关性较高因素背后的公共因子。本节通过SPSS 26.0软件进行 *KMO* 检验和 *Bartlett* 球形检验和因子分析。

5.3.4 抗痛风中药专利数据分析

5.3.4.1 抗痛风内服中药分析

（1）药物频次分析

对461首处方中所有中药进行排序，共得出4387种中药。结果显示，甘草使用频次居首位，使用频率达21.04%。可能是因为甘草常在复方中，担任辅助用药的角色，如甘草在四君子汤中，与人参、白术、茯苓配伍补脾益气，除此之外，甘草还可发挥清热解毒，缓急止痛与调和诸药的功效。其他依次为土茯苓、当归、苍术、牛膝、威灵仙等，使用频率在8%~20%，详见表5-3-1。总体而言，各类中药使用频次分布较为均匀。

表5-3-1 抗痛风内服中药复方专利高频药物统计（频次≥41）

序号	中药	频次/次	占比/%	序号	中药	频次/次	占比/%
1	甘草	97	21.04	13	秦艽	51	11.06
2	土茯苓	91	19.74	14	茯苓	51	11.06
3	当归	80	17.35	15	粉草薢	50	10.85
4	苍术	79	17.14	16	车前子	50	10.85
5	牛膝	75	16.27	17	木瓜	49	10.63
6	威灵仙	75	16.27	18	泽泻	47	10.20
7	薏苡仁	74	16.05	19	红花	46	9.98
8	黄柏	68	14.75	20	白芍	44	9.54
9	川芎	66	14.32	21	赤芍	43	9.33
10	黄芪	66	14.32	22	独活	42	9.11
11	丹参	59	12.80	23	防风	41	8.89
12	桂枝	56	12.15				

（2）中药属性分析

对纳入高频药物的功效进行统计，如表5-3-2所示，按照中药类别大体可归为7类功效。以总频次统计，功效依次为补虚药4味，利水渗湿药5味，活血化瘀药4味，祛风湿药4味，清热药3味，解表药2味，化湿药1味。由此可知，抗痛风内服中药复方重补气补血、利湿、活血化瘀之法。

表5-3-2 抗痛风内服中药复方专利高频药物功效统计

序号	中药类别	具体功效	药物（频次）	总频/次	频率/%
1	补虚药	补气	甘草（97）、黄芪（66）	287	6.54
		补血	当归（80）、白芍（44）		
2	利水渗湿药	利水消肿	薏苡仁（74）、茯苓（51）、泽泻（47）	272	6.20
		利尿通淋	车前子（50）、粉草薢（50）		
3	活血化瘀药	活血调经	牛膝（75）、丹参（59）、红花（46）	246	5.61
		活血止痛	川芎（66）		
4	祛风湿药	祛风寒湿	威灵仙（75）、木瓜（49）、独活（42）	217	4.95
		祛风湿热	秦艽（51）		
5	清热药	解毒除湿	土茯苓（91）	202	4.60
		清热燥湿	黄柏（68）		
		清热凉血	赤芍（43）		
6	解表药	发散风寒	桂枝（56）、防风（41）	97	2.21
7	化湿药	化湿	苍术（79）	79	1.80
总计				1400	31.91

注：中药类别依据由中国中医药出版社出版、钟赣生主编的《中药学》教材新世纪第四版划分；本书同类表同本注释。

图5-3-1示出了抗痛风内服中药专利四气分布，药性以温、平、寒为主。图5-3-2示出了抗痛风内服中药复方专利五味分布，药味以甘、苦、辛为主。图5-3-3示出了抗痛风内服中药复方专利归经分布，归经以肝、脾、肾居多。

（3）核心药对

利用古今医案云平台医案多尺度的骨干（backbone）网络复杂算法（边权重100、权重20、置信度0.5），两药物间用线相连，表明它们存在共同使用的情况，线上数字越大，表明使用频率越高。从461首抗痛风复方中药中得到核心药对有苍术-黄柏、当归-川芎、薏苡仁-土茯苓、土茯苓-粉草薢、苍术-牛膝等，如表5-3-3所示。

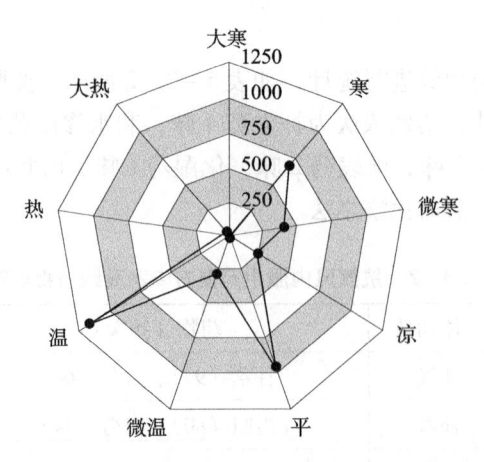

图 5-3-1 抗痛风内服中药复方专利四气分布

注：雷达图数值从中心向外侧递增，多边形线段交点代表图形分析维度，雷达图面积可评估中药属性分布情况；本书同类图同本注释。

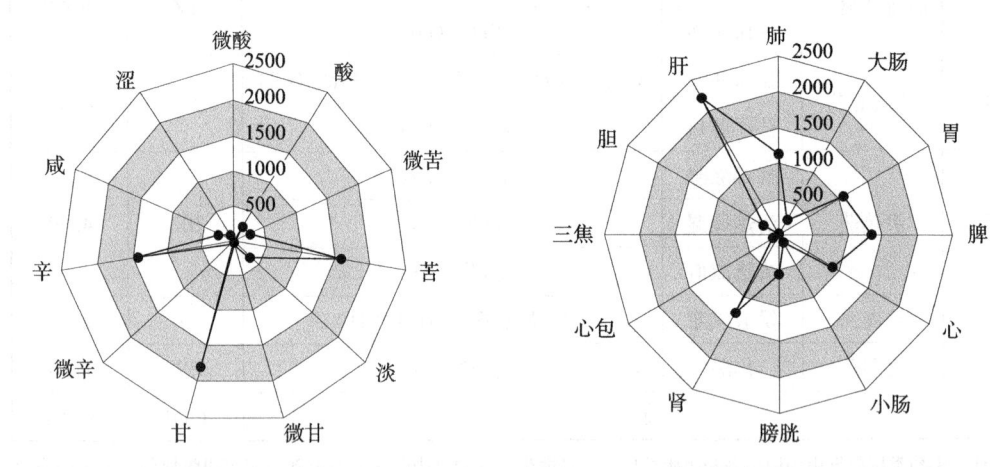

图 5-3-2 抗痛风内服中药复方专利五味分布　　**图 5-3-3 抗痛风内服中药复方专利归经统计**

表 5-3-3　抗痛风内服中药复方专利核心药对

序号	药对	频次/次	序号	药对	频次/次
1	苍术-黄柏	39	9	川芎-甘草	28
2	当归-川芎	37	10	苍术-土茯苓	27
3	薏苡仁-土茯苓	34	11	土茯苓-威灵仙	27
4	土茯苓-粉草薢	34	12	黄芪-当归	27
5	苍术-牛膝	33	13	苍术-甘草	27
6	黄柏-土茯苓	33	14	牛膝-甘草	27
7	当归-甘草	30	15	薏苡仁-甘草	26
8	茯苓-甘草	29	16	红花-当归	26

续表

序号	药对	频次/次	序号	药对	频次/次
17	丹参-牛膝	25	33	黄柏-薏苡仁	21
18	黄柏-甘草	25	34	羌活-独活	21
19	苍术-薏苡仁	25	35	威灵仙-甘草	21
20	川牛膝-土茯苓	24	36	土茯苓-车前子	21
21	黄柏-牛膝	23	37	防风-当归	21
22	羌活-川芎	23	38	土茯苓-泽泻	21
23	牛膝-当归	22	39	川芎-桂枝	21
24	红花-川芎	22	40	丹参-甘草	20
25	黄柏-秦艽	22	41	土茯苓-牛膝	20
26	防风-川芎	22	42	川芎-黄芪	20
27	薏苡仁-粉草薢	22	43	苍术-威灵仙	20
28	黄柏-粉草薢	22	44	薏苡仁-牛膝	20
29	独活-川芎	22	45	黄柏-威灵仙	20
30	威灵仙-当归	22	46	独活-当归	20
31	苍术-粉草薢	22	47	桂枝-当归	20
32	牛膝-川芎	21			

（4）核心处方

第一，聚类分析。

运用 SPSS 26.0 软件对频次≥41 的 23 味中药进行系统聚类分析，生成的谱系图如图 5-3-4 所示。以 20 为界限，抗痛风内服中药复方专利谱系图中药组合分类结果如表 5-3-4 所示。C1 可由二妙丸加减而来；C2 中威灵仙祛风湿通经络，车前子清热利湿，可清泄浊毒、通络止痛；C3 可补肝肾，活血化瘀通经络；C4 为四君子汤的重要组成；C5 可由行瘀汤和羌活当归汤加减而来；C6 可适用于关节红肿热痛。C2、C3、C4 为非常见组合。

表 5-3-4　抗痛风内服中药复方专利谱系图中药组合分类结果

序号	中药组成	序号	中药组成
C1	土茯苓、苍术、薏苡仁、黄柏、粉草薢、泽泻	C4	甘草、茯苓
C2	威灵仙、车前子	C5	当归、川芎、黄芪、桂枝、红花、白芍、独活、防风
C3	牛膝、丹参、木瓜	C6	秦艽、赤芍

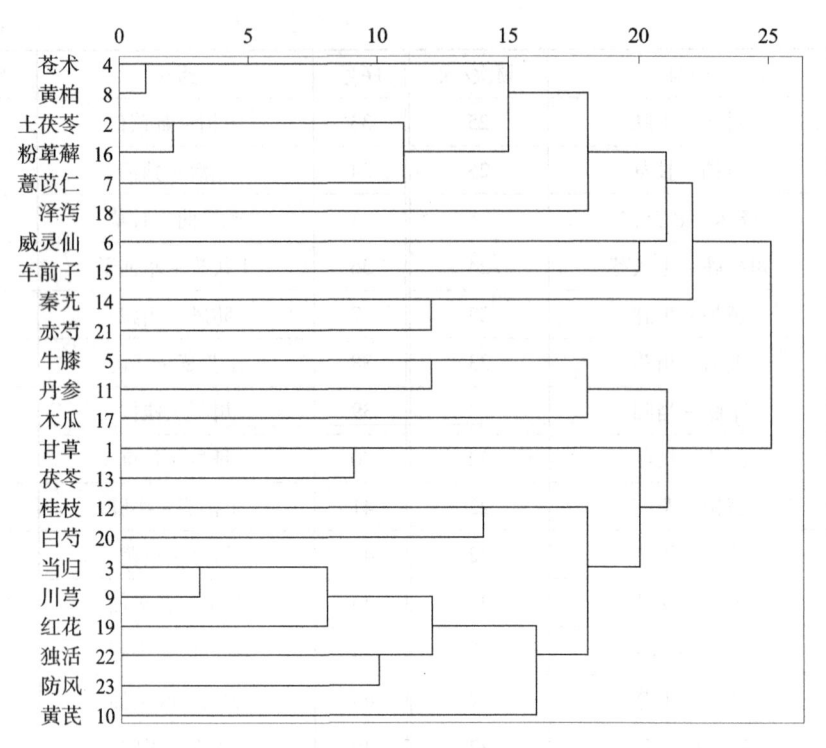

图5-3-4　抗痛风内服中药复方专利谱系示意

第二，因子分析。

运用SPSS 26.0软件对频次≥41的23味中药进行因子分析，进行KMO检验得值为0.755，大于临界值0.6，适合进行因子分析；Bartlett球形检验得$P<0.01$，即选取得指标适宜进行因子分析。提取特征值>1，采用四次幂极大法旋转，累积贡献率达到51.92%，共提取7个公因子。载荷系数绝对值大于0.4时，提取的公因子分布情况如表5-3-5所示。F1为羌活当归汤的重要组成部分；F2由二妙丸加减而来；F3是四君子汤的重要组成部分；F6为木茯车前子汤的重要组成部分。F4可用于肝肾亏虚，虚热内扰；F5共凑清热凉血通络之功；F7有舒筋活络、和胃化湿之效。上述药物作用基本符合2021年公开的诊疗规范《高尿酸血症和痛风病证结合诊疗指南》对应的证候。

表5-3-5　抗痛风内服中药复方专利因子分析中药组合结果

序号	中药组成	序号	中药组成
F1	川芎、独活、防风、当归、红花、威灵仙、桂枝	F5	赤芍、秦艽
F2	粉草薢、土茯苓、黄柏、苍术、薏苡仁	F6	车前子、白芍、泽泻
F3	茯苓、甘草	F7	木瓜
F4	丹参、牛膝、黄芪		

5.3.4.2 抗痛风外用中药分析

(1) 药物频次分析

对182首处方中所有中药进行排序，共得2088种中药，如表5-3-6所示，可以看出，当归使用频次居首位，使用频率达19.78%。其他依次为冰片、没药、红花、威灵仙、乳香等，使用频率为10%~20%。

表5-3-6 抗痛风外用中药复方专利高频药物统计（频次≥20）

序号	中药	频次/次	百分比/%	序号	中药	频次/次	百分比/%
1	当归	36	19.78	9	甘草	26	14.29
2	冰片	36	19.78	10	牛膝	26	14.29
3	没药	35	19.23	11	防风	25	13.74
4	红花	34	18.68	12	大黄	23	12.64
5	威灵仙	34	18.68	13	透骨草	22	12.09
6	乳香	33	18.13	14	桂枝	21	11.54
7	独活	31	17.03	15	黄柏	21	11.54
8	川芎	29	15.93	16	羌活	20	10.99

(2) 中药属性分析

对纳入药物高频药物的功效统计如表5-3-7所示。按照中药类别可归为5类功效。以总频次统计，功效依次为活血化瘀药6味，祛风湿药3味，解表药3味，补虚药2味，清热药2味。由此可知，抗痛风外用中药复方重活血化瘀、祛风湿、解表之法。

表5-3-7 抗痛风外用服中药复方专利高频药物功效统计

序号	中药类别	具体功效	药物（频次）	总频/次	频率/%
1	活血化瘀药	活血止痛	没药(35)、乳香(33)、川芎(29)、大黄(23)	180	8.62
		活血调经	红花(34)、牛膝(26)		
2	祛风湿药	祛风寒湿	威灵仙(34)、独活(31)、透骨草(22)	87	4.17
3	解表药	发散风寒	防风(25)、桂枝(21)、羌活(20)	66	3.16
4	补虚药	补血	当归(36)	62	2.97
		补气	甘草(26)		
5	清热药	清热止痛	冰片(36)	57	2.73
		清热燥湿	黄柏(21)		
总计				1400	21.65

图 5-3-5 示出了抗痛风外用中药复方专利四气分布，药性以温、平、寒为主；图 5-3-6 示出了抗痛风外用中药复方专利五味分布，药味以辛、苦、甘为主；图 5-3-7 示出了抗痛风外用中药复方专利归经分布，归经以肝、脾、心、肾居多。

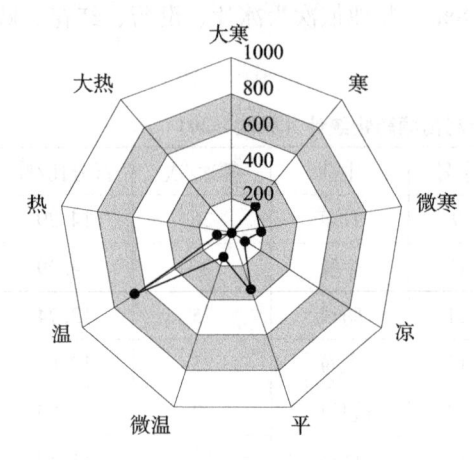

图 5-3-5 抗痛风外用中药复方专利四气分布

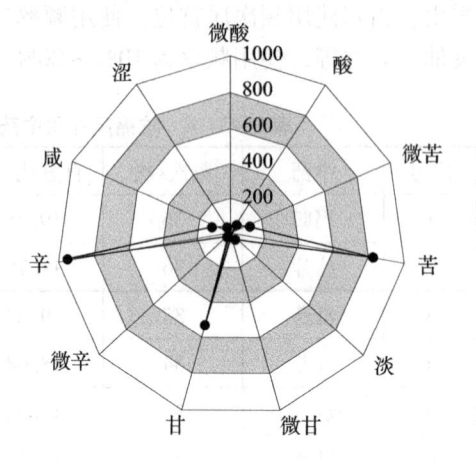

图 5-3-6 抗痛风外用中药复方专利五味分布

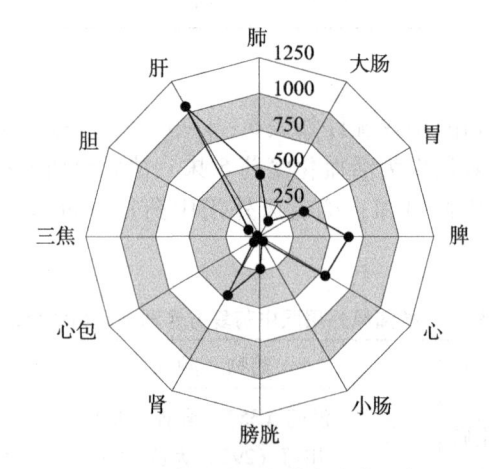

图 5-3-7 抗痛风外用中药复方专利归经分布

(3) 核心药对

利用古今医案云平台医案多尺度的 backbone 网络复杂算法（边权重100、权重10、置信度0.5）从182首抗痛风复方中药中得到核心共用药对有乳香-没药、威灵仙-没药、威灵仙-红花、血竭-没药、当归-没药等，多数与高频药物保持一致，如表 5-3-8 所示。

表 5-3-8 抗痛风外用中药复方专利核心药对

序号	药对	频次/次	序号	药对	频次/次
1	乳香-没药	31	20	桂枝-防风	11
2	威灵仙-没药	16	21	独活-防风	11
3	威灵仙-红花	15	22	独活-红花	11
4	血竭-没药	14	23	威灵仙-当归	11
5	当归-没药	14	24	大黄-乳香	11
6	威灵仙-乳香	14	25	透骨草-红花	11
7	当归-乳香	14	26	独活-桂枝	10
8	独活-羌活	14	27	威灵仙-牛膝	10
9	红花-没药	14	28	川芎-甘草	10
10	当归-红花	13	29	独活-没药	10
11	血竭-乳香	13	30	红花-冰片	10
12	川芎-当归	13	31	甘草-桂枝	10
13	独活-威灵仙	13	32	乳香-白芷	10
14	川芎-威灵仙	13	33	大黄-没药	10
15	红花-乳香	13	34	独活-当归	10
16	当归-防风	12	35	透骨草-当归	10
17	川芎-红花	12	36	当归-血竭	10
18	威灵仙-透骨草	12	37	透骨草-独活	10
19	川芎-没药	12	38	桂枝-防风	11

(4) 核心处方

第一，聚类分析。

运用 SPSS 26.0 软件对频次≥20 的 16 味中药进行系统聚类分析，生成的谱系图如图 5-3-8 所示。以 21 为界限，抗痛风外用中药复方专利谱系图中药组成分类结果如表 5-3-9 所示。C1 是活络丹加减而来；C2 是加味桂枝汤的重要组成部分；C3 是二黄膏的重要组成部分；C4 冰片清热凉血，消肿止痛。

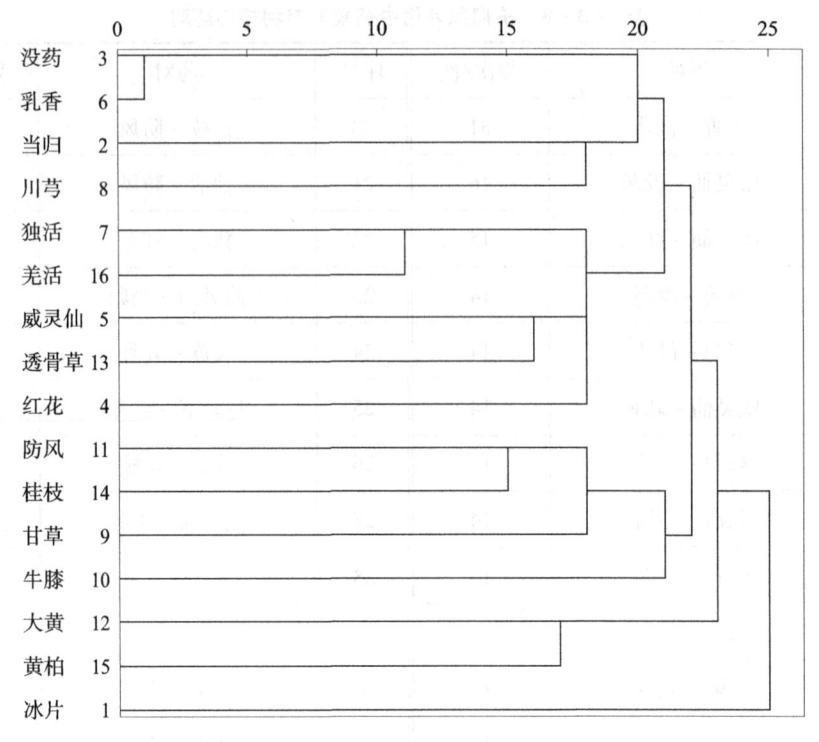

图 5-3-8　抗痛风外用中药复方专利谱系示意

表 5-3-9　抗痛风外用中药复方专利谱系图中药组成分类结果

序号	中药组成
C1	当归、没药、红花、威灵仙、乳香、独活、川芎、羌活
C2	甘草、牛膝、防风、桂枝
C3	大黄、黄柏
C4	冰片

第二，因子分析。

运用 SPSS 26.0 软件对频次≥20 的 16 味中药进行因子分析，进行 KMO 检验得值为 0.680，大于临界值 0.6，适合进行因子分析；Bartlett 球形检验得 $P<0.01$，即选取得指标适宜进行因子分析。提取特征值>1，采用四次幂极大法旋转，累积贡献率达到 63.85%，共提取 6 个公因子。载荷系数绝对值大于 0.4 时，提取的公因子分布情况如表 5-3-10 所示。F1 和 F4 均含羌活胜湿汤的药味组合，此外，F1 是红花白芷防风饮加减而来；F2 是除湿丹的重要组成部分；F3 是宽筋散的重要组成部分；F5 是二黄膏的重要组成部分；F6 体现为补肝肾、强筋骨、活血化瘀的治疗原则。

表 5-3-10　抗痛风外用中药复方专利谱系图中药组成分类结果

序号	中药组成	序号	中药组成
F1	独活、羌活、透骨草、威灵仙、红花	F4	甘草、川芎
F2	没药、乳香	F5	大黄、黄柏
F3	桂枝、防风、当归	F6	冰片、牛膝

5.3.4.3　抗痛风中药专利中医证候与治法治则

多尺度的 backbone 网络复杂算法（边权重100、权重5、置信度0.5）中医治法治则中，湿热蕴结证对应的治法治则主要有通络止痛、清热利湿、除湿通络等，与痰瘀痹阻证有较多的重合。寒湿痹阻证对应的治法治则有温经散寒、除湿通络、通络止痛。风寒湿痹证对应的治法治则有祛风散寒、除湿通络。如图 5-3-9 所示，脾虚湿阻证对应的治法治则有健脾祛湿、益气通络。

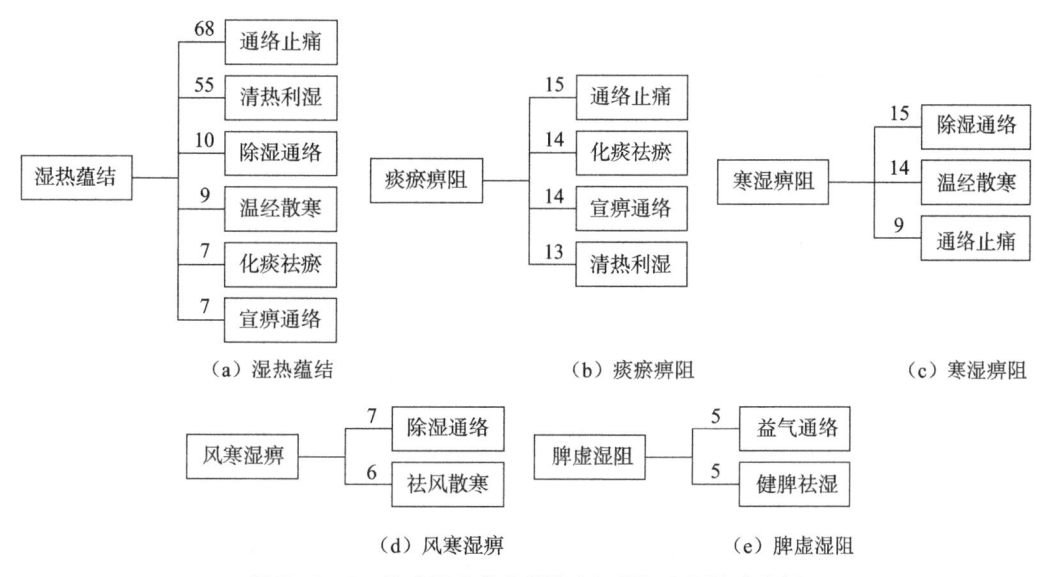

图 5-3-9　抗痛风中药专利核心证候与中医治法分析

注：图中数字表示中医证候与治法共同出现的频次；本书同类图同本注释。

5.3.4.4　抗痛风中药专利中医证候与西医功效

如图 5-3-10 所示，从西医功效角度来看，湿热蕴结证的功效以降尿酸、止痛、抗炎和其他为主。其中，其他主要为降血脂、降血糖、降血压等。痰瘀痹阻证和寒湿痹阻证的功效以降尿酸、止痛和抗炎为主。

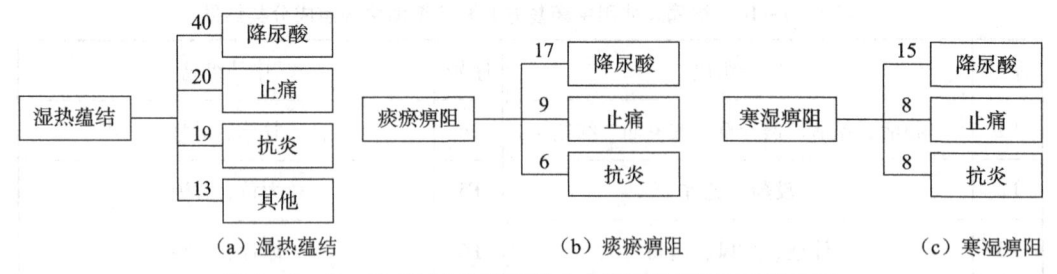

```
湿热蕴结 ─┬─ 40 ─ 降尿酸        痰瘀痹阻 ─┬─ 17 ─ 降尿酸        寒湿痹阻 ─┬─ 15 ─ 降尿酸
         ├─ 20 ─ 止痛                    ├─  9 ─ 止痛                   ├─  8 ─ 止痛
         ├─ 19 ─ 抗炎                    └─  6 ─ 抗炎                   └─  8 ─ 抗炎
         └─ 13 ─ 其他
        （a）湿热蕴结                    （b）痰瘀痹阻                    （c）寒湿痹阻
```

图 5-3-10　抗痛风中药专利核心中医证候与西医功效分析

注：图中数字表示中药证候与西医功效共同出现的频次；本书同类图同本注释。

5.3.5　小　　结

痛风病属"痹证""历节"等范畴，其病机为"湿、热、痰、瘀、虚"，病位在肝、脾、肾。活血化瘀、利水渗湿、祛风湿是抗痛风治疗中药复方的优势所在。通过药物频次与属性的统计分析，发现抗痛风领域的中药复方专利的创新主体，也与上述观点有较强的一致性。同时，选用的高频药物大多经过临床药理学检验，确有降尿酸或抗炎类疗效。

通过聚类分析和因子分析，发现多数从医书古籍中汲取精华，用药历史久经实践考验，在此基础上的创新是中药专利申请的重要源泉。例如内服中药核心药对有苍术-黄柏、当归-川芎、薏苡仁-土茯苓、土茯苓-粉草薢、苍术-牛膝等，外用中药核心药对有乳香-没药、没药-威灵仙、威灵仙-红花、威灵仙-独活、独活-羌活。同时基于同一方药的创新，既可随症加减并应用于不同领域，也体现了中医用药的整体多靶点以及灵活通用性。例如在抗痛风内服中药复方中药专利因子分析中药组合结果中，C1"黄柏+苍术+土茯苓+薏苡仁+粉草薢+泽泻"在二妙丸（黄柏、苍术）的基础上，加入牛膝、土茯苓、薏苡仁、粉草薢，更强化其清热利湿的作用。

湿热蕴结与痰瘀痹阻常用于痛风急性期；脾虚湿阻证与肝肾阴虚证常表现为痛风潜伏期（高尿酸血症期）和痛风慢性期。通过证候与治疗方法的分析发现，湿热蕴结证为主要的证候类型，通常与其他证候间的用药有交叉联系，且惯用土茯苓、黄柏、薏苡仁、粉草薢、泽泻、牛膝等药物，而这类药物通常对于合并的肾病具有较好的疗效。可见抗痛风中药复方专利的治疗方式呈现同一证候对应多治疗方法，不同证候对应同一治疗方法的方式，可贯通疾病的不同进展期，体现出其临床治疗优势。

5.4　痛风领域古代经典名方二次改进专利技术分析

在痛风治疗领域，以经典方为基础的专利组方共有 8 件，分别是在大活络丹、小活络丹、二妙丸、三妙丸（三妙散）、四妙丸、五味消毒饮以及出自《本草纲目》中无名方的组方基础上加以改进，以下对经典名方及相关专利进行描述分析。

大活络丹出自《兰台轨范》，小活络丹出自《太平惠民和剂局方》，三妙丸（三妙散）出自《医学正传》，二妙丸出自朱丹溪的《丹溪心法》，四妙丸出自张秉成的《成方便读》，五味消毒饮出自《医宗金鉴》，无名方出自《本草纲目》，且在抗痛风领域有良好的治疗效果，如表5-4-1所示。

表5-4-1 抗痛风中药授权专利引用古代经典方信息

序号	古代经典名方	药味	来源	应用领域
1	大活络丹	白花蛇、乌梢蛇、威灵仙、两头尖、草乌、天麻、全蝎、何首乌、龟甲、麻黄、贯众等	《兰台轨范》	主治中风瘫痪、痿痹痰厥、拘挛疼痛、痈疽流注、跌扑损伤、小儿惊痫、妇人停经[1]
2	小活络丹	制川乌、制草乌、制南星、地龙，乳香、没药	《太平惠民和剂局方》	祛风除湿、化痰通络、活血止痛。[2] 主治风寒湿痹、肢体筋脉疼痛、麻木拘挛、关节屈伸不利、疼痛游走不定
3	二妙丸	苍术、黄柏	《丹溪心法》	湿热下注证，症见足膝红肿热痛、两足痿软，或湿热带下、色黄味臭、阴部湿痒、小便短赤、舌质红、苔黄腻、脉滑数。[3] 临床上常用二妙丸类方治疗妇科炎症、关节炎、痛风、糖尿病、湿疹等疾病疗效确切
4	三妙丸（三妙散）	黄柏、苍术、牛膝	《医学正传》	湿热下注引起的脚气病、腰膝关节酸痛、湿疮，以及带下、淋浊[4]
5	四妙丸	炒黄柏、炒苍术、怀牛膝、薏苡仁	《成方便读》	清热利湿、通筋利痹。主治湿热下注、两足麻木、筋骨酸痛等。用于湿热下注、足膝红肿、筋骨疼痛[5]

---

[1] 徐灵胎. 兰台轨范 [M]. 北京：中国医药科技出版社，2011.
[2] 孙明瑜，张林，王巍，等. 方剂实用宝典 [M]. 北京：中国中医药出版社，2020.
[3] 王辉. 经典中成药：河南中医药大学传承特色教材 [M]. 北京：中国中医药出版社，2020.
[4] 尤虎，苏克雷，熊兴江. 历代名医时方一剂起痾录 [M]. 北京：中国中医药出版社，2017.
[5] 胡艳，幺远. 儿童常见风湿病分册：风湿病中医临床诊疗丛书 [M]. 北京：中国中医药出版社，2020.

续表

序号	古代经典名方	药味	来源	应用领域
6	五味消毒饮	金银花、野菊花、蒲公英、紫花地丁、天葵子	《医宗金鉴》	清热解毒、散结消肿,主治痈毒疔疮、局部红肿热痛或发热等证。临床用本方随症加减,可治疗多种疾病[1]
7	无名方	槐花、核桃仁、无灰酒	《本草纲目》	外痔长寸、疔疮肿毒、痈疽发背[2]

8件专利中有5件维持有效,其余专利因未缴年费失效。具体专利基础信息及技术改进情况如表5-4-2所示。

表5-4-2 基于古代经典名方二次改进的抗痛风中药授权专利

序号	申请号	发明名称	法律状态	经典方名称及组方	技术改进
1	CN201911312556.3	一种外用中药组合物及其制备方法和应用	授权有效	大活络丹:白花蛇、乌梢蛇、威灵仙、两头尖、草乌、天麻、全蝎、何首乌、龟甲、麻黄、贯众等;小活络丹:制川乌、制草乌、制南星、地龙、乳香、没药	在大活络丹的基础上减去一些中药,在小活络丹的基础上增加附子、干姜、川椒、穿山龙等
2	CN200710175700.4	一种治疗痛风的药物及制备方法	未缴年费失效	二妙丸:苍术、黄柏	增加雪莲、红枣(专利中称为新疆天枣)
3	CN201410457042.8	治疗痛风的五藤逍遥丸	授权有效	三妙丸:苍术、黄柏、牛膝	将苍术变为白术,增加白鲜皮、海风藤、青风藤、忍冬藤、桑枝、秦艽、鸡血藤等
4	CN200410040457.1	治疗痛风的中药外用制剂及其制备方法	未缴年费失效	三妙散:黄柏、苍术、牛膝	增加黄连粉、蒲公英、马齿苋、蟾酥、冰片、薄荷脑、飞龙掌血、芭蕉根,替换苍术

---

[1] 谢兆丰. 传世时方新用妙用 [M]. 北京:中国中医药出版社,2012.
[2] 李时珍. 本草纲目 [M]. 北京:中国中医药出版社,1998.

续表

序号	申请号	发明名称	法律状态	经典方名称及组方	技术改进
5	CN200610037498.4	一种治疗痛风的中药组合物及其制备方法	未缴年费失效	四妙丸：炒黄柏、炒苍术、怀牛膝、薏苡仁	改变剂量配比，增加忍冬藤、土茯苓、赤芍、秦艽、金钱草；替换薏苡仁
6	CN200510039040.8	一种治疗急性痛风的药物组合物及其提取方法	授权有效	四妙丸：炒黄柏、炒苍术、怀牛膝、薏苡仁	改变剂量配比，增加土茯苓、忍冬藤提取物
7	CN201910488984.5	一种外敷治疗糖尿病合并痛风的中药组合物	授权有效	五味消毒饮：金银花、野菊花、蒲公英、紫花地丁、紫背天葵子	增加连翘、黄连、薏苡仁等中药，替换天葵子
8	CN201610562805.4	一种治疗高尿酸血症的中药复方制剂及其制备方法	授权有效	无名方：槐花、核桃仁、无灰酒	减去无灰酒

8件专利组方针对风湿热痹、寒湿痹阻、脾虚湿阻、湿热蕴结、瘀热阻滞的证候类型，在原经典名方的基础上加以改进，取得了清热利湿、清热解毒、消炎止痛、化瘀泄浊、降尿酸、调补脾肾、活血化瘀的功效，如图5-4-1所示。

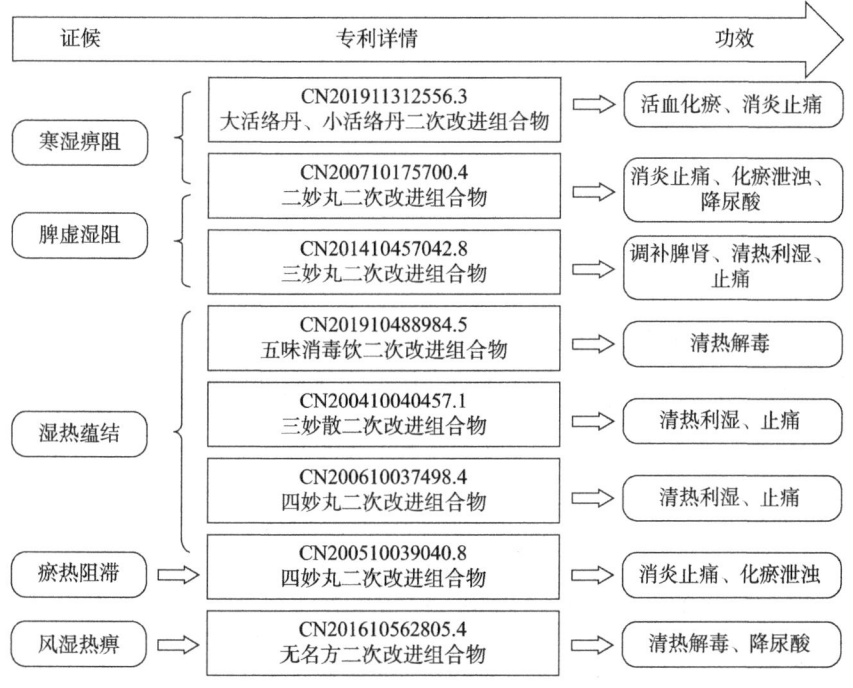

图5-4-1 抗痛风中药专利中医证候与功效分布

5.4.1　大活络丹、小活络丹

大活络丹出自《兰台轨范》，其组方较大，有白花蛇、乌梢蛇、威灵仙、两头尖、草乌、天麻、全蝎、何首乌、龟甲、麻黄、贯众等中药。该药攻补兼施，寒热并用，扶正与祛邪兼顾，是活络止痛、扶正祛风的良药。主治中风瘫痪、痿痹痰厥、拘挛疼痛、痈疽流注、跌扑损伤、小儿惊痫、妇人停经。❶ 临床上主要用于属本虚标实的脑血管后遗症；小活络丹出自《太平惠民和剂局方》，其组方为制川乌、制草乌、制南星、地龙、乳香、制没药，该药具有散寒祛湿、化痰通络、活血止痛的功效，现代药理学研究发现，小活络丹具有镇痛、抗炎、改善血液循环、祛痰等药理作用，可用于治疗风湿性关节炎、类风湿性关节炎、肩关节周围炎、坐骨神经痛、腰椎骨质增生、脑梗死及其后遗症等疾病。❷

申请号 CN201911312556.3 的专利名称为一种外用中药组合物及其制备方法和应用，其组方为生制附子、生制川乌、生制草乌、胆南星、地龙、水蛭、僵蚕、全蝎、土鳖虫、独活、荆芥、防风、秦艽、干姜、川椒、五灵脂、蒲黄、乳香、没药、香附、川芎、郁金、川楝子、延胡索、苏木、虎杖、穿山龙、千年健和透骨草。与原经典方相比，该专利组方在大活络丹的基础上减去了一些中药，在小活络丹的基础上增加了附子、干姜、川椒、穿山龙等药味，以寒湿痹阻为针对证型。根据说明书记载，动物试验及临床应用结果表明，该专利组方对原组方药味进行加减优化，最终具有通络行痹、消炎止痛、活血化瘀等功效。

5.4.2　二妙丸

二妙丸出自朱丹溪的《丹溪心法》，其组方为苍术、黄柏，主要用于治疗湿热下注证，症见足膝红肿热痛、两足痿软，或湿热带下、色黄味臭、阴部湿痒、小便短赤、舌质红、苔黄腻、脉滑数。❸ 药理研究表明二妙丸具有抗湿热证痛风类物质作用，临床上常用二妙丸类方治疗妇科炎症、关节炎、痛风、糖尿病、湿疹等疾病，且疗效确切。❹

申请号 CN200710175700.4 的专利名称为一种治疗痛风的药物及制备方法，其组方为雪莲、苍术、黄柏、红枣。与原经典方相比，该专利组方增加了雪莲、红枣。根据说明书记载，临床对照试验结果表明，该专利组方以脾虚湿阻、寒湿痹阻为针对证候，综合各味优势，具有速效止痛、化瘀泄浊、促进人体酸碱平衡、疏通肾脏排泄尿酸的作用。

---

❶ 徐灵胎. 兰台轨范［M］. 北京：中国医药科技出版社，2011.
❷ 曾荣香. 活络"兄弟"：小通关节，大活脑络［J］. 中医健康养生，2022（6）：26 - 27.
❸ 王辉. 经典中成药：河南中医药大学传承特色教材［M］. 北京：中国中医药出版社，2020.
❹ 刘志强，王博龙. 基于网络药理学预测二妙丸"一方多效"的分子机制［J］. 中国实验方剂学杂志，2018（18）：198 - 206.

5.4.3 三妙丸（三妙散）

三妙丸（三妙散）出自《医学正传》，其组方为黄柏、苍术、牛膝，用于湿热下注引起的脚气病、腰膝关节酸痛、湿疮，以及带下、淋浊。[1]

申请号 CN201410457042.8 的专利名称为治疗痛风的五藤逍遥丸，其组方为白术、白鲜皮、海风藤、青风藤、忍冬藤、桑枝、秦艽、鸡血藤、牛膝、茯苓、木香、细辛、白花蛇舌草、半枝莲、连翘、知母、络石藤、甘草。与原经典方相比，将苍术变为白术，增加了白鲜皮、海风藤、青风藤、忍冬藤、桑枝、秦艽、鸡血藤等中药。根据说明书记载，临床应用表明，该专利组方以脾虚湿阻为针对证候，适用于脾虚湿热引起的肢节红肿、剧痛、关节不利等痛风症状。

申请号 CN200410040457.1 的专利名称为治疗痛风的中药外用制剂及其制备方法，于2004年申请，并在2015年发生专利转让，2017年因未缴纳年费而失效，其组方为川黄柏、黄连粉、牛膝、蒲公英、马齿苋、蟾酥、冰片、薄荷脑、飞龙掌血、芭蕉根。与原经典方相比，增加了黄连粉、蒲公英、马齿苋、蟾酥、冰片、薄荷脑、飞龙掌血、芭蕉根，替换了苍术。根据说明书记载，毒性试验以及药效学试验研究结果表明，该专利组方以湿热蕴结为针对证候，具有清热、消肿、止痛、利湿的功效，适用于痛风性关节炎以及无菌性炎症引起的颈、肩、腰、腿等局部红、肿、热、痛等病症。

5.4.4 四妙丸

四妙丸出自张秉成的《成方便读》，其组方为炒黄柏、炒苍术、怀牛膝、薏苡仁。主治湿热下注、两足麻木、筋骨酸痛等。用于湿热下注、足膝红肿、筋骨疼痛。[2] 临床广泛应用于高尿酸血症、痛风性关节炎的治疗。[3]

申请号 CN200610037498.4 的专利名称为一种治疗痛风的中药组合物及其制备方法，其组方为黄柏、苍术、忍冬藤、牛膝、土茯苓、赤芍、秦艽、金钱草。与原经典方相比，增加忍冬藤、土茯苓、赤芍、秦艽、金钱草，替换薏苡仁，改变剂量配比，以湿热蕴结为针对证候。根据说明书记载，经相关的毒理、药效试验研究和临床效果来看，该专利组方对因湿热瘀阻导致的痛风具有一定效果。

申请号 CN200510039040.8 的专利名称为一种治疗急性痛风的药物组合物及其提取方法，其组方为从原料药黄柏、苍术、牛膝、薏苡仁、土茯苓、忍冬藤提取物中的各类有效成分生物碱、挥发油、皂苷、有机酸、黄酮、水液糖类。与原经典方相比，增加土茯苓、忍冬藤提取物。毒性试验及药效学试验结果表明，该专利组方以湿热蕴结、瘀热阻滞为针对证候，具有显著的抗炎、镇痛及降低血尿酸水平的作用，可以改善痛风症状，使高尿酸水平降至正常值。

---

[1] 尤虎，苏克雷，熊兴江. 历代名医时方—一剂起痾录 [M]. 北京：中国中医药出版社，2017.
[2] 胡艳，幺远. 儿童常见风湿病分册：风湿病中医临床诊疗丛书 [M]. 北京：中国中医药出版社，2020.
[3] 杨丽光. 四妙丸治疗高尿酸血症合并高甘油三酯血症的临床研究 [J]. 中国实用医药，2021（36）：180-182.

5.4.5 五味消毒饮

五味消毒饮出自《医宗金鉴》，其组方为金银花、野菊花、蒲公英、紫花地丁、紫背天葵子可清热解毒，散结消肿，主治痈毒疔疮、局部红肿热痛或发热等证。临床用该方随症加减，可治疗多种疾病。[1] 该方剂具有用广谱抗菌、抗炎、增强免疫力等作用，广泛应用于泌尿系统疾病、消化系统疾病及免疫系统疾病等。[2]

申请号 CN201910488984.5 的专利名称为一种外敷治疗糖尿病合并痛风的中药组合物，其组方为蒲公英、山银花、连翘、薏苡仁、地龙、三棱、水蛭、黄连、紫花地丁。与原经典方相比，增加连翘、黄连、薏苡仁等中药，替换天葵子，以湿热蕴结为针对证候。根据说明书记载，临床对照试验结果表明，该专利组方具有清热解毒、消散疗疮的作用，治疗急性痛风。

5.4.6 无名方

无名方出自《本草纲目》，其组方槐花、核桃仁、无灰酒。该组方应用于外痔长寸、疔疮肿毒、一切痈疽发背。[3]

申请号 CN201610562805.4 的专利名称为一种治疗高尿酸血症的中药复方制剂及其制备方法，其组方为槐花、核桃仁。与原经典方相比，减去无灰酒，以风湿热痹为针对证候。该专利组方具有清热利湿解毒、消散疗疮、降尿酸的作用。

5.4.7 小　　结

2019 年 10 月，全国中医药大会召开，习近平总书记对中医药工作作出重要指示，强调要遵循中医药发展规律，传承精华，守正创新。根据 2020 年修正的《中华人民共和国药品管理法》《药品注册管理办法》，中药注册分类包括中药创新药、中药改良型新药、古代经典名方中药复方制剂、同名同方药等，由六类变为四类。其中关于经典名方，为了传承古典医籍精华，发挥中医药原创优势，促进古代经典名方向中药新药转化，新的中药新药注册分类将"古代经典名方中药复方制剂"单独作为一个注册分类，即第三类。第三类中药除"按古代经典名方目录管理的中药复方制剂"，还包括 3.2 类，即未按古代经典名方目录管理的古代经典名方中药复方制剂和基于古代经典名方加减化裁的中药复方制剂。因此，对于 3.2 类经典方加减的中药新药，是体现中医药的守正创新的重要组成部分。

基于经典名方改进的痛风专利，主要涉及二妙丸、三妙丸（三妙散）、四妙丸、活络丹以及无名方等经典名方，对于痛风的急症期具有通络行痹、消炎止痛的作用，同时能改善肾脏功能，促进排尿酸的作用，对合并肾病发挥了明显的临床优势。但是由

---

[1] 谢兆丰. 传世时方新用妙用 [M]. 北京：中国中医药出版社，2012.
[2] 庄文斌，陈吉生，马建春，等. 基于网络药理学的五味消毒饮治疗痛风性关节炎的作用机制研究 [J]. 今日药学，2022（2）：112－116.
[3] 李时珍. 本草纲目 [M]. 北京：中国中医药出版社，1998.

于对经典名方的传承创新不足，临床定位不清晰，经典名方改进的痛风专利授权数量较少。在当前中医药守正创新的背景下，仍需加强对经典名方的传承创新，促进抗痛风中药专利的转化运用。

5.5 痛风领域国医大师及全国名老中医专利技术分析

5.5.1 痛风领域国医大师中药专利技术分析

在抗痛风中药专利申请方面，国医大师有朱良春、路志正、周仲瑛、黄瑾明和张伯礼作为专利发明人或申请人。表5-5-1对国医大师作为发明人的专利申请情况进行分析。

表5-5-1 国医大师抗痛风中药专利技术信息

国医大师	所属单位	适应证与证候	中医理论功效
朱良春	南通市中医院	浊瘀痹重症，浊凝成石，损及肾脏；湿浊瘀阻经脉	泄浊化瘀
路志正	中国中医科学院	各类痛风病	清热祛湿、疏通经络、消肿止痛，促进血尿酸排泄，预防关节畸形及肾脏病变，防止痛风石的形成
周仲瑛	南京中医药大学	难治性痛风湿热浊毒瘀阻证	清热利湿、泄浊解毒、化痰祛瘀、通络止痛
黄瑾明	广西中医药大学第一附属医院	风湿病，尤其是壮医所称痹证（属风寒湿型，兼夹瘀证或虚证）	祛风除湿、温经通络、活血祛瘀、补肾强筋
张伯礼	天津中医药大学	高尿酸血症	清热养阴、生津润燥、化痰降浊、活血化瘀

5.5.1.1 朱良春

朱良春是我国首届国医大师。早年拜孟河御医世家马惠卿为师，后又师从章次公。[1] 朱良春先生曾任南通市中医院首席技术顾问，南京中医药大学终身教授、博士生导师，同济大学特聘教授。朱良春首倡辨证与辨病相结合，提出急性热病"先发制病"论，慢性杂病从"培补肾阳""从痰化瘀"论治。致力于痹病研究，确立顽痹"益肾壮督治其本，蠲痹通络治其标"的治疗法则，提出痛风之"浊瘀痹"病名，是公认的

---

[1] 上海市中医文献馆. 朱良春 [EB/OL]. (2021-04-16) [2022-09-25]. https://www.zywxg.com/List/info.aspx?itemid=61.

痹病研究大家。❶

朱良春治疗"浊瘀痹"善用虫类药,他认为痛风日久,须借助血肉有情之虫类药,取其搜剔钻透、通闭解结之力。❷ 研制的"痛风颗粒""浓缩益肾蠲痹丸"均为南通良春中医医院院内制剂。其中"浓缩益肾蠲痹丸"是朱良春从1959年开始在益肾蠲痹汤治疗风湿病的基础上研制成。该院内制剂在临床应用20余年后,其女朱婉华在传承朱良春治疗风湿病经验的基础上,按新药申报要求和中国中医科学院合作,于1989年1月获新药证书,1990年获国家中医药管理局科技进步奖三等奖。❸ 张良春抗痛风中药相关专利申请如下。

申请号CN200610088103.3的专利名称为痛风颗粒,公开了一种痛风治疗痛风的中药组合物,针对湿浊瘀阻经脉的病机,该中药组合物由土茯苓、蚕沙、威灵仙、粉萆薢、重楼、徐长卿和车前子制成,具有泄浊化瘀、通利经脉的功效。根据说明书记载,该发明具有明显的治疗效果且无副作用。

申请号CN200610038350.2的专利名称为复方首乌痛风颗粒,公开了一种治疗痛风的中药组合物,针对浊瘀痹重症,该中药组合物由制何首乌、土茯苓、威灵仙、徐长卿、重楼、蚕沙和车前子制成,具有泄浊化瘀的功效。根据说明书记载,其早期治疗后临床缓解率较高,47%的患者在2~5年内不易发作。

5.5.1.2 路志正

路志正是我国首届国医大师。幼继家学,从伯父路益修学习中医,继拜山西名医孟正已为师,后至北京进修学习,1954年调入原卫生部中医司工作,工作之余常与章次公、李重人、秦伯末等中医大师进行交流。❹ 路志正曾任中国中医科学院主任医师、教授、资深研究员,博士、博士后指导导师,全国名老中医药专家学术经验继承工作指导老师,《世界中西医结合杂志》主编。路志正重视对"痹病"和"湿病"的研究,首倡"燥痹""产后痹"等类症二级病名;独具匠心地提出"湿病不独南方,北方亦多湿病"的新论点,有力推动了相关学科的发展。他认为,辨证论治是中医活的"灵魂",切莫受西医病名所囿。在组方遣药时,药不在多而在精,量不在大而在中病,贵在轻灵恰中病机,同时还必须考虑脾胃的运化能力,形成了"持中央,运四旁,怡情致,调升降,顾润燥,纳化常"这一系统的"调理脾胃"学术思想。他主张充分发挥中医的整体优势,力倡"针药并施、内外合用、药食相配、身心同治"的综合疗法理念。❺

---

❶ 朱步先,朱建华,朱婉华.国医大师朱良春教授学术思想与临床经验[J].中医药通报,2016(5):1-4.

❷ 李君霞,黄闰月,陈秀敏,等.浅谈朱良春教授从"浊瘀"论治痛风的学术思想[J].成都中医药大学学报,2018(4):75-77,86.

❸ 江苏非物质文化遗产.朱良春益肾蠲痹法[EB/OL].[2022-09-25].http://www.jsfybh.com/#/fyProjectArticl?id=2971.

❹ 老程健康谈.国医大师路志正,人称"杂病圣手",悬壶济世80余载,救人无数[EB/OL].(2022-08-12)[2022-09-25].https://zhuanlan.zhihu.com/p/553027105.

❺ 王志存,汤喆.【大国名医】国医大师路志正:"相信中医能走向世界!"[EB/OL].(2019-09-27)[2022-09-25].https://mp.weixin.qq.com/s?__biz=MzA3ODQwNzYzMg==&mid=2650411785&idx=2&sn=ca7fc884d61bce9a85fde34931ff9a49&chksm=874d81b6b03a08a0bec56a962033169d10e620d8debc866869faece85f9c3d72818b882cd7dd&scene=27.

路志正认为，痛风属于中医学"白虎""历节"病的范畴。强调"因人之体质强弱不同，禀赋各异，地土方宜、生活习惯不一，而受邪各有偏盛"，派生出行、着、痛、热痹之殊；五体痹、五脏痹，则是六淫之邪侵犯机体后，蕴久化热酿痰，致痰浊、瘀血、毒热等阻于肌肤、筋脉、骨骼，"久痹不已，复感于邪"的基础上，进一步发展演变而来。即"主要强调了内因，而认为风、寒、暑、湿、热、毒等外邪，仅是在内因病变前提之诱发因素"。❶ 路志正抗痛风中药相关专利申请如下。

申请号 CN03119592.X 的专利名称为一种治疗痛风病的药物及其制备方法，该组合物由青风藤、炒苍术、黄柏、益母草、虎杖、绵萆薢、丹参、炒枳实和皂角刺组成。方中青风藤重用为君；苍术、黄柏、炒苍术共用之为臣；益母草为佐；炒枳实、丹参、皂角刺为使，共奏清热祛湿，活血通络，消肿止痛之功。根据说明书记载，该中药组合物组方合理，药物毒副作用低，克服了以往西药的毒副作用大、中药治疗痛风病疗效低或常用虫药、动物药、毒性较强的中药、酒剂的缺点。此外，该发明对痛风所导致的并发症也具有预防和治疗作用。该发明为无糖制剂，可用于治疗痛风合并糖尿病患者，动物实验证明，该发明在治疗痛风、类风湿性关节炎等痹症具有良好的效果。

5.5.1.3 周仲瑛

周仲瑛是我国首届国医大师，家世业医，年少之际便跟随其父周筱斋研习中医。❷ 周仲瑛曾任中国中医科学院学术委员、中华中医药学会终身理事、江苏省中医学会终身名誉会长，南京中医药大学终身教授、主任医师、博士生导师。周仲瑛长期从事中医内科医、教、研工作，擅长诊治急症、疑难病症；主张辨证应首重病机，病机是理论联系实际的纽带，是通向论治的桥梁；提出"病机十三条"，倡导"以病机证素为辨证论治的核心"；重视中医内科学科建设，倡导学科的发展必须自主创新，其创建了内科学总论——辨证论治纲要，确立了以脏腑病机为辨证核心、内科疾病系统分类的基础，为临床专业化的发展开辟了途径。❸

根据难治性痛风的临床表现，该病可归属中医学"痹证"中的"顽痹"范畴。周仲瑛创建的病机辨证论治体系，以病理因素为纲领，认为病理因素是疾病发生发展的重要环节，决定疾病的性质、病位、演变及转归。❹ 对于难治性痛风的辨治，应以病理因素"湿热浊毒"为主导，动态地分析其病机，从而把握疾病的实质，使治疗更具针对性，从而提高临床疗效。❺ 周仲瑛抗痛风中药相关专利申请如下。

申请号 CN202111554185.7 的专利名称为一种治疗难治性痛风的中药组合物及其应用，该中药组合物由土茯苓、萆薢、豨莶草、海桐皮、菝葜、车前草、鬼箭羽、山慈菇、胆南星和川牛膝组成。方中土茯苓、萆薢共为君；豨莶草、海桐皮、菝葜、车前

---

❶ 路洁，魏华. 路志正教授论治痛风的学术思想 [J]. 浙江中医学院学报，2005 (6)：30-31.
❷ 姚雪青. 周仲瑛传承创新为中医 [N]. 人民日报，2021-07-20 (8).
❸ 南京中医药大学国医大师周仲瑛传承工作室. 国医大师 [EB/OL]. [2022-09-25]. http：//zzy. demo. njwopai. com/zjds/zjds. asp.
❹ 周仲瑛，周学平. 中医病机辨证学 [M]. 北京：中国中医药出版社，2015：5.
❺ 赵蕊，周学平，周仲瑛. 周仲瑛从湿热浊毒入络论治难治性痛风 [J]. 中医杂志，2022 (13)：1215-1218，1222.

草共为臣；鬼箭羽、山慈菇、胆南星共为佐；川牛膝为使。全方相合，清热利湿、泄浊解毒、化痰祛瘀、通络止痛，以切中病机。其说明书记载了难治性痛风属湿热浊毒瘀阻证，因嗜食醇酒、厚味，脾胃运化不及，致湿浊内生，蕴而化热；久居湿地，冒雨涉水，或感受湿邪、郁久化热，或感受风湿热邪，诸因可致湿热浊邪留滞，进而酿毒；湿热浊毒痹阻，气血运行不畅，气滞血瘀，痰湿瘀血互为因果，以致湿热浊毒瘀阻经络，不通则痛，故症见关节红肿热痛反复发作的病因病机。此外，其临床试验的疗效统计结果表明，该发明在治疗难治性痛风方面疗效确切，未出现不良反应，在缓解症状的同时，还具有降低尿酸、减少复发等优点。

5.5.1.4 黄瑾明

第四届国医大师黄瑾明是一名壮族医生，自28岁开始便致力于民族医学传承创新，穿行在广西的山野村寨，寻访民间医生，整理民间医案，将其系统化、科学化、学科化。黄瑾明为广西中医药大学教授，长期从事中医药临床、教学、科研工作❶；坚持运用壮医理论指导临床，重视阴阳互生、三气同步、三道两路、毒虚致病、气血均衡五大学说；强调调气、解毒、补虚、祛瘀四大治则；全面梳理壮医针灸特定穴，形成壮医药线点灸、壮医浅刺、壮医莲花针拔罐逐瘀法三大核心技术；主持完成的"壮医药线点灸疗法的研究与教学实践"成果，获广西高等教育自治区级教学成果奖二等奖，使壮医药教育成为广西中医药大学的办学特色。❷ 黄瑾明抗痛风中药相关申请如下。

申请号CN201510213077.1的专利名称为一种治疗风湿病的除痹外用药酒，由雷公藤、鸡血藤、威灵仙、当归、两面针、田七、独活、海风藤、牛膝和食用酒炮制而成。根据说明书记载，具有祛风除湿、温经通络、活血祛瘀、补肾强筋，使"龙路""火路"通畅，气血归于均衡等功效。该组合物外用药酒用于治疗痹症（风寒湿痹）。

5.5.1.5 张伯礼

张伯礼是我国第四届国医大师。1979年，张伯礼考入天津中医学院（现为天津中医药大学），成为该校首届研究生，师从国医大师阮士怡教授。❸ 张伯礼为中国工程院院士，中国中医科学院名誉院长，天津中医药大学名誉校长，教授、博士生导师，长期从事中医临床、教育和科研工作，在中医药防治冠心病、中风、痴呆等重大疾病方面有丰富经验。张伯礼抗痛风中药相关专利申请如下。

申请号CN201410080385.7的专利名称为三叶糖脂清在高尿酸血症中的应用。三叶糖脂清由张伯礼院士团队研制，由天津中医药大学申报中药新药，由桑叶、山楂叶、荷叶、丹参、赤芍组成。方中桑叶为君；山楂叶、荷叶为臣；丹参、赤芍为佐，五药合用，共奏清热养阴、生津润燥、化痰降浊、活血化瘀的功效。根据说明书中记载，

---

❶ 吕欣. 国医大师黄瑾明：将壮医从乡野引入学堂［N］. 广西日报，2022-07-21（6）.
❷ 广西中医药大学. 黄瑾明主要事迹及贡献［EB/OL］.（2017-06-30）［2022-09-25］. https://www.gxtcmu.edu.cn/Item/19034.aspx.
❸ 今视看点. 央视《健康中国》：一代国医大师张伯礼的故事与使命［EB/OL］.（2021-12-09）［2022-09-25］. https://www.163.com/dy/article/GQOTROPO0514E3D0.html.

该发明原是治疗糖尿病，改善糖耐量低的中药组合物，但发明人出乎意料地发现该中药组合物能有效治疗、抑制或预防高尿酸血症，其动物实验结果表明该中药组合物能显著地降低尿酸浓度。

5.5.2 全国名中医抗痛风中药专利技术分析

在抗痛风中药发明专利中，作为发明人或申请人的全国名中医有吕绍光、凌昌全、孙树椿、陈卫川和范永升。表5-5-2对全国名中医作为发明人的专利申请情况进行分析。

表5-5-2 全国名中医抗痛风中药专利技术信息

全国名中医	所属单位	适应证与证候	中医理论功效
吕绍光	福建省立医院	痛风性关节炎	补肾活血、通经止痛
凌昌全	中国人民解放军海军军医大学	高尿酸血症	益气化湿治其本，行气通络除其标
孙树椿	中国中医科学院望京医院	痛风	燥湿清热、止痛通络
陈卫川	宁夏回族自治区中医医院	风寒湿痹	祛风散寒、蠲痹通络、活血消肿、扶正祛邪
范永升	浙江中医药大学	痛风急性期引起的关节红肿疼痛，痛风性关节炎，急性痛风	清热解毒、凉血活血、祛风止痛

5.5.2.1 吕绍光

吕绍光是第二届全国名中医。1970年，吕绍光毕业于福建中医学院医疗本科，后跟随俞长荣、郑荪谋、林朗晖等名医学习多年。❶ 吕绍光为福建省立医院中医科二级主任医师，全国第三批、第四批老中医药专家学术继承工指导老师，全国名老中医传承工作室建设项目专家，曾获"全国医德标兵"等称号。吕绍光长期从事中医药工作，精于中医内科、妇科。他提出了"规、平、甘、简"学术思想，提倡"从肾论治内分泌疾病"的临床经验，独创"简化中医药人工周期序贯疗法"。❷ 吕绍光抗痛风中药相关专利申请如下。

申请号CN201310623791.9的专利名称为一种治疗痛风的中药组合物制备方法及医药用途，由桑寄生、桑枝、忍冬藤、独活、当归、牛膝、丹参、元胡、豨莶草、徐长

---

❶ 中医中药网. 当代名医吕绍光[EB/OL]. [2022-09-25]. https://www.zhzyw.com/zyxx/mymy/d/16829165I37HB45KEH027KC.html.
❷ 林颖. 第二届全国名中医吕绍光：在综合性医院走出一条"中医路"[EB/OL]. (2022-07-20) [2022-09-25]. https://mp.weixin.qq.com/s?__biz=MzIxMzQyMzg4OQ%3D%3D&mid=2247701826&idx=4&sn=171e4ce835287a39bd55c59d78b6b3c2&scene=45#wechat_redirect.

卿和玉竹组成。方中桑寄生为君；桑枝、忍冬藤、独活、当归和牛膝为臣；丹参、元胡、豨莶草、徐长卿和玉竹为佐使。根据说明书记载，实验结果表明其具有补肾活血、通经止痛的药理活性；西药治疗急性痛风性关节炎虽然有效，但严重的副作用限制了其使用，尤其对于中老年患者伴有潜在肾功能不全。鉴于现有技术的不足，该中药合剂具有毒副作用低的技术特点。

5.5.2.2　凌昌全

凌昌全是第二届全国名中医，为中国中西医结合学会副会长、上海市名中医，先后师从刘嘉湘、赵伟康、陈可冀等名医，深得其传。凌昌全长期从事恶性肿瘤的中医治疗。❶ 凌昌全抗痛风中药相关专利申请如下。

申请号 CN201910986102.8 的专利名称为用于降低尿酸、防治高尿酸血症或痛风的中药组合物及用途，该组合物由黄芪、苍术、川芎、红花、马齿苋和苦丁茶组成。方中黄芪为君；苍术、川芎为臣；红花、马齿苋为佐；苦丁茶为使。根据说明书记载，高尿酸血症的核心病机为气虚湿滞、痰浊内生、络脉不通。因此，临床益气化湿治其本，行气通络除其标为主要治法。其实验数据表明，该发明具有显著降低尿酸、治疗高尿酸血症和痛风的作用，且其所用原料价廉、制备简便、使用方便，具有无毒、可长期服用的特点。

5.5.2.3　孙树椿

孙树椿是首届全国名中医，于 1958 年进入北京中医学院（现为北京中医药大学）中医系学习，大学毕业后，得到了北京骨伤名医刘寿山的亲授真传，对"宫廷正骨"学派要义体会颇深。同时又博采大江南北诸家名医之长，积累自己多年临床经验，形成了"入其法而又出其法"的独特手法，真正体现了"机触于外、巧生于内、手随心转、法从手出"的正骨手法要旨。孙树椿为中国中医科学院首席研究员、主任医师、博士生导师，国家中医药管理局重点学科建设单位（骨伤科）学术带头人、重点专科建设单位（骨伤科）专科带头人，是第一批国家级非物质文化遗产"中医正骨"传承人。❷ 孙树椿抗痛风中药相关专利申请如下。

申请号 CN202111140578.3 的专利名称为一种治疗痛风的中药组合物及基于其的口服制剂，其口服制剂的原料药包括桂枝、赤芍、知母、黄柏、防风、秦艽、附片、萆薢、牛膝、党参、茯苓皮和甘草，以燥湿清热、止痛通络为治法治则。根据说明书记载，其动物实验表明中药组合物具有较强的镇痛排酸效果，能够显著降低尿酸以及抑制免疫炎症反应，减轻关节组织损伤，降低代谢综合征；与秋水仙碱相比，该发明组合物副作用小，不良反应少。该发明的有益效果还体现为其提供的口服制剂的制备方法易于实施。

5.5.2.4　陈卫川

陈卫川是首届全国名中医，为宁夏回族自治区中医医院主任医师，第五批国家级

---

❶ 殷子斐，郑国银，姚曼．凌昌全教授治疗恶性肿瘤的经验 [J]．中医药导报，2015（2）：17-21．
❷ 孙树椿名医传承工作室．个人简介 [EB/OL]．[2022-09-25]．http://www.qgzgcrssc.com/．

非物质文化遗产项目回族医药（陈氏回族医技十法）代表性传承人。陈卫川长期从事中医临床工作，采众家之长，临床用药平稳，善治多种疑难杂症，对脾胃病、肝胆病、肾病、血液病及妇科杂病积累了丰富的临床经验，主要学术思想和观点归纳总结为"十得八法"："养胃气，扶正气，保护津液""治外感，宜清宣，祛邪必尽""疗内伤，辨病所，注重调理"等，全方位阐述了治病防病的重要理念，为临床诊疗活动提供了理论依据；总结提升了包括刺法、拔法、挑法、吹法等在内的具体疗法。❶ 陈卫川抗痛风中药相关专利申请如下。

申请号 CN201610541203.0 的专利名称为一种治疗骨痹的中药酊剂配方及制备方法，其酊剂原料药包括草乌、栀子、独活、天南星、川乌、大黄、木瓜、羌活、路路通、花椒、苏木、蒲黄、赤芍、红花、曼陀罗子、铁棒槌、樟脑、血竭和冰片。根据说明书中记载，该配方与现有技术相比，其疗效显著、功效独特、使用方便，具有祛风散寒、蠲痹通络、活血消肿、提高免疫、扶正祛邪的功效，广泛适用于风寒湿痹、肢体疼痛，包括急性软组织损伤、肩周炎、颈椎病、骨关节炎、神经痛等病症。

5.5.2.5 范永升

范永升是首届全国名中医，1955 年，范永生入读浙江中医学院（现为浙江中医药大学），对其影响最大的是全国首届国医大师何任先生、《内经》大家徐荣斋先生和中医风湿病专家陈湘君先生等。❷ 范永生为浙江省中医药学会会长，中国中西医结合学会风湿病专委会名誉主任委员。长期从事中医医疗、教学、科研工作；擅长中医内科疾病的诊治，尤其对系统性红斑狼疮、类风湿关节炎等风湿免疫病有深入研究；善于传承创新，建立从"毒瘀虚"论治系统性红斑狼疮的理论及临床治疗方案。该方案成为行业临床路径，已在全国推广应用。❸

范永升在治疗痛风时始终贯穿清热利湿的治法，灵活运用苍术－黄柏、泽泻－车前草、滑石－甘草等药对。若痛风日久不愈，湿热酿毒化瘀，留着经络，痹阻不通，其注重清热解毒、凉血化瘀、通络除痹，常用土茯苓－山慈菇、赤芍－牡丹皮、威灵仙－豨莶草等药对。又恐苦寒或活血走窜之品攻伐胃气，佐以厚朴花、佛手一类理气和胃之品顾护胃气安和。❹ 范永升抗痛风中药相关专利申请如下。

申请号 CN201410226659.9 的专利名称为一种治疗急性痛风性关节炎的中药组合物，该组合物为巴布剂外用药物，原料药包括制川乌、细辛、冰片、山慈菇、青风藤

---

❶ 中医中药网. 当代名医陈卫川 [EB/OL]. [2022 – 09 – 25]. https：//www.zhzyw.com/zyxx/mymy/d/141016174963KIB3K49FHLLB.html.

❷ 郑希均. 擎起"浙派中医"的大旗 [EB/OL]. (2021 – 10 – 04) [2022 – 09 – 25]. https：//zj.zjol.com.cn/news.html? id = 1738227.

❸ 世界针灸学会联合会. 范永升教授作客"名老中医百家讲坛"再谈中医药治疗系统性红斑狼疮的临床研究 [EB/OL]. (2022 – 05 – 26) [2022 – 09 – 25]. https：//mp.weixin.qq.com/s?__biz = MjM5MjA2MzYOOQ = = &mid = 2650572065&idx = 2&sn = 5cddf4a4152277a76f2faf3d61f132f9&chksm = bea42cef89d3a5f927fe742da495dba8d9ac15ea804d3c08daef3736faf6d42a653849d155d1&scene = 27.

❹ 赵婷, 包洁, 王伟杰, 等. 范永升治疗痛风之药对运用经验撷菁 [J]. 中华中医药杂志, 2019 (7)：3084 – 3086.

和石膏。根据说明书记载，该发明对于痛风急性期引起的关节红肿疼痛有一定的缓解，对风湿痹痛类疾病引起的关节疼痛亦有一定的疗效；动物实验证明巴布剂浸膏对痛风急性期引起的关节疼痛、肿胀有一定的缓解；临床试验亦表明该药膏对急性痛风性关节炎有一定的局部镇痛效果，具有清热解毒、凉血活血、祛风止痛的功效。同时，基于巴布剂的化学特征，该发明对局部的干燥脱屑还有滋润止痒的效果，且巴布剂载药量大、疗效持久，这些特点正是中医药外治法治疗的特色所在。

申请号 CN201010236977.5 的专利名称为痛风性关节炎足浴散剂，该发明提供了一种痛风性关节炎足浴散剂，原料药包括制川乌、制草乌、北细辛、冰片、鸡血藤、生麻黄、忍冬藤、石膏和紫草。根据说明书记载，该发明的药物使用方便、安全、舒适、无毒副作用，对痛风性关节炎有较好的疗效，而且使用散剂，成本低廉，患者容易接受；动物实验证明该发明具有镇痛，改善局部毛细血管充血、水肿与渗出，缓解痛风急性发作的功效。其以足浴散剂温浴患处进行治疗，能通过皮肤吸收，使局部药物有效浓度显著高于血液浓度，从而发挥显著的疗效。

申请号 CN201010209598.7 的专利名称为祛浊通痹颗粒，该发明提供了一种治疗痛风的药物，原料药由土茯苓、薏苡仁、赤芍和忍冬藤制成。根据说明书记载，该药物可用于临床治疗急性痛风，其抗炎镇痛见效快、药效强、作用久；动物实验数据表明其疗效与西药秋水仙碱相当；临床上应用祛浊通痹颗粒治疗痛风，除了通过降低血尿酸水平来防止急性痛风性关节炎发作，还能通过抑制炎症因子合成及炎症介质释放来起到缓解关节疼痛的作用。该"祛浊通痹方"由浙江中医药大学申报中药新药，适应证为原发性痛风。

5.5.3 小　　结

国医大师和全国名中医是中医药临床工作者的杰出代表，具有丰富中医学术思想和临床经验，是中医药传承创新和发挥中医临床优势的重要力量。虽然国医大师和全国名中医的抗痛风中药专利授权量少，但是基于长期的临床实践，大部分也实现了院内制剂的产品转化，少数向中药新药转化。

在痛风的治疗上，国医大师和全国名中医既体现了中医药理论的"整体观念"，在使用祛湿泄浊、化瘀通络法针对"痛"症的同时，还配合补肾、益气、护胃等治疗手段，以提高人体正气，达到扶正祛邪的效果；又体现了"辨证论治"的中医诊疗特色，各位医家对痛风的病因、病机、治法、组方和用药均有着独到的见解。各位名家依据因人而异、因地制宜的灵活变通，通过辨病与辨证相结合，针对不同的痛风病证，体现了各自临床治疗的特点和优势。例如，对于顽固的、难治的痛风，采用虫类药来增强泄浊化瘀的作用；针对合并肾功能不全患者，改善肾脏代谢，抑制炎症因子合成及炎症介质释放，并降低了复发率。此外，各位名家依据异病同治的原则，在治疗痛风的同时，还治疗糖尿病、类风湿关节炎、肩周炎、神经痛等。综上，国医大师和全国名中医在痛风疾病治疗的具体环节、阶段改善症状，并在兼夹症、并发症、预防复发、避免毒副作用等方面均充分发挥了中医的临床优势。

5.6 痛风领域国内外重点申请人专利布局比较分析

在前期的检索中，笔者结合抗痛风领域重点申请人的申请量和授权率，发现国外的韩国生命工学研究院、韩国韩医学研究院和乌克兰药科大学排名较前。其中韩国生命工学研究院以广谱的抗炎药物的研发为主，乌克兰药科大学以促尿酸排泄的提取物的研发为主。本节对此不作过多讨论，仅选取韩国韩医学研究院作为本节的国外重点申请人分析，并选取研发方向相似性的广西中医药大学作为对比。

5.6.1 韩国韩医学研究院

韩国韩医学研究院设立于1994年，隶属于韩国政府卫生部，是由韩国政府设立的一所韩医研究所，于2011年正式加入世界卫生组织传统医学合作中心（中国有9家单位，韩国有3家单位）。[1] 韩国韩医学研究院包括研究战略部、中韩科学研究部、中药融合研究部、数字化临床研究部、中药数据部、韩医疗技术应用中心、中药资源研究中心等。其与中国、美国、日本、欧洲、乌兹别克斯坦、越南和菲律宾等国家和地区建立了密切联系。

韩国韩医学研究院与中国就各类高校、科研机构、医院、社会团体等机构人才与学术交流活动活跃。合作机构包括中国中医科学院、吉林省中医药科学院、浙江省中药研究所、中国科学院昆明植物研究所等。其有枫叶提取物治疗角膜类疾病、朝鲜淫羊藿提取物组合物治疗病毒性疾病、已去除色素的栀子提取物组合物治疗过敏性皮肤疾病等多项成果在中国积极寻求转化。由此可见，韩国韩医学研究院在眼科、皮肤科、内分泌与代谢科、骨科等疾病均有成果产出，研究涉足范围广。表5-6-1示出了韩国韩医学研究院抗痛风专利概况。

表5-6-1 韩国韩医学研究院抗痛风专利概况

公开（公告）号	申请日	授权公告日	摘　要
KR101115500B1	2009年6月25日	2012年2月27日	一种含有羌活和防风的组合物，用于预防皮炎、哮喘、牙周炎、鼻炎、肺炎和胃溃疡等炎性疾病
KR101642124B1	2014年12月23日	2016年7月22日	含有甘菊及桂皮的混合提取物作为有效成分的用于抑制痛风的组合物
KR101791034B1	2016年4月8日	2017年10月27日	一种含有葱白的提取物，用于预防和治疗高尿酸血症和与高尿酸血症相关的代谢紊乱（急性和慢性疼痛、痛风、痛风性关节炎、痛风性肾结石和痛风性肾病）的健康功能食品

---

[1] 南渊释. 韩医与中医心血管疾病研究现状的比较 [D]. 北京：北京中医药大学，2014.

续表

公开（公告）号	申请日	授权公告日	摘要
KR101881144B1	2016年10月4日	2018年7月23日	贯众——一种用于预防或改善高脂血症或与高脂血症相关的代谢紊乱，如痛风性关节炎和痛风性肾病的健康功能性食品
KR101863604B1	2016年4月8日	2018年6月4日	含有益智提取物的组合物以及益智提取物的用途
KR102002298B1	2017年9月22日	2019年7月23日	一种含有苍术和厚朴的药物组合物，用于预防、治疗或改善急性痛风性关节炎和尿酸结晶沉积引起的肾结石
KR102210646B1	2018年1月11日	2021年2月3日	一种以山茱萸提取物为有效成分的具有促进尿酸释放功能的保健食品组合物

由图5-6-1可知，韩国韩医学研究院在痛风领域的研发始于2009年，并申请了不少专利。韩医学研究院在布局专利时发现，韩国国内痛风患者的数量增长趋势明显；美国的痛风患病人数为300万~500万名，且非洲裔的患病可能性是白人的2倍；中国、日本等国家的痛风患病率也较高。因此，其有关专利的市场需求极大。其充分利用优先权制度来延长专利保护期，实际申请日与优先权日的间隔可能超过了360天。❶专利KR102174835B1为韩国韩医学研究院与韩国食品研究院共同申请。

韩国韩医学研究院近年来以组合物产品的开发为主，既可作药物用，也可作保健食品用。但多数提取物组合物以所提取的有效成分为活性物质，可单独使用，或搭配尿酸盐降低剂，一般选自黄嘌呤氧化酶抑制剂、促尿酸排泄剂、尿酸盐氧化酶、尿碱化剂等。据此推测，韩国韩医学研究院的抗痛风中药研发功效多基于西医理论，靶点明确。

在抗炎领域，韩国韩医学研究院最初主要提出了由羌活、防风两味药提取组成的组合物（KR101115500B1）。适用于各类炎症性疾病，包括皮肤肿胀、骨关节炎、痛风和胃炎等。

---

❶ 刘伟，程心旻，耿冬梅，等. 解读SCHWABE公司银杏叶制剂专利网 [J]. 中国中药杂志, 2014 (17): 3384-3388.

第5章 抗痛风中药专利技术发展趋势

```
2009年 ─── KR101115500B1
             羌活、防风

2014年 ─── KR101642124B1
   │         甘菊、桂皮          ┌ CN107106623A
优先权                            │ JP6423537B2
2015年 ─── KR2015013948W         │ US10098921B2
             甘菊、桂皮          └ EP3238732A4

2016年 ─── KR101791034B1
   │         葱白提取物
   │       KR101881144B1
   │         贯众提取物
优先权
   │       KR101863604B1
   │         益智提取物           ┌ CN108882744B
2017年 ─── KR201703808W          │ JP6762371B2
             益智提取物           └ US10709754B2

           KR102002298B1
           苍术、厚朴、陈皮、甘草和生姜提取物

2018年 ─── KR102210646B1
             山茱萸提取物
```

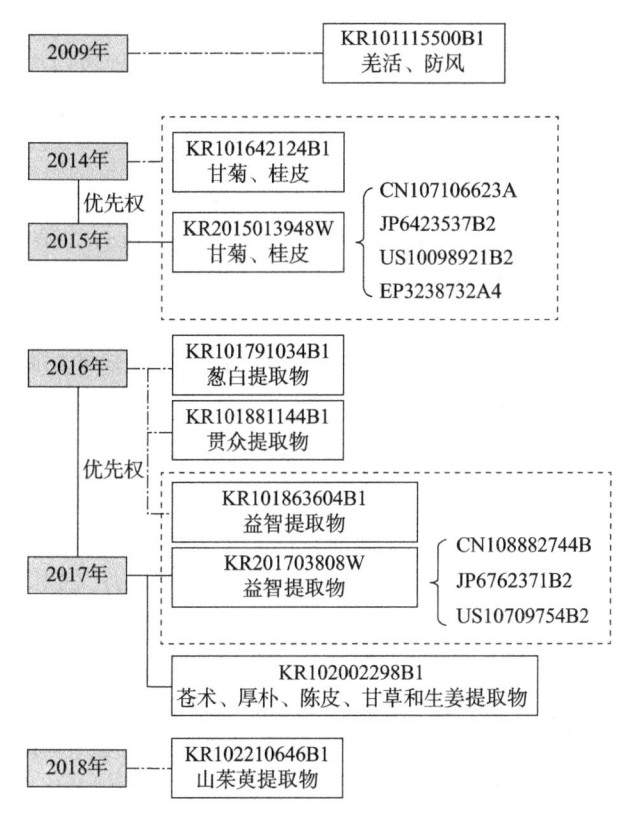

图 5-6-1　韩国韩医学研究院抗痛风专利布局分析

表 5-6-2　韩国韩医学研究院抗痛风专利功效及产品类型分布

公开（公告）号	功效	产品类型
KR101115500B1	抗炎	药物、保健食品、化妆品
KR101642124B1 KR2015013948W	降尿酸	药物、保健食品
KR101791034B1	降尿酸	药物、保健食品
KR101881144B1	降尿酸	药物、保健食品
KR101863604B1 KR201703808W	降尿酸、抗炎	药物、保健食品
KR102002298B1	降尿酸、抗炎	药物、保健食品
KR102210646B1	降尿酸	药物、保健食品

2014年开始，韩国韩医学研究院的团队开始专心研究痛风，聚焦于降尿酸领域。通过研究现有的痛风治疗方式发现，可利用天然物质来抑制痛风诱发酶——黄嘌呤氧化酶，以及以慢性或预防方式服用痛风药物属于技术空白点。因此，选用现有技术中具有免疫

作用的桂皮和具有抑制黄嘌呤氧化酶活性的甘菊提取物，两药物联用发挥协同效应，申请了公开号为 KR101642124B1 的专利。其在 2016~2018 年发现葱白提取物、贯众提取物和山茱萸提取物在防治高尿酸血症与相关代谢性疾病方面的作用（KR101791034B1、KR101881144B1 和 KR102210646B1）。

2016 年，韩国韩医学研究院发现益智中的益智酮 A 和 B 具有抗炎效果，可降低环氧化酶（COX-2）和氧化氮合成酶（iNOS）的表达等，益智的精油也具有抗利尿等作用，因此申请含有的益智提取物可用于降尿酸与抗炎（KR101863604B1）。2017 年，其申请一种由具有燥湿健脾、明目、祛风散寒作用的苍术，具有促消化、化痰咳喘作用的厚朴，具有理气宽中、行气消胀作用的陈皮，具有佐助活性药味发挥作用的甘草，具有补肾壮阳、活血化瘀作用的生姜共 5 味中药组成的药物，共同发挥降血尿酸、抑制炎症因子活性和消除肿胀的作用的专利（KR102002298B1）。

5.6.2 广西中医药大学

广西中医药大学于 1956 年建校，由国家中医药管理局与广西壮族自治区共建，入选国家中西部基础能力建设工程。近年来，广西中医药大学人才培养取得显著成效，学科建设获得稳步发展，科学研究收获丰硕成果，社会服务发挥明显优势。广西中医药大学拥有多件授权专利，多种国药准字号药品、院内制剂，以及有关成果转化产品，如持有复方扶芳藤合剂、龙血竭、芒果止咳片等拳头产品。表 5-6-3 示出了广西中医药大学抗痛风中药专利概况。

表 5-6-3 广西中医药大学抗痛风中药专利概况

公开（公告）号	申请日	授权公告日	摘要
CN103735697B	2013 年 12 月 31 日	2015 年 12 月 20 日	具有抗痛风作用的中药制剂，该中药制剂由猫须草、杜仲叶、黄柏、黄芪、秦皮、络石藤制成
CN103877438B	2014 年 3 月 13 日	2017 年 1 月 18 日	治疗痛风的中药制剂，原料由虎杖、广金钱草、蒲公英、白茅根、防己、葛根、石韦、薏苡仁、车前草、泽泻、土牛膝、白芍制成
CN104189125B	2014 年 9 月 12 日	2017 年 1 月 11 日	一种治疗痛风的外用瑶药组合物，由猫爪草、爬墙风、黑九牛、林寨亮、能秃咪、挨背咪制成
CN104587316B	2014 年 12 月 30 日	2018 年 5 月 8 日	一种抗痛风组合物，由土茯苓、连翘、黄柏、苍术、车前子、泽兰、肿节风、威灵仙、桃仁、延胡索、红花和牛膝制成

由表5-6-3可知，广西中医药大学在痛风领域的专利布局始于2013年，累计申请4件授权专利，未在海外进行相关布局。专利申请人均为广西中医药大学，共有4个发明人团队，包括通过中药组合物碱化尿液的降尿酸方式为主和以瑶药外用为主的布局方向。

由图5-6-2可知，广西中医药大学以碱化尿液促排泄、改善嘌呤代谢能力的降尿酸为手段，其首件痛风领域的专利（CN103735697B）以猫须草为君药。猫须草，味苦、性凉，盛产于热带和亚热带地区，具有利尿、抗菌、消炎、排石等作用，有"国际利尿化石药"的美誉。以杜仲、黄芪、黄柏为臣，杜仲助阳补肾，其叶利尿；黄芪扶正固本、益气补虚，增强免疫力；黄柏清热燥湿。以秦皮和络石藤为辅，秦皮清热燥湿、宣痹止痛；络石藤祛风通络、活血消肿。佐以药理学研究和临床试验，证明全方具有降血尿酸、利尿通便、抗炎止痛之功效。此外，还有由具有利水渗湿的虎杖、蒲公英、车前草、土牛膝、广金钱草、白茅根、防己、石韦、泽泻、薏苡仁，具有退热生津作用的葛根以及具有活血化瘀止痛的白芍组成的复方中药（CN103877438B），共奏清热解毒、活血化瘀、通络止痛之功效。

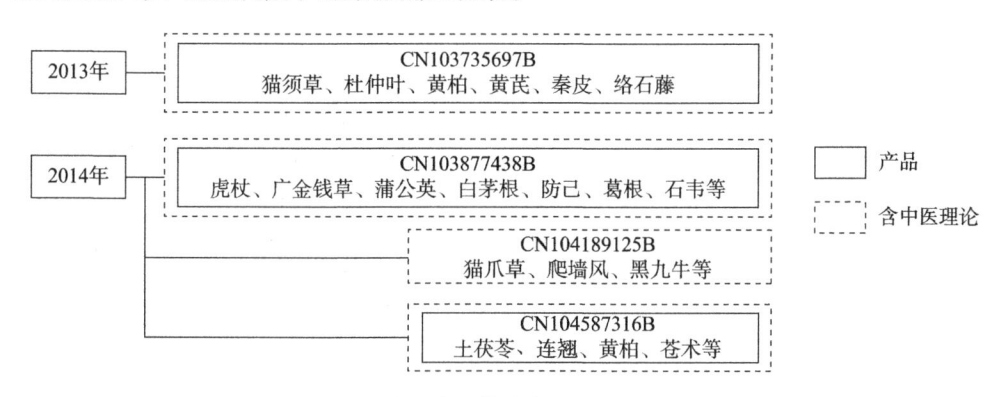

图5-6-2 广西中医药大学抗痛风专利布局分析

在抗炎止痛方面，瑶医取"风打盈亏"之意，认为痛风（又叫风闷）的病机为外邪（风、寒、湿）痹阻于肢体、经络，致气血运行失畅，日久内及脏腑，损伤肝肾，过盈须打以祛邪。因此，2014年，广西中医药大学选用猫抓草、爬墙风、黑九牛、林寨亮、能秃咪和挨背咪6味"打药"（CN104189125B），共奏解毒消肿、散瘀止痛及疏经活络之效。同年，广西中医药大学以现代化的角度选用土茯苓、连翘、黄柏、苍术、车前子、泽兰、肿节风、威灵仙、桃仁、延胡索、红花和牛膝组成具有抗炎止痛功效的复方威茯颗粒（CN104587316B），并于2022年转让给安徽微尺度健康科技有限公司。

5.6.3 小 结

国内外主要申请人的抗痛风中药专利各有特点，首先，专利布局不同：①专利产品的应用领域：广西中医药大学在申请保护的技术主题时，产品仅单以药品或保健食品提出；而韩国韩医学研究院的应用更为广泛，常以药品、保健食品以及日常用品

（如化妆品）一并提出，适用人群也更为普遍，健康人群与亚健康人群均可适用。②产品的消费领域：广西中医药大学未见国外同族专利的布局；而韩国韩医学研究院在布局专利时，尤其注意国际市场的布局，将消费市场与优先权制度充分结合起来利用。

其次，韩国韩医学研究院以西医理论为基础，聚焦于提取物组合物的研发，天然药物的提取与化药的有效成分制剂的联合使用；广西中医药大学以中医理论为基础，辅之西医理论的验证，产品常聚焦于单纯的中药组合物或天然药物的活性成分。

最后，韩国韩医学研究院的研究更侧重将重点放在痛风的上位领域，如炎症的对抗上，非真正意义上的对症治疗。韩国韩医学研究院对痛风治疗技术的开发主要在降尿酸和抗炎环节，其中，降尿酸以抑制黄嘌呤氧化酶为主。广西中医药大学在面对痛风的治疗时，采用唤醒机体自身的免疫调节，其技术开发也多以新型的碱化尿液的方式。

5.7 痛风领域典型中药新药品种专利布局分析

5.7.1 虎贞清风胶囊

虎贞清风胶囊（原名虎贞痛风胶囊）由暨南大学生命科学学院的研发团队在临床经验方的基础上，运用现代中药的研究方法，历时多年研制出的现代中药复方制剂。由虎杖、车前草、女贞子和蜂房配伍而成，共同发挥清热利尿、滋补肝肾、降尿酸、降血脂和抗炎止痛的作用，适用于轻中度急性痛风性关节炎（湿热蕴结证）的治疗。

虎贞清风胶囊的上市之路始于2006年，团队自行完成临床前研究后，与一力制药合力完成药物的临床研究，在2008年至2015年12月陆续展开多项Ⅱ、Ⅲ期临床试验，并纳入了被西医诊断为急性痛风性关节炎、中医辨证为湿热蕴结证的痛风患者，采用多中心、随机、双盲、安慰剂平行对照的试验设计方法，以关节疼痛VAS评分指标的变化为衡量疗效的主要指标，确定虎贞清风胶囊在缓解关节不适，兼治口渴和烦闷不安等临床症状有疗效，疗效优于已有中成药；仅个别试验者出现轻微腹泻和心功能异常的不良反应，安全性优于已有化学药。经了解，虎贞清风胶囊项目从2008年始受到国家、广东省政府和广州市政府对重大新药创制项目、生物产业科技重大专项、科技型中小企业技术创新基金、产学研创新平台等多类型资助，保障了研究所需资金。此外，在广东省肇庆市市场监管局的助推下，一力制药与中国中医科学院、中山大学、暨南大学、广东药科大学等高校和科研机构建立了产学研合作，成立了新药研究、仿制药研究和药品二次开发等一系列创新研发项目。最终于2021年12月获国家药品监督管理局批准为1.1类创新中药成功上市，上市许可持有人为一力制药。

虎贞清风胶囊从2006年开始累计申请10件专利，6件获得授权。暨南生物是主要申请人，其是暨南大学与广州市科技局在2002年共同成立的生物医药"研发＋孵化"一体化机构。该药品专利均布局于国内，尚未向别国提出申请。虎贞清风胶囊的药品注册与专利布局分析如图5-7-1所示。对虎贞清风胶囊的技术主题进行细分发现，2

件专利涉及制备方法、3 件专利涉及剂型、1 件专利涉及检测方法和 3 件专利涉及适应证。其专利转让以合作为主，尚未发现企业间的竞争较量。例如专利 CN103134890B 转让给广东天键医药股份有限公司（以下简称"天键医药"）；专利 CN104825554B 转让给众生健康（广东）科技有限公司（以下简称"众生健康"）。成立于 2015 年的广东大鹏医药科技有限公司（以下简称"大鹏医药"）是暨南生物主要的合作伙伴，致力于虎贞清风胶囊的新剂型、新适应证的开发。

```
药品上市                  专利布局

CXZL0500596
2006年注册           ┌─2006年─→ CN1931245B                                              ┐
                    │          组合物：虎杖、车前草、女贞子、蜂房                          │ 申请人：
CXZS2000006         │                                                                    │ 暨南大学
2008年获得临床批件   │                                                                    ┘
                    │                                    CN103134890B
                    ├─2013年─→                          转让：天键医药                   ┐
2008~2014年         │                                    方法：高效液相色谱法             │
完成Ⅱ期临床试验     │                                                                    │
                    │          CN104800298B              CN104644768A                    │
2015年6月~12月      ├─2015年─→ 转让：大鹏医药           转让：大鹏医药                   │
完成Ⅲ期临床试验     │          剂型：颗粒剂              功效：肾脏疾病                   │ 申请人：
                    │                                                                    │ 暨南生物
                    │          CN104825554B              CN104644769A                    │
                    │          转让：众生健康           功效：前列腺炎                    │
                    │          剂型：喷雾剂                                               │
                    │                                    CN104644770A                    │
                    │                                    转让：大鹏医药                   │
                    │                                    功效：代谢类疾病                 ┘
                    │          CN108371676B
                    ├─2018年─→ 转让：大鹏医药
                    │          制备方法：超微粉
                    │
                    │          CN108524612B
                    │          转让：大鹏医药
                    │          制备方法：纳米颗粒剂
                    │
2020年11月~          │          CN111419945A                                             ┐ 申请人：
2021年12月          └─2020年─→ 增加：拐枣、洋金花、                                     │ 大鹏医药
完成审批，                      前胡、银杏叶、寻骨风等                                    ┘
批准生产
```

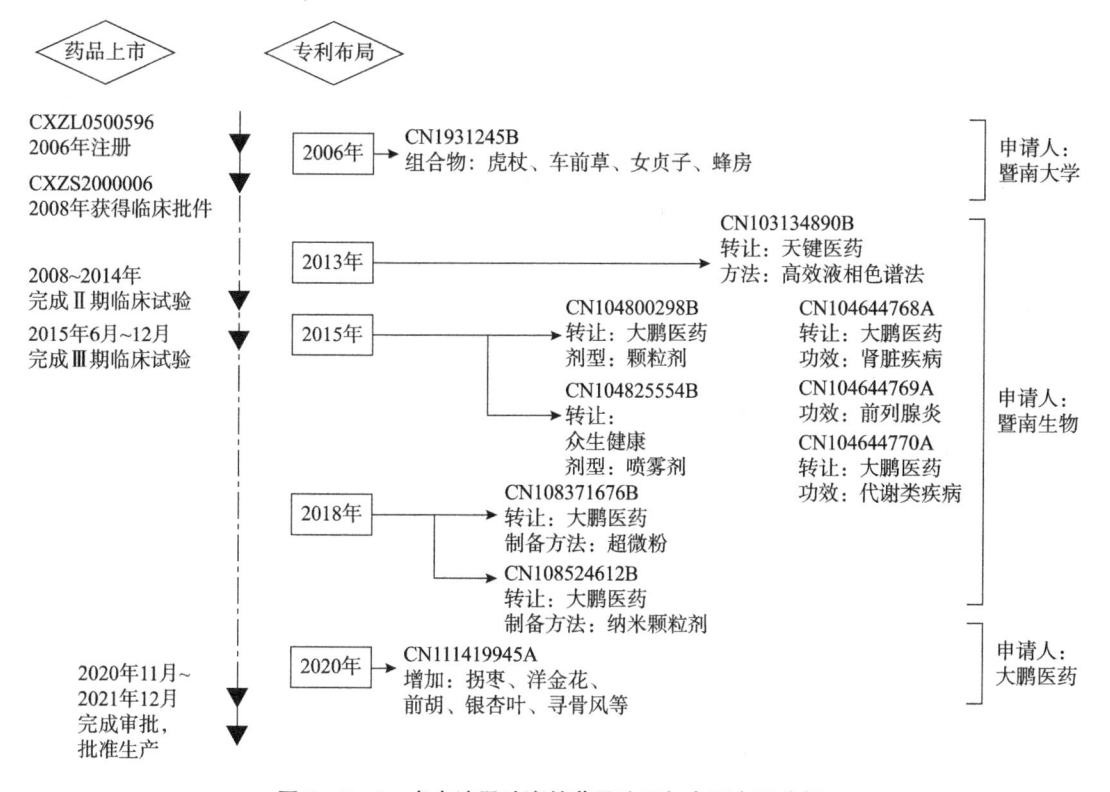

图 5-7-1 虎贞清风胶囊的药品注册与专利布局分析

在复方产品方面，2006 年，暨南大学申请了治疗痛风性关节炎的组合物专利（CN1931245B），即虎贞清风胶囊的核心组方。该中药组合物以虎杖苦寒降泄祛瘀为君，车前草甘寒利湿为臣，女贞子甘苦凉滋补肝肾，以及蜂房甘平祛风止痛，缓和药性，为佐使。共奏清热利湿、化瘀利浊、滋补肝肾之功效。同时有降血脂、降血糖、增强免疫力的功效。组方通过水或有机溶剂加工提取的方法，可制成供内服外用及注射的常规剂型。2020 年，大鹏医药对核心药方再次进行改进，新增拐枣、洋金花、前胡、银杏叶和寻骨风等药味，拐枣有醒酒、降血压、治风湿之功效，辅助虎杖发挥药效；洋金花含有莨菪烷型生物碱，有麻醉镇痛、平喘止咳之功效；前胡有祛痰、解痉镇静的作用，与洋金花协同抑制风湿痛；银杏叶和寻骨风均具有通络止痛之功效。总体而言，全方在加强镇痛效果的同时，以片剂的制剂形式，更好提高患者依从性、物料流动性和疗效稳定性。

在检测方法方面，2013年，暨南生物提交了1件名为"一种虎贞清风胶囊的检测方法"的专利（CN103134890B），该发明所要解决的技术问题在于，之前的技术无法在同一色谱条件下同时测定虎杖中的虎杖苷与白藜芦醇苷、车前草中的大车前苷以及女贞子中的特女贞苷四种成分的含量，操作烦琐、检测成本高等问题。为解决上述问题，该发明使用高效液相色谱法，通过优化色谱条件和供试品的制备制定的检测方法，具有检测方法专属性、灵敏度高、分离度好和准确性、重现性、稳定性符合要求等优势。

在功效方面，2015年，暨南生物发现，肾脏疾病、前列腺炎和代谢疾病（高血压病、高脂血症、高血糖症）与痛风有相似的病因病机，以补益肝肾、清热利湿、化瘀利浊为治法治则，同一时间提交了公开号分别为CN104644768A、CN104644769A、CN104644770A的3件专利申请，即在发明的核心组方相同的保护范围内，通过改进和润饰不同的配比组合，拓宽了其适应证。

在剂型方面，暨南生物为克服传统方法之中药资源浪费、药效低等问题，研发了利用药渣发酵制备颗粒剂的方法，以提高资源利用率（CN104800298B）。同年，为使患者依从性更高、药物直达病处、减少不良反应和毒副作用，将组合物制备成喷雾剂（CN104825554B），以便推广与应用。

在制备方法方面，暨南生物于2018年申请1件名为"一种虎贞痛风超微粉的制备方法"的专利（CN108371676B）。针对药物有效成分低、疗效不明显的问题，暨南生物通过中药超微粉碎技术破碎药材的细胞壁，来提高细胞的破比率、比表面积，提供有效成分溶出度，从而使药品的口感、气味和质量得到改善。同年，针对上述问题，暨南生物进一步提交了1件名为"一种虎贞痛风纳米颗粒剂的制备"专利（CN108524612B）。虎贞清风胶囊的布局呈现出典型的"核心专利+外围小专利"的障碍式布局特点，即围绕一个核心组方申请专利后，申请人将与之关联的技术全部申请专利，以充分享有该专利的全部利益。虎贞清风胶囊的专利，较康缘药业的芪桂痛风片的布局相反，从技术纵深方向布局外围小专利，制备方法、剂型、检测方法和功效均有涉及。

暨南生物在纵深布局的时间轴与药品上市布局时间轴分阶段同步进行。其在临床前研究至Ⅱ期临床试验阶段，注重药品质量的改进；而到了Ⅲ期临床试验时，试验的人群范围更大，发现其在肾脏类、代谢类、前列腺炎疾病方面疗效更好并补充人体临床试验数据对比加以布局；再者，为提高药物使用的便捷性，其申请了新剂型颗粒剂、喷雾剂、超微粉和纳米颗粒剂的制备方法。从处方开发到在新药预备上市，虎贞清风胶囊的首件核心组方期限将至，在单纯片剂创新不具备授权前景的情况下，对组方加以改进，既增强药效，又有力地延长了药品的生命周期。

虎贞清风胶囊的成功，离不开政府的指导和帮助，更离不开企业和临床试验单位的鼎力协助。由此可知，新药从申请到上市，要充分调动各类资源，打通各产业链环节，实现产、学、研合作。更要加强技术、资源、人才等的融合，研发高质量中药专利，推动中药新药创新发展。

5.7.2 青鹏软膏

青鹏软膏（藏文名：秀巴恰琼恩保）为藏药的经典方。该药成方于 16 世纪，最初记载于《藏医医诀补遗》，距今已有 500 多年的临床用药经验。处方收载于《中华人民共和国卫生部药品标准》1995 年版藏药第一册，由棘豆、亚大黄、宽筋藤、铁棒锤、安息香、麝香、诃子、毛诃子和余甘子这 9 味传统藏药材组成。❶ 棘豆有清热解毒、消肿止痛之功效，为君；亚大黄、宽筋藤有清热、祛风、祛湿之功效，为臣药，辅助棘豆清热利湿、消肿；铁棒锤、安息香和麝香有佐以君臣清湿、清热、祛风与干黄水之功效；诃子、毛诃子和余甘子既增强君臣药力，又有调和药性之功效。诸药合用，共奏活血化瘀、消肿止痛之功，符合中医治疗风湿、类风湿关节炎，骨关节炎，痛风等引起的关节、肌肉肿痛以及皮肤瘙痒、湿疹等皮肤病理论。经临床与药理学证实，该药具有调节炎症介质、保护关节软骨、激活类阿片机制等多重重要作用。❷

青鹏软膏非独家品种，其生产厂家主要由奇正藏药、金诃藏药和青海省通天河藏药制药有限责任公司（以下简称"通天河藏药"）生产。多数生产标准由奇正藏药提出。

由图 5-7-2 所示的青鹏软膏专利布局分析可知，众药品生产企业对青鹏软膏这一经典方的开发始于 2003 年，累计申请 19 件专利，其中授权 18 件，1 件被驳回，均布局于国内，尚未发现海外同族专利。专利的申请企业与生产企业紧密相关，奇正藏药依然是青鹏软膏相关专利开发的重要主体，授权率高，拥有专利权 16 件。2003～2018 年，对其技术主题进行细分，发现共有 2 件涉及复方产品，3 件涉及制备方法，11 件涉及剂型，3 件涉及检测方法。可见，剂型的开发是青鹏软膏的主要技术点，新用途专利未有布局。

在制备方法方面，奇正藏药以工艺稳定、零添加化学合成稳定剂与药效提高为主线进行了改进。2003 年，采用现代多功能罐提取和三效浓缩技术（CN100502833C）；2007 年，采用现代先进的醇提工艺（CN101181372B）；2009 年，通过改进制备步骤（CN101491600A），通过"部分浓缩-部分粉碎-混合乳化-加入麝香"的步骤，得青鹏膏剂。基于上述改进，提高了软膏剂的生药成分，使产品更易吸收和产业化。

在复方产品方面，奇正藏药 2011 年在原基本方的基础上，通过增加辅料——丹和油（CN102038765B），解决了原辅料来源、制备工艺不稳定，药物渗透性差，生物利用率低，存放、携带不便等技术难题。2018 年，通天河藏药申请了公开号为 CN108553522A 的专利申请，尽管限定了诃子去核以及有关药物颜色、颗粒粒度和改进制备技术这一系列区别技术特征，但因其技术方案完全落入奇正藏药的保护范围内，专利审查员指出基于对比文件 CN101491600A，其区别技术特征对本领域技术人员是显而易见的，不具备创造性，且通天河藏药未在规定期限内答复，该专利被视为撤回。

---

❶ 周晓妍，汪元元，孙娜，等. 青鹏软膏治疗类风湿关节炎湿热痹阻证疗效观察 [J]. 临床医药文献电子杂志，2017（11）：2137.

❷ 谢靖萍，潘锐焕，詹杰，等. 青鹏软膏药理作用及临床应用的研究进展 [J]. 中医药导报，2020（9）：164-167.

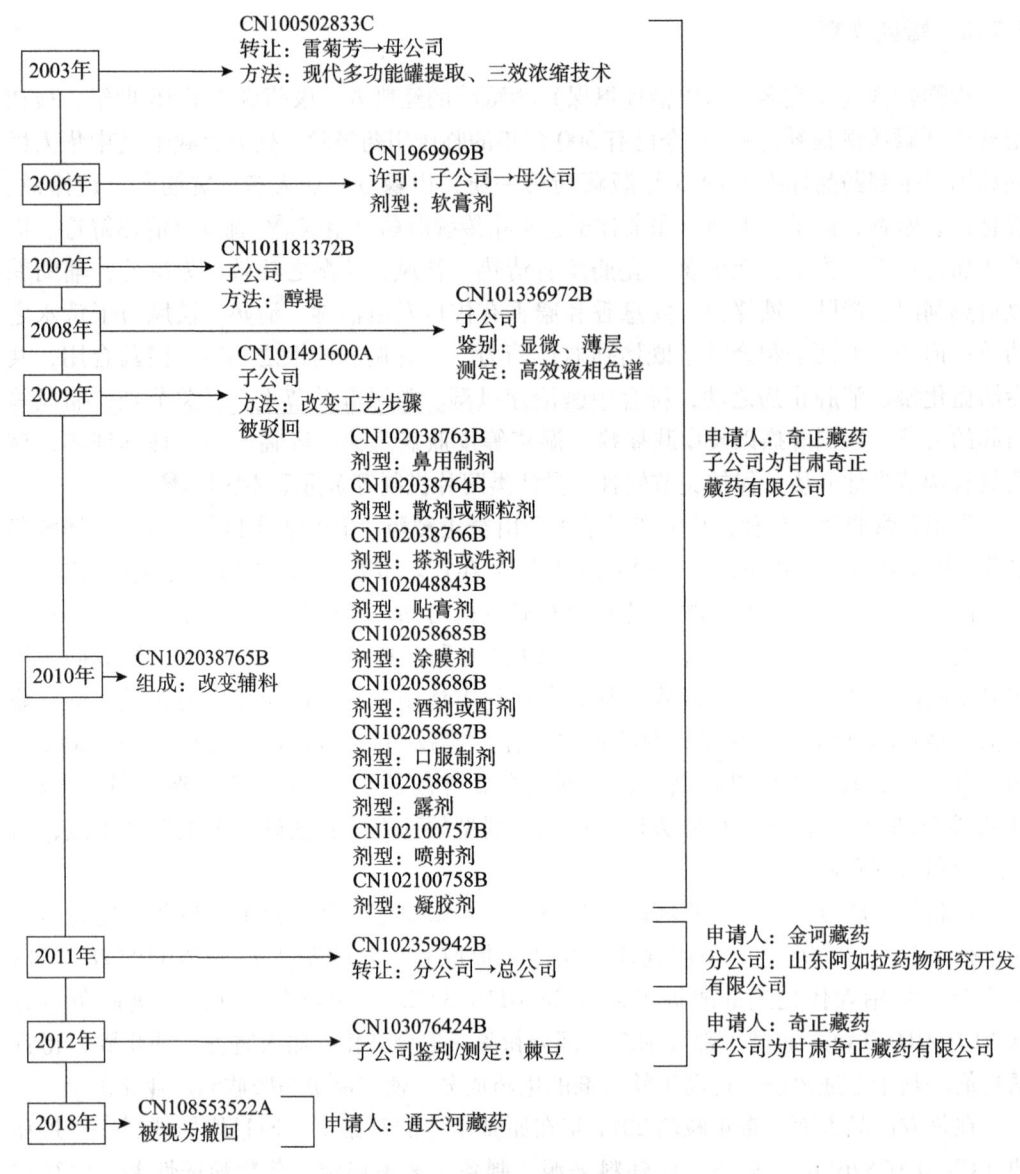

图 5-7-2 青鹏软膏专利布局分析

2003年
CN100502833C
转让：雷菊芳→母公司
方法：现代多功能罐提取、三效浓缩技术

2006年
CN1969969B
许可：子公司→母公司
剂型：软膏剂

2007年
CN101181372B
子公司
方法：醇提

2008年
CN101336972B
子公司
鉴别：显微、薄层
测定：高效液相色谱

2009年
CN101491600A
子公司
方法：改变工艺步骤
被驳回

2010年
CN102038765B
组成：改变辅料

CN102038763B 剂型：鼻用制剂
CN102038764B 剂型：散剂或颗粒剂
CN102038766B 剂型：搽剂或洗剂
CN102048843B 剂型：贴膏剂
CN102058685B 剂型：涂膜剂
CN102058686B 剂型：酒剂或酊剂
CN102058687B 剂型：口服制剂
CN102058688B 剂型：露剂
CN102100757B 剂型：喷射剂
CN102100758B 剂型：凝胶剂

申请人：奇正藏药
子公司为甘肃奇正藏药有限公司

2011年
CN102359942B
转让：分公司→总公司

申请人：金诃藏药
分公司：山东阿如拉药物研究开发有限公司

2012年
CN103076424B
子公司鉴别/测定：棘豆

申请人：奇正藏药
子公司为甘肃奇正藏药有限公司

2018年
CN108553522A
被视为撤回
申请人：通天河藏药

在剂型方面，奇正藏药首次布局在2006年，但大部分专利均于2010年提出。通过技术改革，采用添加不同的辅料成分与之配套的制备工艺（见表5-7-1）相结合的技术手段，完成了"内服+外用"制剂类型的专利布局，包括鼻用制剂、散剂或颗粒剂、搽剂或洗剂、贴膏剂、涂膜剂、酒剂或酊剂、口服制剂、露剂、喷射剂、凝胶剂，相关专利均已获得授权。

第5章 抗痛风中药专利技术发展趋势

表5-7-1 青鹏软膏不同剂型的辅料组成

公开（公告）号	剂型	辅料
CN102038763B	鼻用制剂	潜溶剂、缓冲剂、pH调节剂、稳定剂、等渗调节剂、抑菌剂
CN102038764B	散剂或颗粒剂（药浴）	抑菌剂
CN102038766B	搽剂或洗剂	乙醇、甘油、液体石蜡、氮酮、蒸馏水
CN102048843B	贴膏剂	黏合剂
CN102058685B	涂膜剂	成膜剂、增塑剂、透皮吸收剂
CN102058686B	酒剂或酊剂	食用白酒或乙醇、吸附剂
CN102058687B	口服制剂	常规辅料
CN102058688B	露剂	无
CN102100757B	喷射剂	喷射剂、赋形剂、乳化剂、增溶剂、保湿剂、防腐剂
CN102100758B	凝胶剂	凝胶骨架材料、透皮促进剂、pH调节剂、保湿剂、稳定剂、抑菌剂、表面活性剂

在检测方法方面，对青鹏软膏的改进呈现出从药物整体质量标准到单个组分质量标准的攻克，从定性到定量的递进。奇正藏药在2008年提出了青鹏软膏的质量标准组合物，同时建立了铁棒锤中乌头碱的限量检测，大大提高了药品质量的稳定，更利于工业化生产的检测（CN102359942B）。2011年，金诃藏药提高了质量标准，新增薄层色谱法鉴别亚大黄、安息香、没食子酸，以及亚大黄的蒽醌类含量测定项。金诃藏药此举在一定程度上对奇正藏药构成威胁，奇正藏药于2012年抓紧布局以棘豆药材的薄层色谱法。以上改进路线，都使得其测定方式的专属性更强。

青鹏软膏是制药企业基于经典名方的二次开发，是从有到优的过程。其专利新颖性和创造性，因组方与功能主治均已固定而先天不足。奇正藏药从两个方面进行"提质升效"的专利布局，一方面保障药品质量稳定可控，如药材资源可得、利用高效，质量标准提升，制备工艺优化；另一方面将药物的临床价值与市场价值相结合，在核心方的基础上，加入一定成分配比的辅料，注重色香味的改善，提高使用便捷度，适用人群更为广泛。

奇正藏药和金诃藏药为藏药市场发展的领头羊。奇正藏药对于青鹏软膏的专利布局与其经营战略相匹配，显得更有针对性和策略性。在专利端，奇正藏药提交的多份剂型专利，在避免各专利间相互影响的同时，尽力阻止其他药企对青鹏软膏剂型进行后续的开发。在市场端，奇正藏药通过建立优质的痛风慢病管理社群，线上线下"医+药+患"一体化的联动方案精准营销，活化青鹏软膏市场。长期的市场积累使得消费者更认准"奇正"品牌，成功打造其成为外用治疗痛风的首选，并纳入痛风诊疗方案，在医院学术和零售市场的品牌优势进一步加强，巩固了产品在专业领域的学术地位。金诃藏药对于青鹏软膏的布局相对单薄，双方可理性通过专利许可/转让等多种方式，强强联合，使得藏药产业在维护人民健康上发挥更大的作用。

5.7.3 芪桂痛风片

芪桂痛风片属于康缘药业独家研发的品种，该品种于 2016 年 4 月获得临床批件，临床试验的适应证为慢性期痛风。芪桂痛风片立意取自《金匮要略》的黄芪建中汤。[1] 黄芪建中汤由黄芪、桂枝、饴糖、芍药、生姜、大枣和甘草这 7 味中药组成，共同发挥健脾益气、温中补虚和缓急止痛的功效，主治脾胃虚寒、肝脾失调和阴阳不和等证候。[2] 新药取黄芪、桂枝两味，依据临床证候特点与经验，在已有专利的基础上，最终化裁成由黄芪、桂枝、五加皮、刘寄奴、浙贝母、秦皮、海风藤和野菊花共 8 味中药配伍的方剂，共奏扶正祛邪、通络止痛的功效，用于慢性痛风性关节炎，症见脏腑气弱、痰瘀阻滞、经络不通导致的轻、中度疼痛。[3] 而在分子相似性比较与药理作用显示中，芪桂痛风片内含较多的黄酮类化合物和甾体类生物碱等主效活性成分群，与发病机制中的嘌呤代谢、炎症和免疫调节相关靶标群发生作用，体现了多成分、多靶点协同发挥药效的特点。[4]

康缘药业围绕芪桂痛风片共布局 7 件专利，如表 5-7-2 所示。其中 6 件专利已获授权。1 件技术主题涉及制备方法和检测方法，其他技术主题均以组合物为主。4 件专利受让自江苏中康药物科技有限公司（以下简称"中康公司"）。发明人团队由萧伟、丁岗等人组成。从芪桂痛风片发明的申请/持有情况来看，公司主要聚焦于芪桂痛风片组合物的技术主题保护，且主要与中康公司展开研发合作。康缘药业与中康公司合作申请专利 1 件，自中康公司受让专利 4 件，均已获得授权。中康公司系南京中医药大学与康缘药业于 2001 年合作创建，主营业务包括中药新药开发，指纹图谱研究，药理毒理研究，技术转让，培训，咨询，服务等。中康公司共申请专利 36 件，其中授权 11 件。研究领域包括呼吸系统疾病、内分泌系统疾病、肿瘤疾病和皮肤疾病的中药开发、相关中药（异长春花苷内酰胺、植物生物碱、莲子心有效部位）的提取制备方法和质量检测方法等。康缘药业按市场化的运作方式，与南京中医药大学协同创新，不断优化配伍组合，产出了一系列抗痛风中药组合物专利。总体来说，康缘药业近些年针对芪桂痛风片的专利持久性与持续性较好。从中药材到中药组分的研究，研发从未间断，研发力度逐步深化。但该药品尚未展开海外专利布局。

---

[1] 邓奕，张红，曹亮，等. 芪桂痛风片对痛风性关节炎动物模型的镇痛研究 [J]. 现代药物与临床，2014 (6)：589-593.

[2] 赵雨坤，罗丹，郑光，等. 基于文本挖掘技术探索黄芪建中汤的应用规律 [J]. 中国中医基础医学杂志，2015 (10)：1305-1306，1319.

[3] 张小强，李英，吴云，等. 芪桂痛风片的质量标准研究 [J]. 中国新药杂志，2017 (2)：169-173.

[4] 柯志鹏，张新庄，丁玥，等. 利用网络药理学方法研究芪桂痛风片的药效物质基础与分子作用机制 [J]. 中国中药杂志，2015 (14)：2837-2842.

表 5-7-2 芪桂痛风片专利布局概况

公开（公告）号	申请日	授权公告日	专利状态	摘要
CN101732386B	2008年11月4日	2012年3月21日	合作申请，转让	一种治疗痛风的药物组合物，由刘寄奴、秦皮、野菊花、海风藤、黄芩、泽兰、黄芪组成
CN101829265B	2009年3月11日	2010年9月15日	转让	治疗关节炎及痛风的药物组合物、制备方法及制剂与用途，由刘寄奴、秦皮、浙贝母、野菊花、三七、汉桃叶、黄芪、苦参、半枫荷、海风藤、安络小皮伞菌组成
CN101829264B	2009年3月11日	2010年9月15日	转让	一种治疗高尿酸血症及与之相关疾病的药物组合物，由刘寄奴、秦皮、浙贝母、野菊花、黄芪、桂枝、海风藤、泽兰、黄芩组成
CN101953984B	2009年7月17日	2015年1月14日	转让	一种治疗痛风性关节炎的药物组合物，由刘寄奴、秦皮、浙贝母、野菊花、海风藤、五加皮、汉桃叶、桑葚、红花、黄芪、南沙参、三七、桂枝组成
CN103893512B	2012年12月25日	2014年7月2日	转让	一种治疗痛风性关节炎的中药组合物，由黄芪、五加皮、刘寄奴、浙贝母、秦皮、野菊花、海风藤、桂枝组成
CN107753724A	2016年8月17日	实质审查	—	一种治疗痛风性关节炎的片剂的制备方法，由桂枝、海风藤、野菊花、黄芪、五加皮、浙贝母、刘寄奴、秦皮组成

续表

公开（公告）号	申请日	授权公告日	专利状态	摘要
CN106421316B	2016年8月24日	2019年9月17日	—	一种治疗急性痛风关节炎的中药组合物，由黄芪、桂枝、玫瑰花、浙贝母、五加皮、海风藤、淫羊藿、茯苓组成

通过对康缘药业芪桂痛风片的相关专利进行统计分析，试图从其专利技术研发历程、专利布局情况来推导中药组合物专利布局的未来趋势，其专利布局情况如图5-7-3所示。

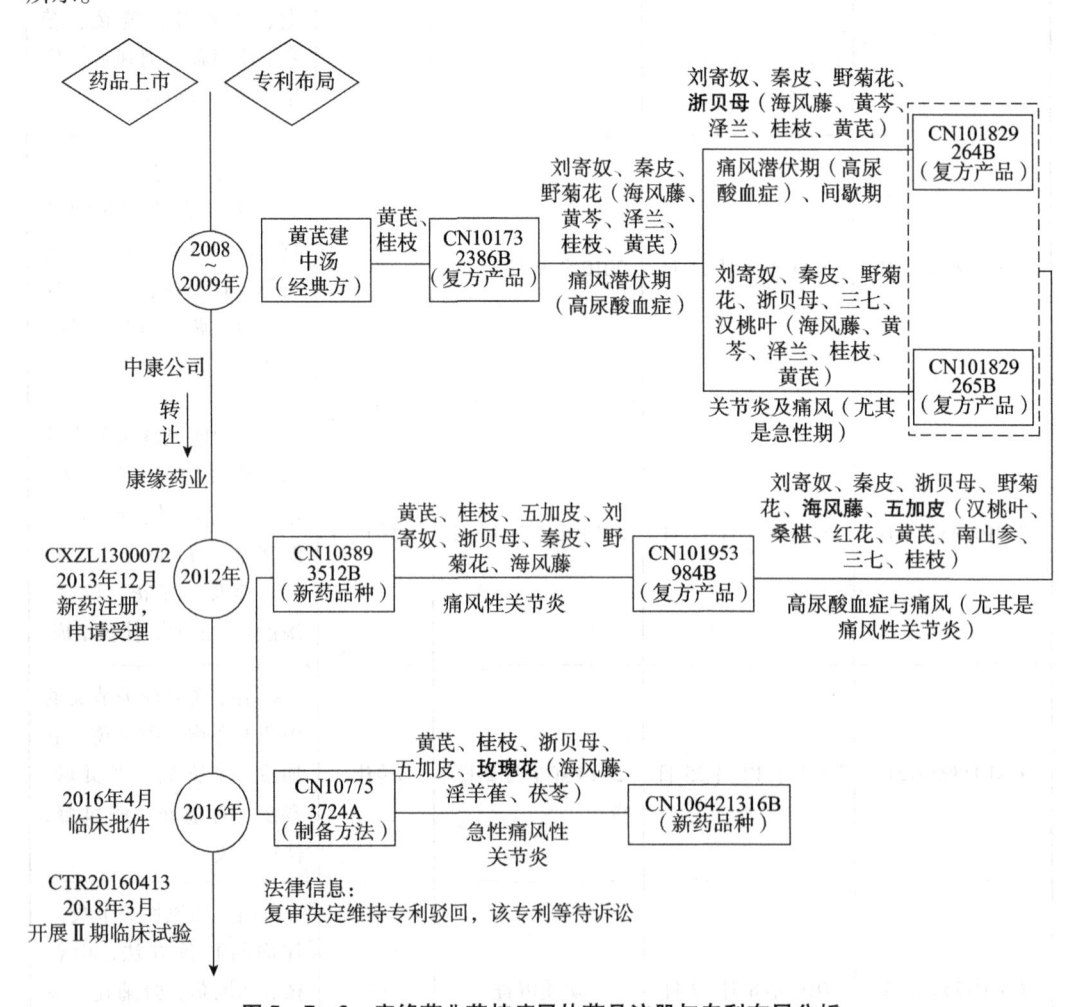

图5-7-3 康缘药业芪桂痛风片药品注册与专利布局分析

注：图中根据权利要求，其保护范围呈递进式；圆括号外的中药为基础组合物；圆括号内的中药为可选用中药；字体加粗的中药为递增中药。

芪桂痛风片专利的研发基础始于 2008 年（CN10732386B），以刘寄奴、秦皮和野菊花三味药为基础方，可随症选用海风藤、黄芩、泽兰和桂枝。刘寄奴有活血化瘀、通经止痛之功效；秦皮有祛风湿、通经络止痛之功效；野菊花则性微寒、善解毒，有佐以秦皮清热解毒之功效。三药合用高效低毒，能有效降低血尿酸浓度，适用于痛风潜伏期。随后康缘药业通过增加中药、改变药量，以拓宽适应证的方式布局专利。

2009 年，因浙贝母有消痰散结之功效，三七有化瘀止血、活血定痛之功效，汉桃叶有祛湿消肿之功效，康缘药业同时申请了 2 件专利并获得授权，其一是在基础专利上又加入浙贝母（CN101829264B），适用于高尿酸血症或者尿酸性肾病或者痛风急性期；其二是在基础专利上加入浙贝母、三七、汉桃叶（CN101929265B），以镇痛抗炎，降低血尿酸浓度，适用于风湿性、类风湿性、骨性关节炎和痛风急性期。同年，因海风藤同秦皮共奏祛风湿、通经络止痛之功效，五加皮有补肝肾、祛风湿强筋骨之功效，形成了以刘寄奴、秦皮、浙贝母、野菊花、海风藤和五加皮为基础方的专利（CN101953984B），适用于高尿酸血症与痛风性关节炎。

2012 年，其在深入研究黄芪、五加皮、桂枝、刘寄奴、秦皮、浙贝母、野菊花和海风藤的配伍组合（CN101953984B）后，发现降低药量可以增强药效，取得了意料不到的效果，适用于痛风性关节炎。进而申请芪桂痛风片的核心组方专利（CN103893512B）。根据说明书记载，黄芪益气行血，为君药；桂枝温经通脉，同五加皮共为臣药，可助君药补虚扶阳，祛风寒湿邪以通络止痛，三药均能消除水饮，合用利水消痰；佐以刘寄奴、浙贝母、海风藤、秦皮，共奏活血、化痰、祛风湿和通经络止痛之功效；野菊花为佐使，既佐助秦皮、浙贝母清热解毒之功，又调和诸药的温燥之性。❶ 2013 年 12 月，芪桂痛风片的新药注册申请被国家药品监督管理局药品评审中心受理。

基于上述组合物，康缘药业于 2016 年提交了 1 件制备方法和检测方法的专利（CN107753724A），该专利以药效筛选工艺为基础，使用常规提取设备，更好地保留有效成分和药效。且提供了黄芪、桂枝、浙贝母、秦皮、五加皮的薄层鉴别，解决了桂枝、五加皮缺乏专属性薄层鉴别的缺陷。增加了黄芪甲苷的高效液相色谱含量测定，有效提高了产品质量。

康缘药业后续进一步改进配方，保护以黄芪、桂枝、玫瑰花、浙贝母、五加皮为主要添加的中药组分，以及其在抗急性痛风性高尿酸血症、镇痛、抗炎中的应用。

芪桂痛风片专利布局的特点分析呈现如下特点。

第一，根据权利要求，专利申请的保护范围呈明显的递进式和覆盖性，且含多技术环节的布局。康缘药业基础专利具有较大的保护范围，但并未急于在最短的时间内确定新药注册最核心的用药和药量。而是注重从技术水平方向考虑，针对痛风的不同进展期多点铺开，通过加减组方，尽可能多地申请不同的技术方案，阻碍竞争者的进入。

---

❶ 杨保林，丁岗. 芪桂痛风舒颗粒治疗痛风性关节炎 16 例疗效观察 [J]. 中国中药杂志，2013（2）：276－277.

第二，专利申请与新药注册申请、临床试验进展平行。康缘药业于 2012 年 12 月申请专利，2013 年 12 月新药注册申请受理，2014 年 7 月获得专利授权，整个阶段具有连贯性。另外，随着临床前研究的完成，康缘药业逐渐从产品组合物转向了制备方法与检测方法的布局，对药效稳定性、产品产业化研究的投入。建议未来抓紧推进制备方法、新用途、质量控制和剂型方面的技术纵深方向的布局，填补产品布局的空白。

第三，芪桂痛风片专利申请的授权率较高，表明专利质量较高，康缘药业对此产品较为重视。但同族专利少，海外布局不足。文献提示，韩国韩医学研究院 1 件名为"含有甘菊及桂皮的混合提取物作为有效成分的用于抑制痛风的组合物"的专利（CN107106623A）在进入中国市场时，康缘药业的专利（CN10195398A）被专利审查员在第一次实质审查引用为对比文件，从而判定其专利不具备新颖性。因此，康缘药业应及时关注海外研发动态与痛风的国际流行病趋势，重视市场导向和各地区的专利制度与中药相关政策，进行技术的改进与布局。

5.7.4 小　　结

对于抗痛风中药新药的创新保护路径，虎贞清风胶囊和芪桂痛风片的专利保护均提供了可借鉴的成功经验，虎贞清风胶囊和芪桂痛风片的首个产品专利均在新药注册受理相近的时期提出专利保护，最大程度地保证了专利保护期，并随着研发的进展逐步布局外围专利，使其专利权更加稳固。另外，虎贞清风胶囊为临床经验方的专利技术转化，提供了可借鉴的成功路径。在初期，根据临床实践的积累情况，适时提出组方专利保护，然后依托高校的"研发+孵化"早期转化机构，以暨南生物作为企业主体，减少了转化过程中的障碍，进而加速产品的研发和专利技术转化，然后以专利和技术推动与制药企业的合作开发，实现中药新药上市，并在研发过程中拓展新的适应证、制剂或组方改进的专利保护。

而对于已上市中药品种，通过二次开发加强创新保护，如提升药材资源质量、改善制备工艺，以及通过不断加大加深临床研究，发现新的临床适应证来进行"提质升效"的专利保护布局。

第6章 抗乙肝中药专利技术发展趋势

6.1 抗乙肝中药专利申请概况

在采用incoPat专利数据库中以申请日（有优先权的计优先权日）为时间节点，对2002年以来提交的中药领域涉及治疗乙肝的专利申请为检索目标，以IPC中药领域分类号A61K 36/00结合乙肝等关键词进行检索，采用人工及软件辅助分析的方法对涉及中药的中国专利申请以多角度（包括申请趋势、申请主体、区域分布、法律状态等）进行分析，以期掌握我国抗乙肝中药专利申请的整体发展趋势。

6.1.1 抗乙肝中药全球专利申请概况

6.1.1.1 抗乙肝中药全球专利申请趋势分析

经检索，2002年1月1日至2022年7月30日，全球共有3734项抗乙肝中药专利申请。具体申请趋势如图6-1-1所示。

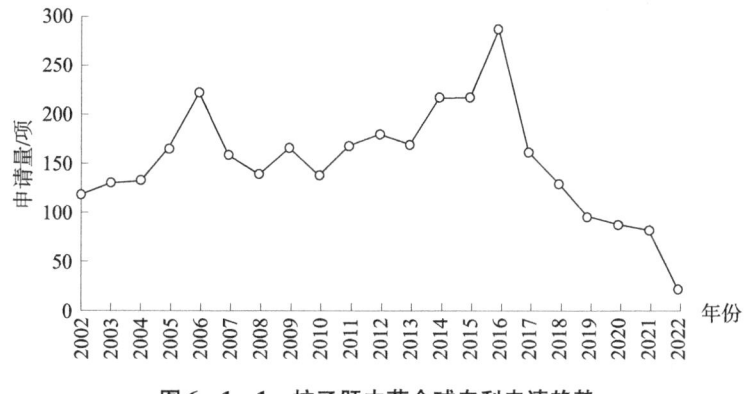

图6-1-1 抗乙肝中药全球专利申请趋势

在此期间有些申请还未公开，导致未被纳入统计范围，下同。

如图6-1-1所示，自2002年开始，抗乙肝中药全球专利申请数量呈现阶段性攀升趋势，2004～2006年出现申请量明显升高。2006年年申请量超过200项，2007～2013年均保持在年申请量150项左右，2014～2016年出现明显升高，最高年申请量达到287项，但2017年后出现了明显下降趋势。从申请量总体趋势可见，抗乙肝中药研发以及专利申请情况总体呈现平稳态势，该技术属于相对较为成熟的技术领域。

6.1.1.2 抗乙肝中药全球专利申请分布及特点

抗乙肝中药全球专利申请排名前十位国家、地区和组织如图 6-1-2 所示。可以看出，中国抗乙肝中药的专利申请量远高于其他国家、地区和组织，达到 2885 项，具有突出优势，表明中国对于天然药物的研发能力以及抗乙肝中药市场需求都明显高于其他国家和地区。其次为美国（215 项）、韩国（212 项）、WIPO（172 项）和日本（76 项），美国虽然不是使用中药的传统国家，但从申请数量可以看出，美国对于中药治疗乙肝的研发热度较高，其后依次是印度、加拿大、欧洲、德国、俄罗斯。

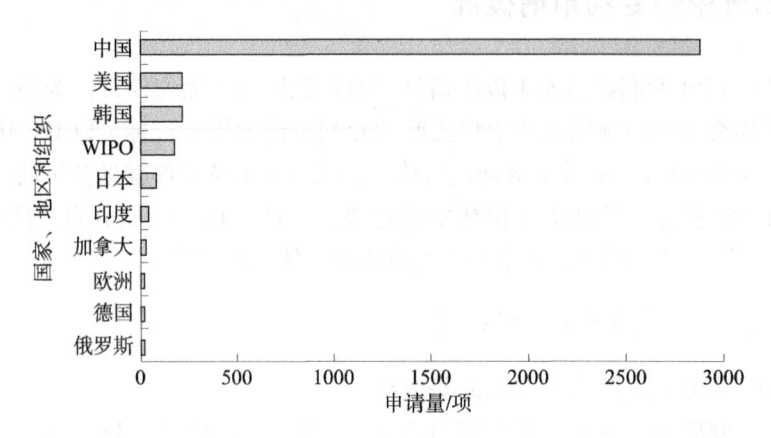

图 6-1-2　抗乙肝中药全球专利申请排名前十位国家、地区和组织

6.1.1.3 抗乙肝中药全球专利主要申请人

在抗乙肝中药全球专利申请排名前十位申请人中，我国申请人占大多数，其中排名第一位的申请人是黄振华。排名第二位的申请人是韩国生命工学研究院，是韩国研发实力较强的科研院所。如图 6-1-3 所示，在全球排名前十申请人中，韩国、美国和日本各占一席，可见上述国家在抗乙肝中药研发领域的关注度较高。

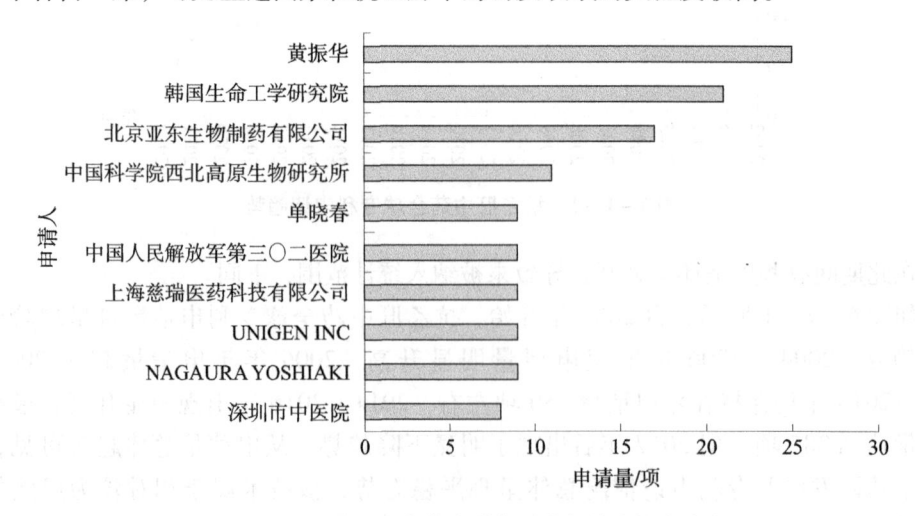

图 6-1-3　抗乙肝中药全球专利排名前十位申请人

6.1.2 抗乙肝中药国内专利申请概况

6.1.2.1 抗乙肝中药国内专利申请趋势分析

2002年1月1日至2022年7月30日，抗乙肝中药国内专利申请趋势如图6-1-4所示。

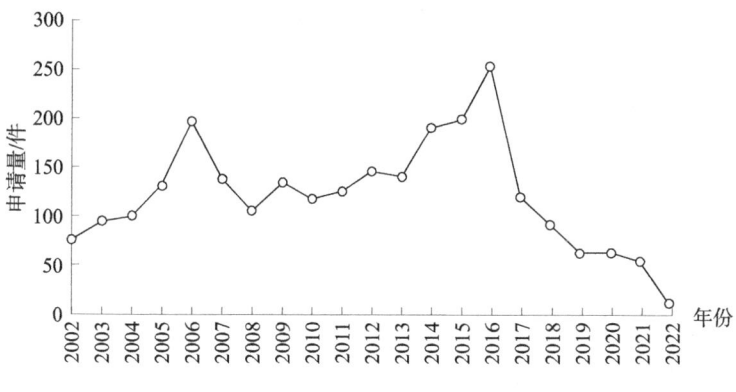

图6-1-4 抗乙肝中药国内专利申请趋势

抗乙肝中药国内专利申请量表现出总体平稳但略有波动的态势。其中2006年的年申请量达到197件，随后几年又出现下降趋势，2010年以后呈现增长态势，并在2016年的年申请量达到历史最高253件。专利申请量的显著增长在一定程度上反映中医药研究的重点领域、技术的发展状况及未来趋势。专利申请总量，尤其是发明专利的申请总量反映了该领域的创新意识。分析国内专利申请趋势，可以看出我国抗乙肝中药研发以及专利申请意识得到明显提高。2017年以后专利申请量呈现下降态势，但由于发明专利申请公布的滞后性，因此检索结果中包含的2021年之后的专利申请量比真实的申请量要少，这一部分数据不能反映真实情况。

6.1.2.2 抗乙肝中药国内专利申请分布及特点

图6-1-5反映了我国各地区的抗乙肝中药发明专利的申请数量，可以看出，山东在抗乙肝中药技术领域的专利申请量最多，为401件。申请量排名第二位的是北京，申请专利300件。其次是广东和河南，申请量分别为175件和173件。从国内的申请和授权量排名情况可以看出，申请量排名靠前的地区普遍拥有较多的大型中药企业，且经济比较发达、研发团体较多。

6.1.2.3 抗乙肝中药国内专利申请人类型分布

（1）国内主要申请人

图6-1-6示出了国内申请人排名情况，排名前十位的申请人主要为科研院所和医药公司，但也不乏个人申请。值得关注的是，排名第一位的申请人黄振华是山东轩竹医药科技有限公司创始人，该公司是四环医药控股集团有限公司的子公司，四环医药控股集团有限公司为其药物研发进行了大量投资。若以山东轩竹医药科技有限公司为申请人入口，能检索到310件专利申请，而且多件专利产品被列入国家"火炬计划"，具有较好的经济效益和市场前景。由此可见，排名第一位的申请人虽然是个人，

但其背后的山东轩竹医药科技有限公司，具有很强的新药创新和研发实力，由此也支撑了山东省在抗乙肝中药创新领域的科研实力。其申请的关于抗乙肝中药的发明专利，也涉及药物组合物、药物活性成分、制备方法等多种不同的主题类型，具有较好的专利布局。主要申请人中比较有特点的申请人还有中国科学院西北高原生物研究所，其申请的发明专利主要以西北地区高产药物沙棘、藏药异叶青兰、藏茵陈等为药物原料对其提取物和抗乙肝有效成分进行研究。与其不同的是，北京亚东生物制药有限公司以治疗乙肝的中药组合物及其剂型和制备方法为主题进行专利申请。

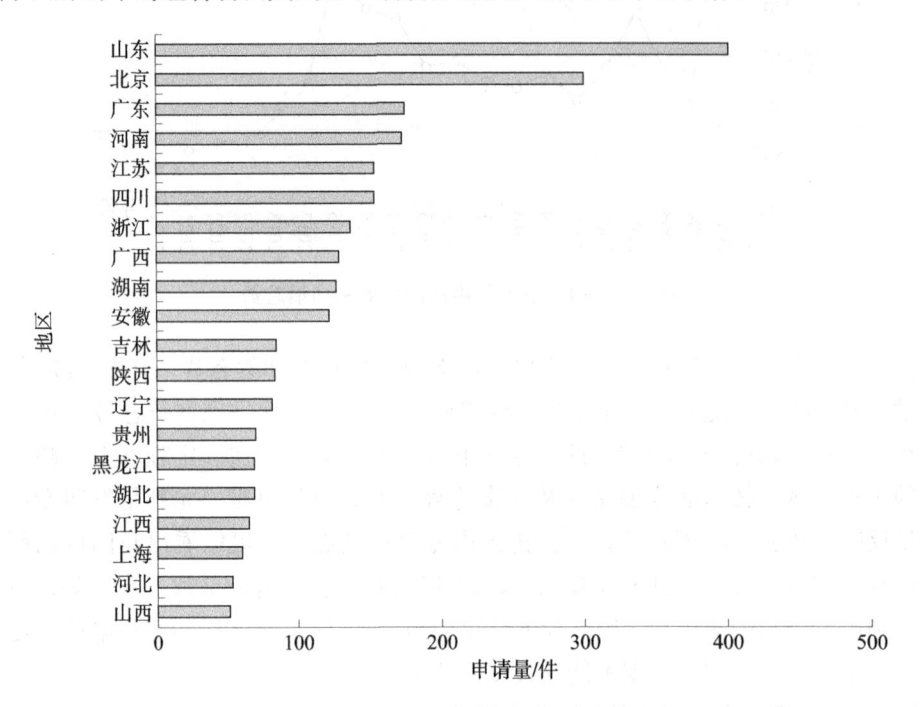

图6-1-5 抗乙肝中药国内专利申请分布

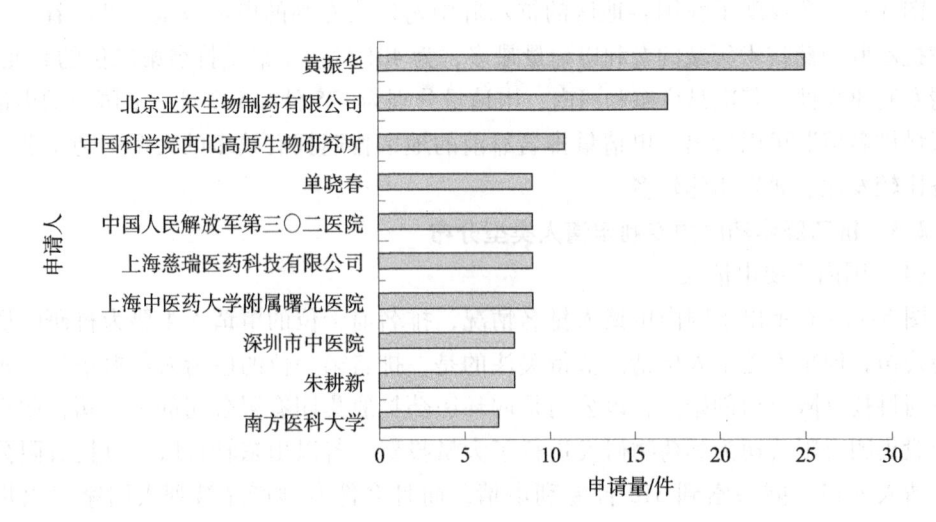

图6-1-6 抗乙肝中药国内专利申请排名前十位申请人

(2) 国内申请人类型分析

图 6-1-7 示出了抗乙肝中药国内专利申请的申请人类型，其中个人申请较多，达到 1866 件，但其中存在一定比例的以个人申请的形式，实质上由医药企业团队进行研发支撑的情况。个人申请量居多而科研院校申请量较少，导致我国抗乙肝中药专利申请技术含量不高，产业转化速度滞后，中药市场多数处于重复、低水平生产，竞争力较弱。企业专利申请量为 715 件，可见，乙肝作为临床常见病，也是近几年来企业研发投入和关注的重点。此外，高校拥有雄厚的科研能力，加之与企业的合作研发，增加了高校对中医临床优势病种抗乙肝中药研发的关注。

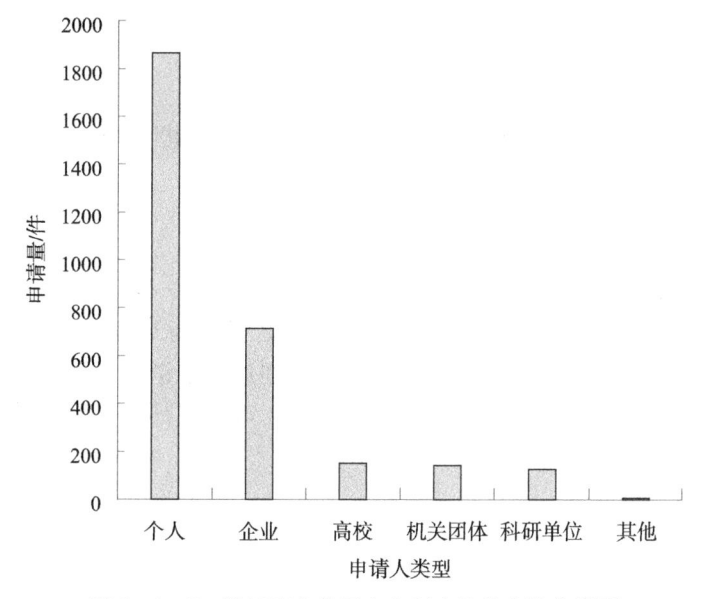

图 6-1-7 抗乙肝中药国内专利申请的申请人类型

6.1.2.4 抗乙肝中药国内专利法律状态分析

专利申请的法律状态在一定程度上反映了申请人创新成果的质量和潜力。授权比例高、驳回和撤回比例低，表示专利申请的质量和创新程度高，实质审查比例高表示申请人近年来申请数量较多。抗乙肝中药国内专利申请的法律状态如图 6-1-8 所示，授权专利仅占 12.01%，撤回状态占比 40.58%，驳回状态占比 14.25%，实质审查占比 5.04%，未缴年费占比 25.62%，其中撤回比例最高说明抗乙肝中药的发明专利申请质量还有待进一步提高。未缴年费比例较高，则表明一些专利申请虽然获得了专利权，但由于市场转化能力不足或市场价值不高导致专利权人放弃维持专利权。

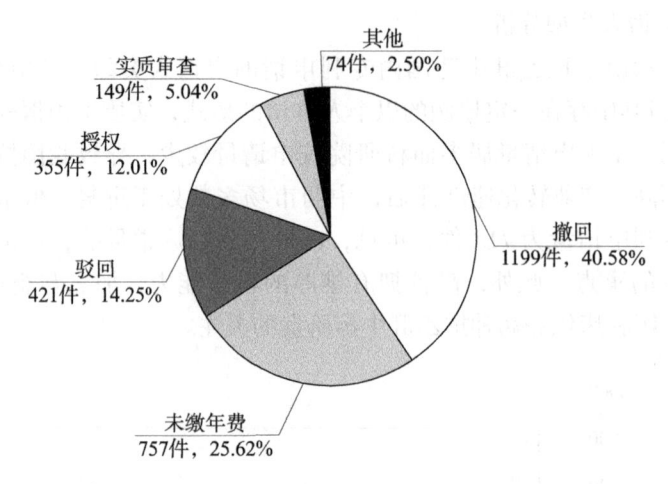

图 6-1-8 抗乙肝中药国内专利申请法律状态分析

6.1.3 抗乙肝中药国外专利申请概况

6.1.3.1 抗乙肝中药国外专利申请趋势分析

2002年1月1日至2022年7月30日的国外抗乙肝中药专利申请数量较少，年申请量不超过50项，在2002年、2011年、2017年分别达到申请量小高峰，但整体呈现下降趋势，且2017年以后申请量呈现明显下降趋势。可见国外对于中药治疗乙肝的关注度并不高，申请趋势具体如图6-1-9所示。

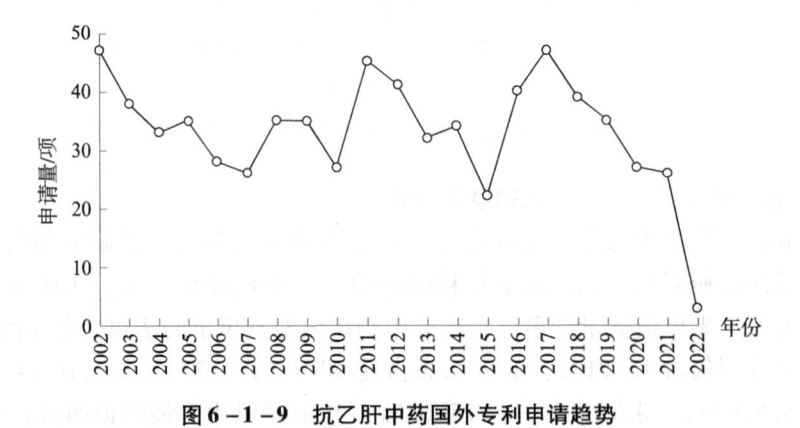

图 6-1-9 抗乙肝中药国外专利申请趋势

6.1.3.2 抗乙肝中药国外专利申请分布及特点

抗乙肝中药国外专利申请的主要国家、地区和组织分布如图6-1-10所示。国外治疗乙肝的中药专利申请主要集中在美国、韩国、日本和印度，其中美国、韩国尤为突出，而且通过WIPO提交的PCT国际申请量也相对较大，表明其对抗乙肝中药专利布局的意识较强。此外，除了传统中药研究历史悠久的韩国、日本、印度等亚洲国家以外，欧亚专利组织（EAPO）等国家、地区和组织对天然药物治疗乙肝的研究的关注度也较高。

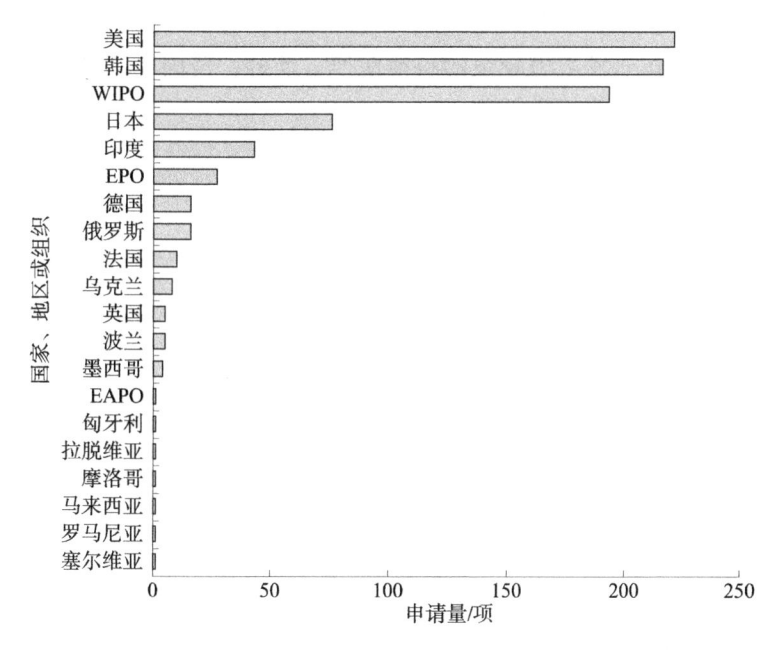

图 6-1-10　抗乙肝中药国外专利申请排名前 20 位国家、地区和组织

抗乙肝中药国外专利申请主要来源地申请趋势如图 6-1-11 所示，美国在 2016~2017 年的年申请量达到最高，为 28 项；而韩国在 2012 年的年申请量最高，达到 29 项，由于其申请量都不高，整体未出现较大波动。

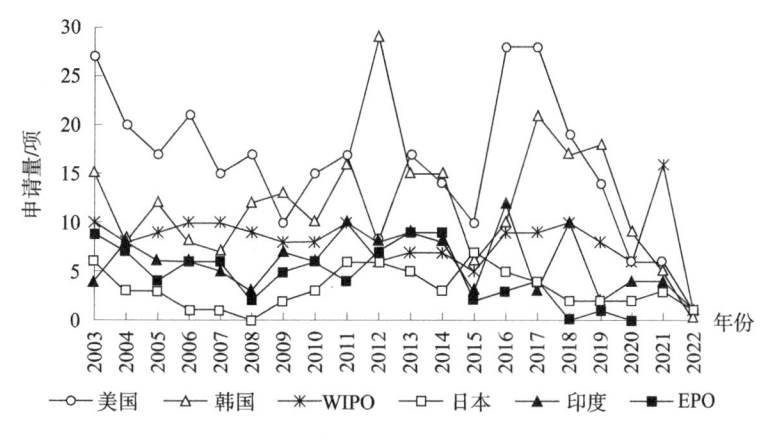

图 6-1-11　抗乙肝中药国外专利申请主要来源地申请趋势

6.1.3.3　抗乙肝中药国外专利主要申请人分析

图 6-1-12 示出抗乙肝中药国外专利申请排名前十位申请人，可以看出，申请主要集中在韩国、美国、日本、印度的研究院所、个人以及医药企业。其中韩国申请人有 8 位，可见韩国创新主体对治疗乙肝的中药研发的关注度较高，知识产权意识较强。国外申请量最多的申请人是韩国生命工学研究院，该研究所于 1985 年成立，韩国政府一直以来高度重视生命科学发展，并结合本国相关产业的实际需要及时调整知识产权

发展战略的重点，建立"产、学、研、医"合作体系，在政府的有力引导下，韩国生命工学研究院成为韩国研发实力较强的科研院所。此外，美国、日本、印度的申请人也显示出对于传统中药的关注和研究。

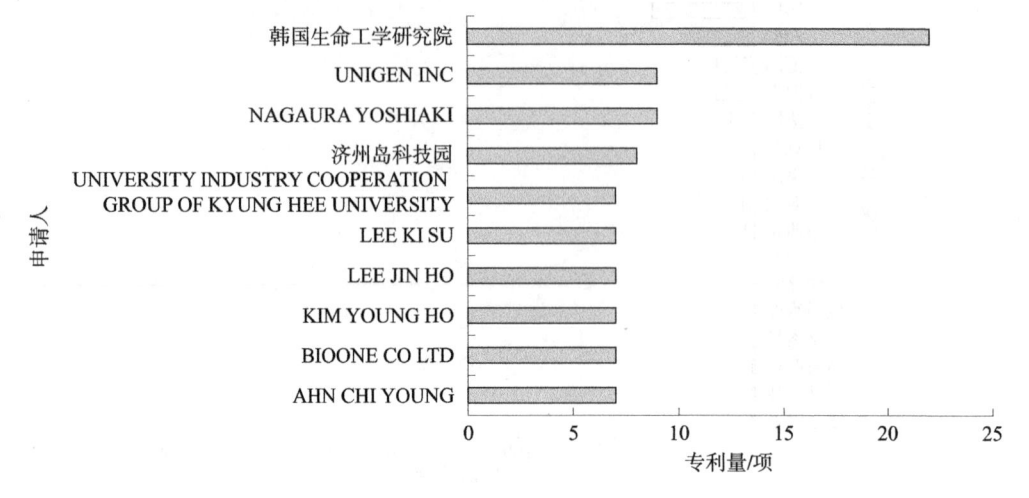

图 6-1-12 抗乙肝中药国外专利申请排名前十位申请人

6.1.3.4 抗乙肝中药国外专利法律状态分析

专利有效量可以反映其技术研发的热度和专利的质量。由于国外近年来治疗乙肝的中药专利申请量不高，且呈下降趋势，导致相关专利失效比例较高，如图 6-1-13 所示，失效比例占比 47.55%；同时 PCT 申请有效期满的占比也较大，达到 22.06%；专利维持有效以及在 PCT 有效期内的占比分别达到 15.20% 和 1.96%。这说明，在抗乙肝中药领域专利技术壁垒较小，仍存在较大的技术空白点和专利布局的空间。

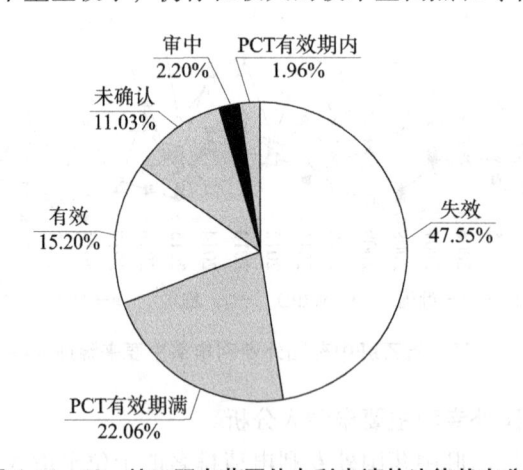

图 6-1-13 抗乙肝中药国外专利申请的法律状态分析

6.1.4 小　结

乙肝病毒感染是慢性肝炎、肝硬化甚至肝癌常见的病因，乙肝病毒感染呈世界流行趋势，严重威胁人类的健康。在治疗慢性乙肝方面，相比于西药，中药具有两大特色，一方面表现在毒性小、中药来源丰富；另一方面则在于注重对机体的免疫系统进行调节，改善免疫功能，凭借机体本身的抗病毒能力实现治疗的目的。从抗乙肝中药全球专利申请趋势和布局来看，全球年申请量均维持在 300 项以下，总体趋势平稳，可以看出该领域技术研发水平较为成熟，且不涉及医药研发的热点领域。抗乙肝中药国内专利申请量在全球范围内占有绝对优势，体现了我国对于中药治疗乙肝的关注度和研发能力。同时，美国和韩国在该领域也有所关注，但总体申请量不高，例如韩国生命工学研究院等有少量申请。

从抗乙肝中药领域中国国内申请总量上看，申请量呈现小幅波动态势，新药创新研究存在较大的发展空间。国内的申请地区分布主要集中于大型中药企业比较多、经济比较发达、研发团体多的地区。申请数量较多的申请人类型包括个人、企业和高校，由于申请量最多的个人申请实际是职务发明，且申请后期申请人或专利权人均变更为企业，因而申请人类型主要仍集中在企业和高校，反映抗乙肝中药专利申请以市场和科研导向型为主，有较高的技术含量。从专利申请的法律状态来看，撤回申请、未缴年费的专利以及驳回申请比例较高，而授权比例较低，说明该领域专利申请创新能力不足，专利价值转化有待进一步提升。

国外抗乙肝中药专利申请数量总体不多，且近年来没有明显增长，可以看出抗乙肝的天然药物研发并不是国外药物研发的热点领域，因而可能存在较多的技术空白点。以化药研发见长的美国成为抗乙肝中药国外专利申请数量最多的国家，可见美国对于天然药物及其活性成分研究的关注度相对较高，以及对天然药物市场价值的认可。天然药物基础研究活跃的韩国和日本分别位居第二名和第三名，也发挥了其对于传统中药的研发优势。该领域的国外主要申请人既包括了韩国、美国、日本、印度知名的研究院所和医药企业，也不乏个人申请，但并没有申请量明显突出的申请人。专利的失效状态和 PCT 有效期满状态的占比较高，专利维持有效以及在 PCT 有效期内的占比较低，表明在抗乙肝中药领域专利技术壁垒较小，仍存在较大的技术空白点和专利布局的空间。

6.2 抗乙肝中药授权专利概况

6.2.1 抗乙肝中药全球授权专利分析

6.2.1.1 抗乙肝中药全球授权专利发展趋势

抗乙肝中药全球授权专利有四个发展阶段，如图 6-2-1 所示。①起步阶段：1989～1992 年，虽然中药在我国有悠久历史和丰富的积累，但该阶段乙肝相关领域的授权专利数量极少，且专利授权年份呈零散状分布，这与我国知识产权事业起步较晚、创新主体的知识产权意识相对滞后的国情相关。②快速发展阶段：1993～2006 年，授权专利数量进入快速增长期，于 2006 年到达顶峰（140 项），该时间与我国乙肝发病率的快速增长阶段重合。我国于2005年首次推出了《慢性乙型肝炎防治指南》，巨大的市场和临床需要促进了产业的快速发展和技术创新。❶ ③稳定阶段：2007~2013年，乙肝药物相关专利在经历了多年的快速发展期之后进入相对稳定阶段，该阶段专利申请授权量虽有波动，但总体较为平稳，该阶段技术创新趋于成熟，随着乙肝疫苗的普及和治疗手段的丰富化，我国的乙肝发病率在逐年降低，市场渐趋饱和。④下降阶段：2014~2021年，从2014年开始之后授权专利数量逐年递减，至2021年仅授权相关专利3项，反映出该阶段行业技术创新处于瓶颈阶段。虽然我国急性乙肝发病率逐年下降，但是慢性乙肝发病率有上升趋势，治疗慢抗乙肝中药存在较大的市场。❷

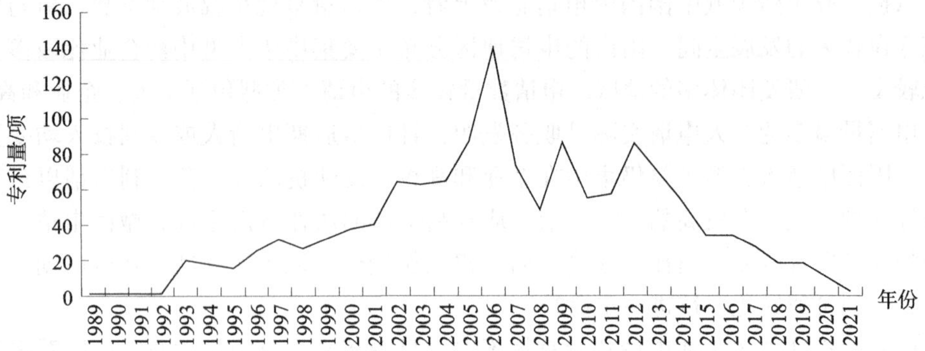

图6-2-1　抗乙肝中药全球授权专利发展趋势

（1）技术来源地

如图6-2-2所示，在乙肝领域的主要技术来源地中，排名第一位的是中国，专利授权量达到1089项；其次是韩国，专利授权量为118项；美国排名第三位，专利授权量为45项，美国与韩国的专利授权量与排名第一的中国相差悬殊。这表明中国在抗乙肝中药研发领域具有突出的研发实力，且技术创新程度较高，这与我国乙肝发病率较高以及市场需求较大有关。

（2）目标市场

抗乙肝中药全球授权专利排名前十位目标市场如图6-2-3所示，抗乙肝中药领域的重点目标市场为中国、韩国、美国以及欧洲等经济发展迅速的国家或地区。其中中国居于首位，专利数量为1081项；韩国和美国虽分别位于第二名和第三名，但其申请量与排名第一位的中国相差甚远，分别为106项和76项；从中可以看出，抗乙肝中药领域的目标市场分布态势并不均衡，中国仍然为主要目标市场。虽然有巨大的境外市场，但是由于用药习惯、传统观念等差异，以及准入标准等壁垒，中药进入国外市场仍然具有巨大的挑战。

---

❶ 刘芷希，汪业胜，王伟炳. 中国1990—2017年乙型肝炎疫情的变化趋势研究［J］. 中华流行病学杂志，2021（4）：613-619.

❷ 缪宁，王富珍，郑徽，等. 中国2013—2020年乙型肝炎发病情况估算和病例特征分析［J］. 中华流行病学杂志，2021（9）：1527-1531.

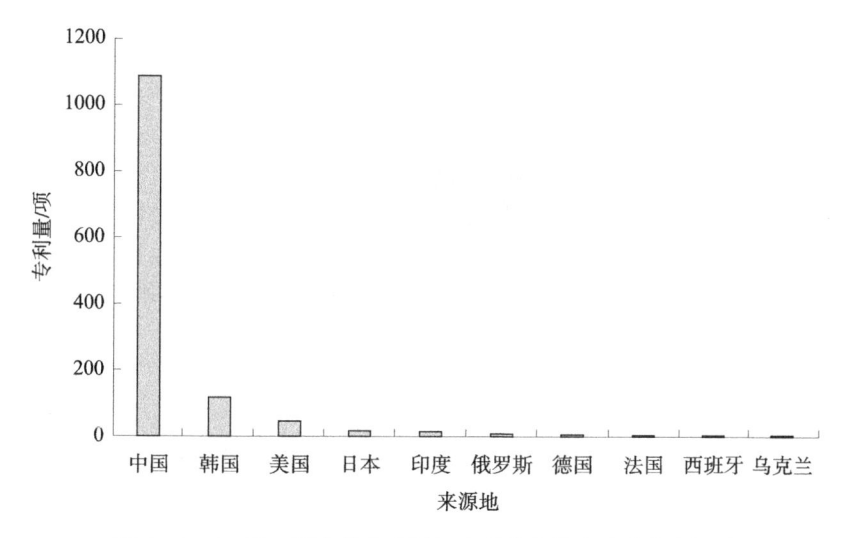

图6-2-2 抗乙肝中药全球授权专利排名前十位技术来源地

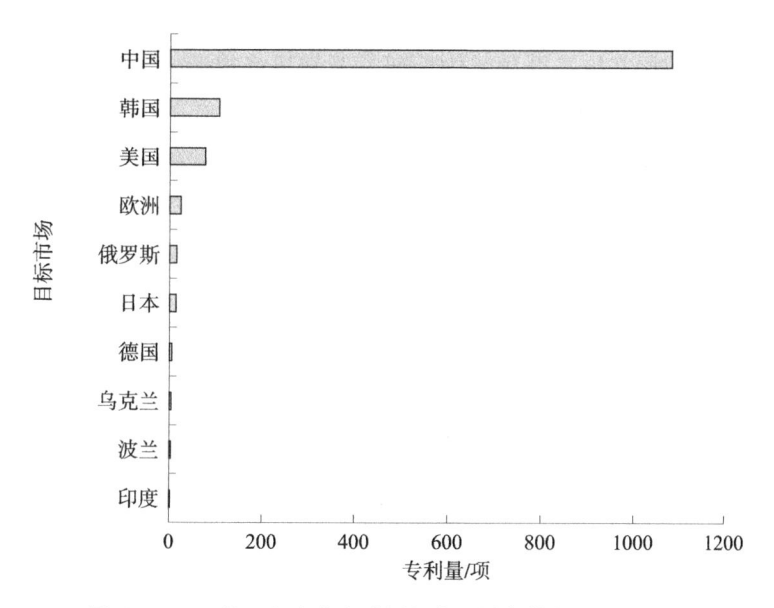

图6-2-3 抗乙肝中药全球授权专利排名前十位目标市场

6.2.1.2 抗乙肝中药全球授权专利主要申请人

如图6-2-4所示,抗乙肝中药全球授权专利主要申请人依次为个人、企业、科研院所、高校、医院、联合申请和其他。其中,个人所占比例高达55.63%,且远高于高校、科研院所和医院授权量之总和。这反映了该领域中药创新与医生等创新个体的传承、经验和技术关系紧密。

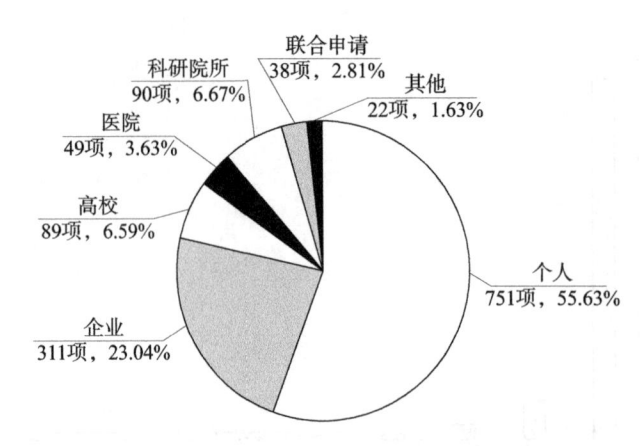

图6-2-4 抗乙肝中药全球授权专利申请人类型分析

图6-2-5示出了抗乙肝中药全球授权专利排名前20位申请人。其中，中国申请人有18位，其次为韩国，有2位。排名前三位分别是山东轩竹医药科技有限公司、北京亚东生物制药有限公司和中国人民解放军第302医院❶（以下简称"302医院"）。可见，在全球范围，我国在抗乙肝领域中药研发及知识产权活力整体水平较高。韩国个人申请人研发及知识产权保护意识较强。

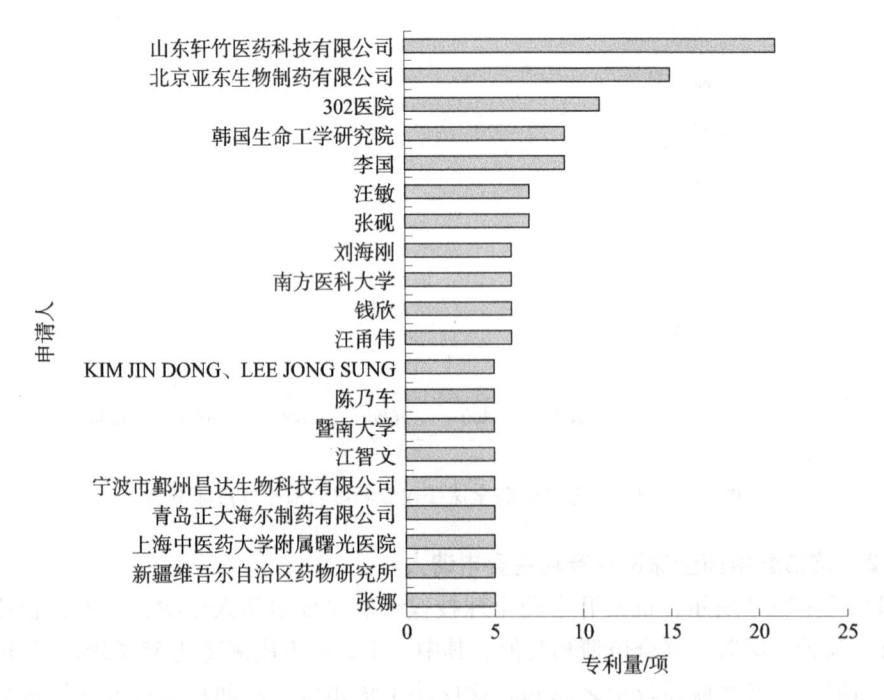

图6-2-5 抗乙肝中药全球授权专利排名前20位申请人

---

❶ 中国人民解放军第302医院于2018年11月与军事医学研究院原附属医院合并为解放军总医院第五医学中心，本书遵从其申请专利时用的名称，未作修改，下同。——编辑注

126

表6-2-1示出了抗乙肝中药全球授权专利不同类型排名前15位申请人对比，抗乙肝中药全球授权专利授权量前三名的企业、高校和医院申请人全部来自中国。其中，302医院是三级甲等传染病专科医院，是全国肝病特色诊疗医院，依托于国家中医药管理局中西医结合肝病重点专科、国家中西医结合肝病重点建设医院等科室和项目，积累了大量临床肝炎诊治经验。

表6-2-1 抗乙肝中药领域全球授权专利不同类型排名前15位申请人对比

企业申请人	申请量/项	高校申请人	申请量/项	医院申请人	申请量/项
山东轩竹医药科技有限公司	21	南方医科大学	6	302医院	11
北京亚东生物制药有限公司	15	暨南大学	3	上海中医药大学附属曙光医院	5
青岛正大海尔制药有限公司	5	苏州大学	3	中国人民解放军第三军医大学第一附属医院	2
宁波市鄞州昌达生物科技有限公司	5	南京中医药大学	3	江苏省中医院	2
		吉林大学	3	深圳市中医院	2
		广州中医药大学	3		

图6-2-6示出了抗乙肝中药全球授权专利排名前19位申请人的专利申请时间分析。2003~2013年，随着抗乙肝药物市场需求的扩大，国内外出现了很多新进入者，属于抗乙肝中药领域创新主体竞相进入的技术发展时期。其中，暨南大学在2005年、2010年、2015年、2019年有专利授权；新疆维吾尔自治区药物研究所在2003年、2009年、2016年、2020年有专利授权，体现了专利授权时间较好的延续性。

6.2.1.3 抗乙肝中药全球授权专利运营分析

如图6-2-7所示，在抗乙肝中药全球授权专利运营状态中，未运营占比专利为1031项，转让专利为291项，许可专利为36项，质押专利为8项。这说明抗乙肝中药专利的市场转化价值过低，专利权人无法得到可观的经济效益。

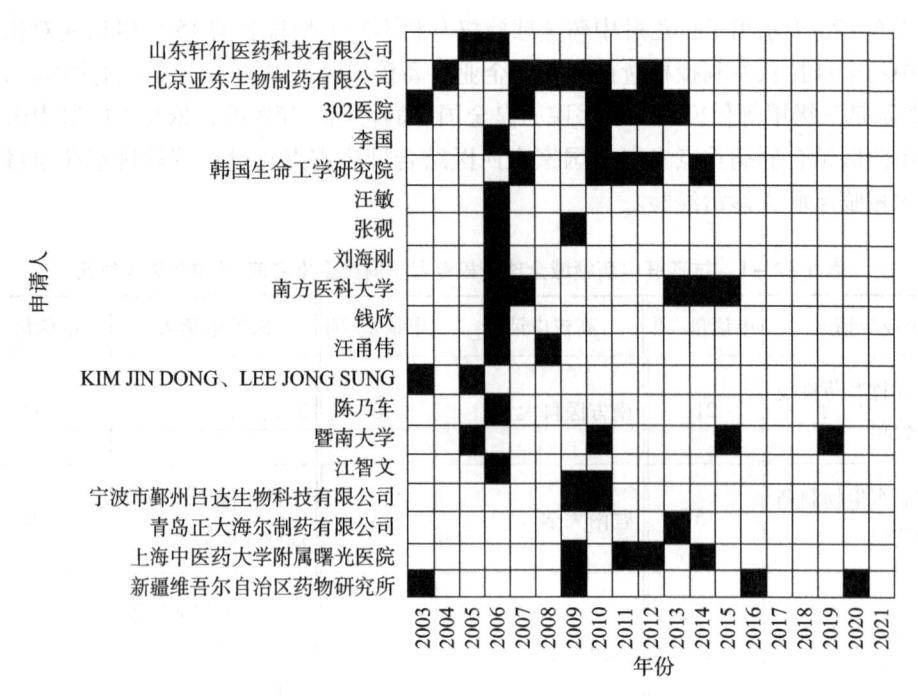

图 6-2-6　抗乙肝中药全球授权专利排名前 19 位申请人的专利申请时间分析

注：图中黑色阴影表示各专利申请人在相应年份申请了抗乙肝中药专利。

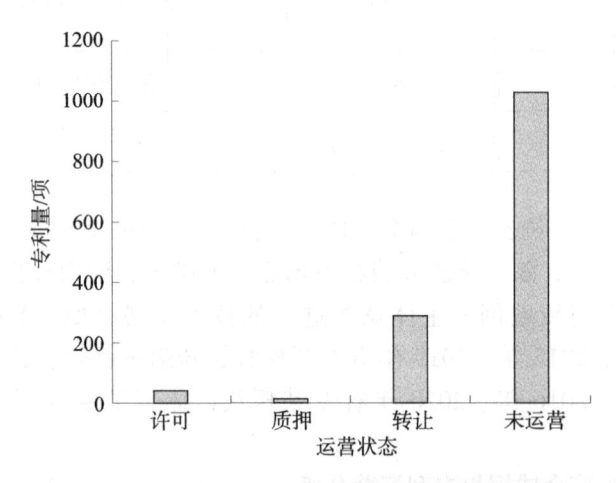

图 6-2-7　抗乙肝中药全球授权专利运营情况分布

对抗乙肝中药全球授权专利的不同类型申请人运营状态进行统计，如图 6-2-8 所示。其中，个人拥有 153 项运营专利，居第一位，其中 134 项转让专利、18 项许可专利以及 1 项质押专利；企业拥有 134 项运营专利，居第二位，其中 113 项转让专利、14 项许可专利以及 7 项质押专利；科研院所拥有 16 项运营专利，居第三位，其中 14 项转让专利、2 项许可专利，无质押专利；高校拥有 14 项运营专利，居第四位，其中 13 项转让专利、1 项许可专利，无质押专利；医院拥有 3 项转让专利；企业与高校合作研发以及其他类型申请人联合申请的运营专利中拥有 11 项运营专利，居第五位，其中 10 项转让专利、1 项许可专利，无质押专利；公益机构、社会团体等其他类型申请人拥有 4 项转让专利。

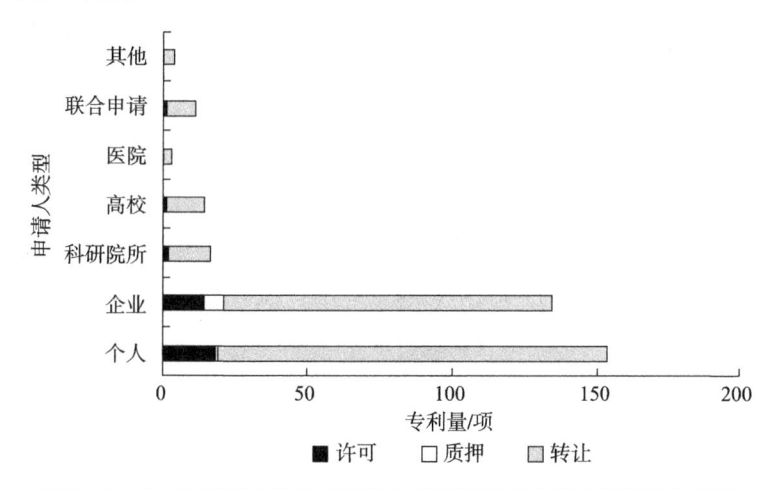

图 6-2-8 抗乙肝中药全球授权专利不同类型申请人运营状态分析

抗乙肝中药全球授权专利不同类型申请人运营状态及其所占比例如图 6-2-9 所示，在个人申请专利中，转让占比 17.84%，许可占比 2.40%，质押占比 0.13%；在企业申请专利中，转让占比 36.33%，许可占比 4.50%，质押占比 2.25%；在科研院所申请专利中，转让占比 15.56%，许可占比 2.22%，无质押专利占比；在高校申请的专利中，转让占比 14.61%，许可占比 1.12%，无质押专利占比；在医院申请的专利中，转让占比 6.12%，无许可及质押专利占比；在联合申请的专利中，转让专利占比 25.64%，许可占比 2.56%，无质押专利占比；在其他类型申请人申请的专利中，转让占比 19.05%，无许可和质押专利占比。

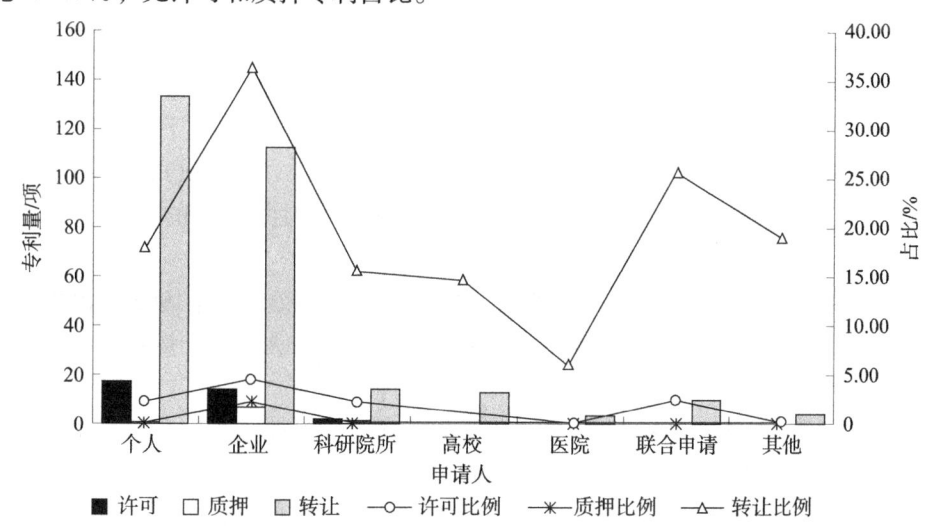

图 6-2-9 抗乙肝中药全球授权专利不同类型申请人运营状态及其所占比例

6.2.1.4 抗乙肝中药全球授权专利技术分析

（1）总体概述

根据抗乙肝中药领域的技术现状，全球抗乙肝中药的授权专利在产品组成、制备方法、功效、剂型、检测方法这 5 类技术主题均有所关注，就这 5 类技术主题的授权量的分布进行统计分析，结果如图 6-2-10 所示。

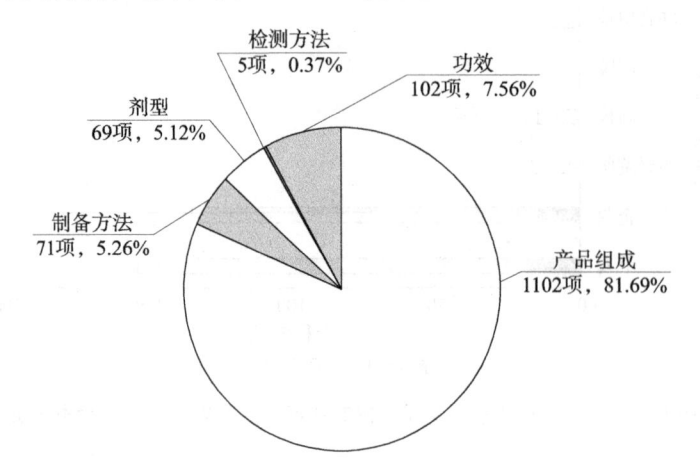

图 6-2-10　抗乙肝中药全球授权专利一级技术分支占比

表 6-2-2　抗乙肝中药全球授权专利一级技术分支分布　　　　单位：项

时间	产品组成	制备方法	功效	剂型	检测方法
2000 年以前	137	15	12	15	0
2000～2009 年	604	34	38	26	4
2010～2021 年	361	22	52	28	1
合计	1102	71	102	69	5

如表 6-2-2 所示，抗乙肝中药全球授权专利的关注点聚焦于产品组成，涉及 1102 项，占比高达总授权量的 81.69%。研发人员在功效（102 项）、制备方法（71 项）和剂型（69 项）这 3 类技术主题也有所关注。对检测方法的研究度较低，仅 5 项。

抗乙肝中药以产品组成为核心保护主题的全球首项授权专利自 1985 年出现后，之后近 40 年其在该领域的研发十分稳定，且所占比重呈现扩大趋势。意味着，未来一段时间内，产品组成依然是抗乙肝中药创新的主要方向。

抗乙肝中药以功效（1983 年）为核心保护主题的全球首项授权专利是 5 类技术主题中最早出现的，以制备方法（1985 年）或剂型（1993 年）为核心保护主题的授权专利首次都出现于 2000 年前。近年来，抗乙肝中药的全球授权专利数量呈现"增长-波动起伏-下降"的变动态势，相对来说，仍可以看出制备方法或剂型为核心保护主题的研发关注度在减少,而功效为核心保护主题的研发关注度在持续上升,是较为活跃的领域。

抗乙肝中药以检测方法为核心保护主题的全球授权专利出现稍晚,首次出现于2005年,而后散落出现在2006年、2007年、2016年。

(2) 中药产品

从图6-2-11可看出,在抗乙肝中药全球授权专利产品中,中药复方是其产品组成的主体部分。其中,绝大部分的中药复方以临床自组方为主,申请文件中披露了较为详细的效果实验数据,也涌现出民族药与民间秘方,如苗药CN201110394186.X(一种治疗肝病及腹水的苗药)、壮药CN201110145504.9(一种治疗乙肝的中药组合物及其制备方法和用途)等;又如民间秘方CN200910067122.1(一种治疗乙肝的药物)、CN200710077739.2(一种能治疗乙肝的中药)和CN200510031908.X(一种用于治疗乙肝的药物组合物)等。

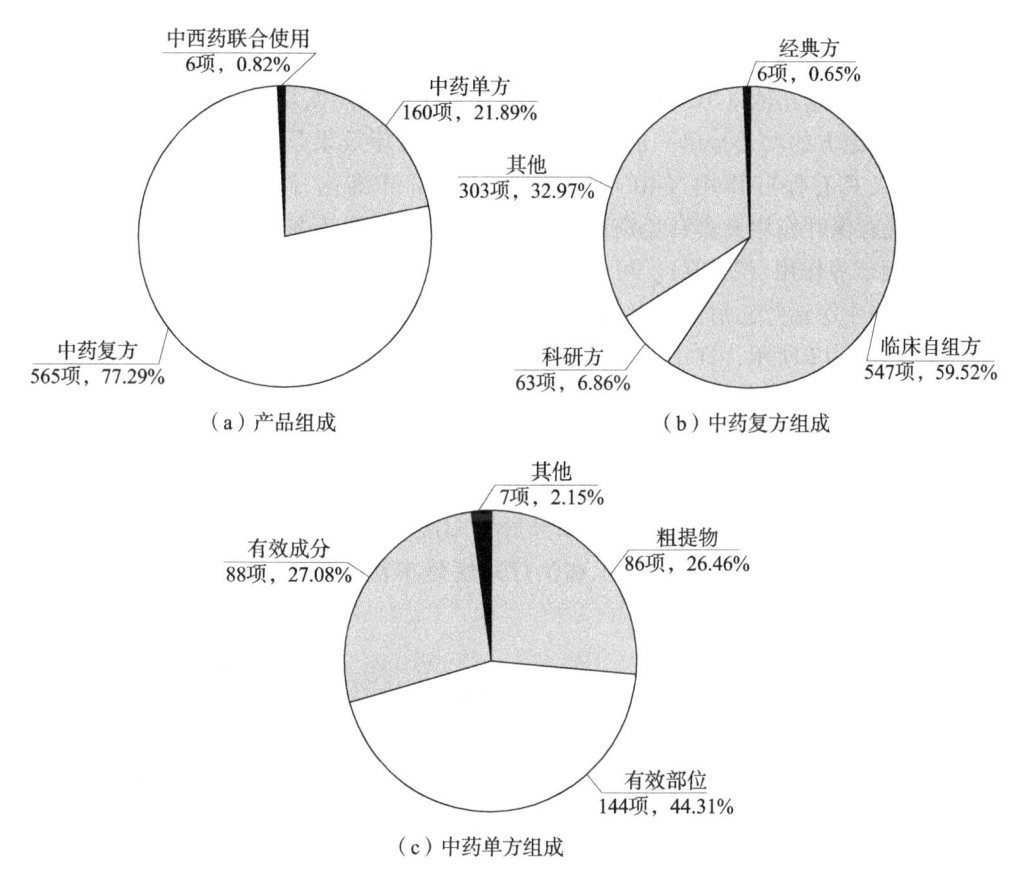

图6-2-11 抗乙肝中药全球授权专利产品组成与药味数量占比

另外,科研方和经典方占比较小,两者总量不超过10%。其中5项专利源自经典名方的二次改进,经典方包括CN201510043266.9和CN201510043244.2(出自《伤寒杂病论》的大黄硝石汤)、CN02132320.8(出自《伤寒论》的小柴胡汤)、CN201610884414.4

（出自《伤寒论》的柴胡桂枝干姜汤）、CN201510373203.X［出自《中华人民共和国卫生部药品标准：藏药（第一册）》的九味牛黄丸］。

抗乙肝中药单方占比为21.89%，是产品组成的次要部分。其中，涉及有效部位的授权专利占比为44.31%；涉及粗提物和有效成分的授权专利占比分别为26.46%和27.08%。可见，单味中药治疗乙肝的活性部位较为明确。

在药味数对比中，经典方、科研方以5味中药药味及以下居多，这与其基础方的沿用，药味活性明确有关。而临床自组方以6~15味药居多，大组方的数量也不在少数。

（3）临床用途

在抗乙肝中药全球授权专利的总体技术功效中，该技术功效给出了基于西医理论与中医理论抗乙肝中药授权专利所期望达到的临床效果。运用西医理论（1094项）解释抗乙肝中药授权专利的功效比运用中医理论（633项）解释抗乙肝中药专利的功效更为普遍。其中，在西医理论中，抗乙肝中药领域的授权专利依次涉及：①抗病毒（441项）；②保肝（438项）；③免疫调节（317项）；④抗纤维化（161项）；⑤抗原转阴（137项）；⑥其他（613项），包括降酶、促进肝功能恢复正常以及防癌抗癌等方面。仅少部分组方的功效是单一的，大部分中药的治疗效果是多方面、多角度的，比如既抗病毒又具有保肝作用（40项），同时还能抗纤维化（27项）和/或免疫调节（55项）；既有保肝作用又具有免疫调节作用（39项）；既有抗病毒又有抗纤维化作用和/或免疫调节等作用（21项）。可见中医治疗乙肝主要发挥的是多靶点多角度的综合治疗效果，与中医治疗乙肝的优势相符。

如图6-2-12所示，在中医理论中，抗乙肝中药领域的授权专利涉及中医证候来诊断治疗的最为频繁，其功效多以活血化瘀、清热解毒和益肾健脾等。如图6-2-12所示，在抗乙肝中药全球授权专利中医证候分布中，中医证候和中医病证中所对应的证候主要体现为其他（500项）、湿热中阻证（107项）、肝郁脾虚证（99项）、瘀血阻络证（79项）、肝肾阴虚证（31项）以及肝肾阳虚（15项）。这意味着，除了上述主流的四种证候，该领域对乙肝的认识和治疗角度是丰富多样的，仍有大量专利需系统总结归纳。

（4）制备方法

抗乙肝中药全球授权专利制备方法分布如图6-2-13所示，可以看到，粗制仍然是该领域的主流制备方法，其以溶剂法（900项）和粉碎（725项）多见。粗制的溶剂法多搭配水和乙醇，另外，还有醇类、酮类、酯类、烷类等其他提取溶剂。精制中，溶剂法（184项）与沉淀法（127项）是主要的精制制备方法，其次是色谱分离法（119项），超滤（17项）和微滤（16项）极为少见。由此可知，抗乙肝中药全球授权专利的制备方法多延续了中药传统制法，并以此为基础进行有限的改进。

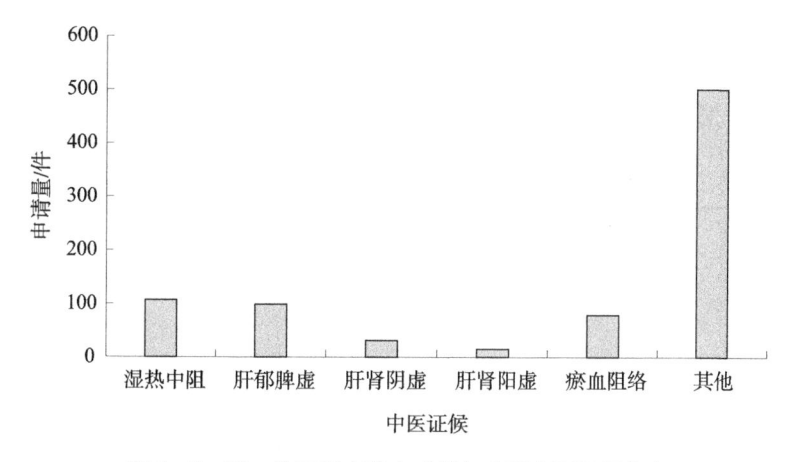

图 6-2-12　抗乙肝中药全球授权专利中医证候分布

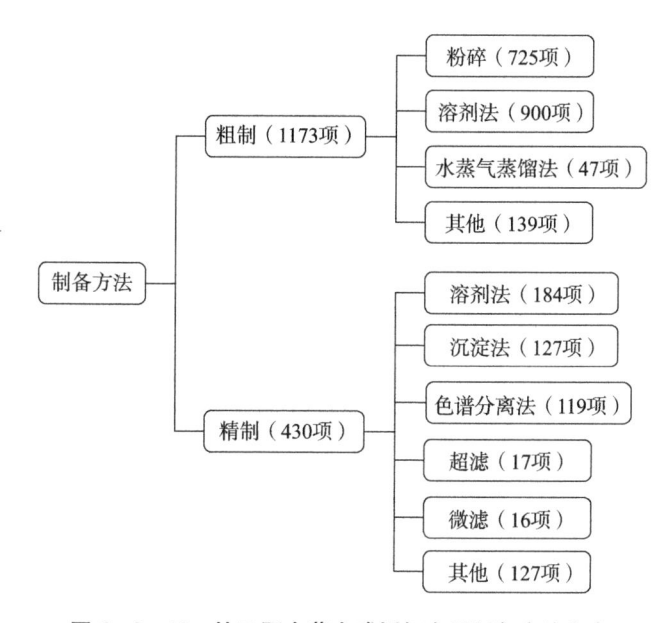

图 6-2-13　抗乙肝中药全球授权专利制备方法分布

（5）剂型

如表 6-2-3 所示，抗乙肝中药全球授权专利的剂型主要分为口服和注射。其中，口服剂型（1153 项）处于抗乙肝中药全球授权专利剂型的绝对优势地位，随后是注射剂（329 项）。

从剂型的类型、具体形态、活性成分和技术特点展开分析。基于给药方便、患者用药依从性和药物稳定性等的考虑，口服剂型中固体制剂的数量多于液体制剂，具体来看，胶囊（777 项）、片剂（654 项）和颗粒（524 项）较多见，其活性成分多来源于中药复方；而液体制剂中以糖浆（180 项）、煎剂（113 项）和其他（538 项）见长，其中，其他包括乳剂、混悬液等具体形态。从注射剂型看，溶液（224 项）是主要的类型，活性成分主要来源于中药复方，其次是其他。总体来看，剂型的技术特点仍以普通的传统制剂为主，中药靶向制剂、缓控制剂和球囊制剂等现代化、精细化的制剂应用有限，有待挖掘。

表6-2-3 抗乙肝中药全球授权专利剂型分布　　　　单位：项

一级技术分支	二级技术分支	三级技术分支	四级技术分支
剂型	口服（1153）	固体制剂（1024）	片剂（654）
			胶囊（777）
			丸剂（448）
			颗粒（524）
			散剂（314）
			其他（238）
		液体制剂（694）	酒剂（9）
			煎剂（113）
			茶剂（26）
			糖浆（180）
			膏滋（35）
			其他（538）
		其他（15）	—
	注射（329）	溶液（224）	—
		冻干粉（65）	—
		输液（38）	—
		其他（137）	—

(6) 检测方法

整体而言，抗乙肝中药全球授权专利涉及检测方法的专利数量不多，具体分布见图6-2-14。其中，采用定量方法作为检测方法手段的授权专利明显多于定性方法，且定量方法中的液相色谱（64项）较为常用。此外，定量方法还涉及以紫外分光、气相色谱、质谱等分析手段进行的检测方法。定性方法中的薄层色谱（34项）是常用的检测方法。

第6章 抗乙肝中药专利技术发展趋势

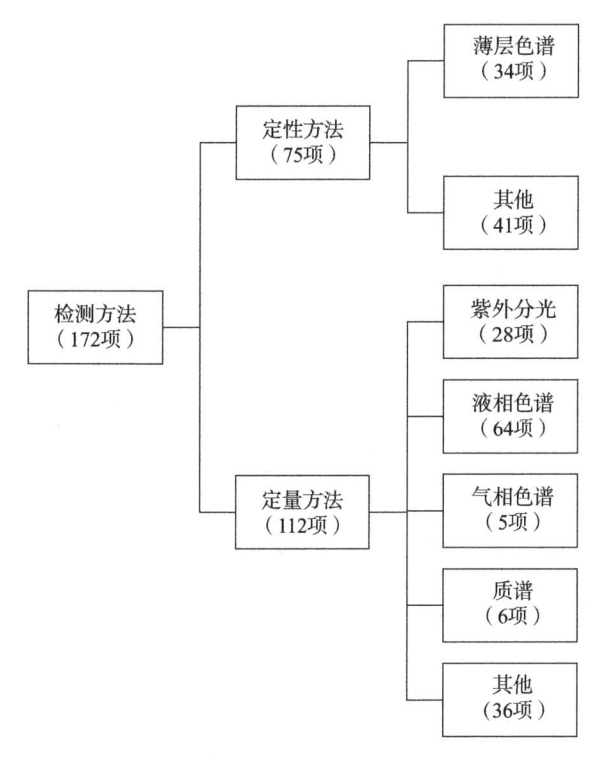

```
                    ┌─ 薄层色谱（34项）
         ┌ 定性方法 ┤
         │ （75项） └─ 其他（41项）
         │
检测方法 ─┤         ┌─ 紫外分光（28项）
（172项） │         ├─ 液相色谱（64项）
         │ 定量方法 ├─ 气相色谱（5项）
         └（112项） ├─ 质谱（6项）
                   └─ 其他（36项）
```

图6-2-14 抗乙肝中药全球专利检测方法分布

6.2.1.5 维持10年以上抗乙肝中药全球授权专利分析

维持年限10年以上的抗乙肝中药全球授权专利共470项，占全部抗乙肝中药授权专利的34.81%，而维持年限为5年以下的专利则为296项，占比为21.93%，其中有63项授权专利因是2018~2022年申请而维持年限不足5年。因此，抗乙肝中药领域专利的维持年限水平整体较好。从维持年限方面来看，由于乙肝作为全球重大传染病之一，因此抗乙肝中药授权专利保护情况明显好于抗痛风中药授权专利。其中，12项失效专利因未在incoPat数据库、EPO官网查询到失效日信息无法计算维持年限而未被纳入统计。

（1）技术来源地分布

从图6-2-15、图6-2-16可以看出，维持10年以上抗乙肝中药授权专利中有350项的技术来源地为中国，韩国有47项，美国有24项，印度、日本分别有12项、11项。尽管我国抗乙肝中药授权专利数量和维持10年以上授权专利数量是所有国家最高的，且其他国家在抗乙肝中药专利保护上与我国存在不小差距。但是从维持10年以上的授权专利数量在全球授权专利占比情况来看，我国的占比低于韩国、美国、日本和印度。日本和印度虽然分别仅有17项和14项抗乙肝中药授权专利，但其专利维持年限达到10年以上的比例却高达64.71%和85.71%。一方面，说明日本和印度早在十年前就已成功开展抗乙肝中药专利布局；另一方面，在一定程度上反映出日本和印度对抗乙肝中药专利有效性的重视。

135

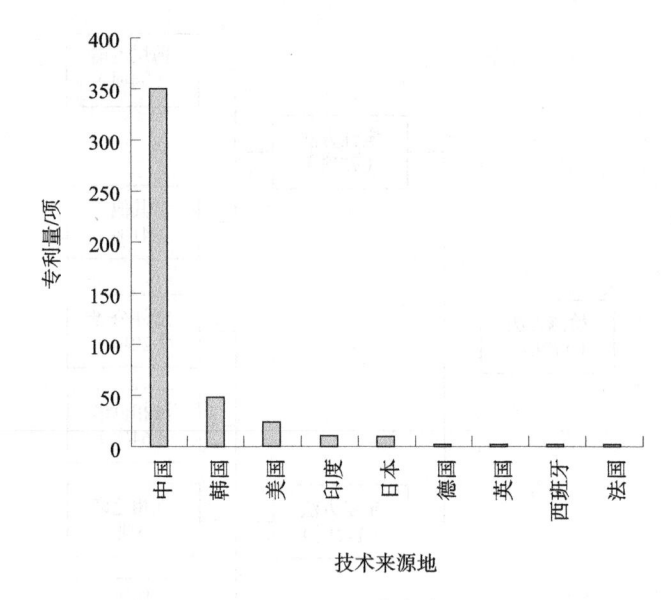

图 6-2-15　维持 10 年以上抗乙肝中药全球授权专利主要技术来源地

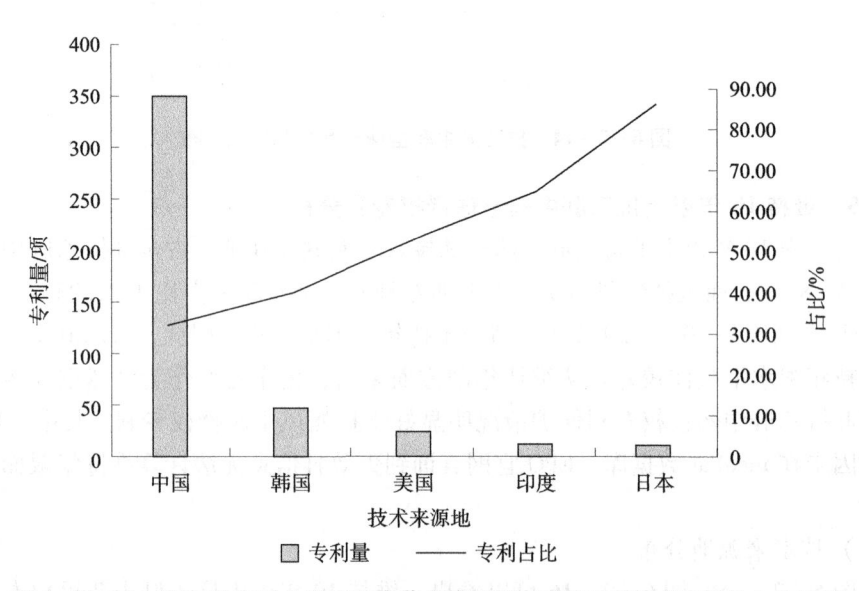

图 6-2-16　维持 10 年以上抗乙肝中药全球授权专利前五名技术来源地占比分析

（2）国内分布

从图 6-2-17 可以看出，维持年限达到 10 年以上的抗乙肝中药国内授权专利国内申请人分布以北京、山东、广东、浙江、四川等地区居多，从国内各地的申请和授权量排名情况可以看出，申请量排名靠前的普遍是大型中药企业较多、经济较发达、研发机构较多的地区。

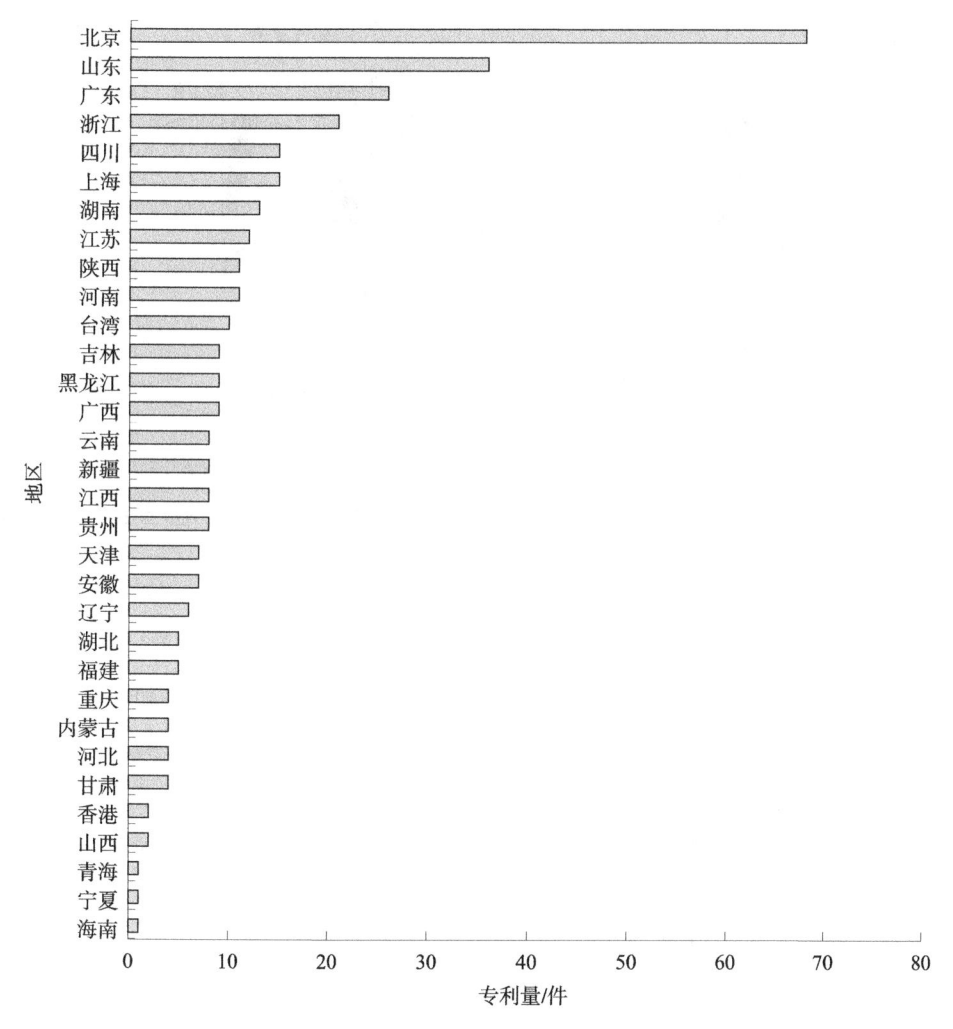

图 6-2-17　维持 10 年以上抗乙肝中药国内授权专利国内申请人地区分布

(3) 申请人类型

如图 6-2-18 所示,通过不同申请人类型横向对比可以看出,维持 10 年以上的抗乙肝中药全球授权专利的申请人类型中,个人占比达到 41.49%,是所有申请人类型中最高的,这意味着个人申请人也可能是临床高价值专利的申请主体。但是,低于个人申请人在抗乙肝中药全球授权专利中 55.63% 的占比。如图 6-2-19 所示,从维持 10 年以上抗乙肝中药全球授权专利占比情况来看,个人申请人的维持比例 (25.97%) 低于企业 (54.34%)、科研院所 (47.78%) 和医院 (28.57%)。因此在市场竞争相对激烈的抗乙肝中药领域,个人申请人专利维持水平仍有待提升。

维持 10 年以上的抗乙肝中药全球授权专利中的企业申请人的占比显著高于总体抗乙肝中药授权专利中企业申请人的占比。通过横向和纵向综合比较不难发现,企业申请人的专利维持水平较高,推测这与企业申请人的专利应用转化能力相关。

(a) 维持10年以上全球授权专利占比　　　(b) 全球授权专利申请人占比

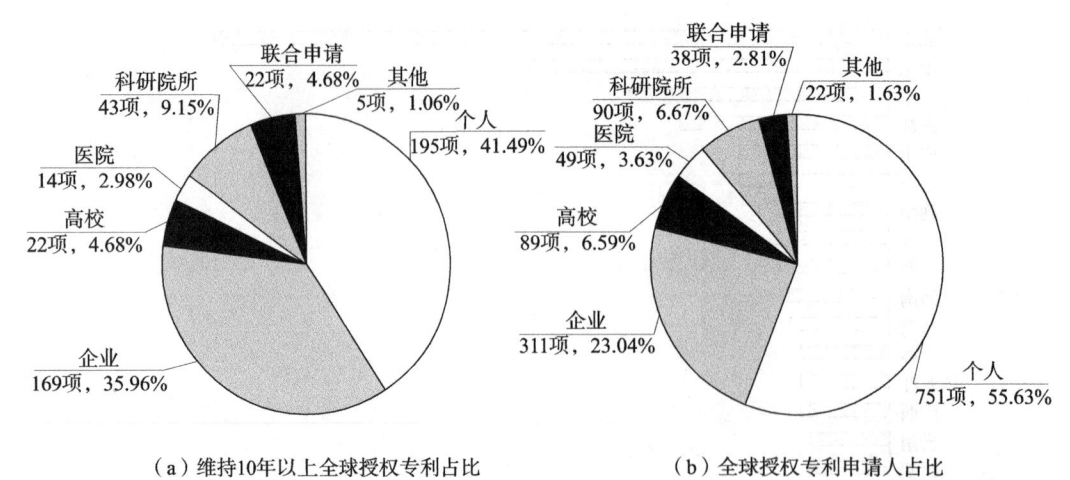

图6-2-18　维持10年以上抗乙肝中药全球授权专利与全球授权专利申请人类型占比对比分析

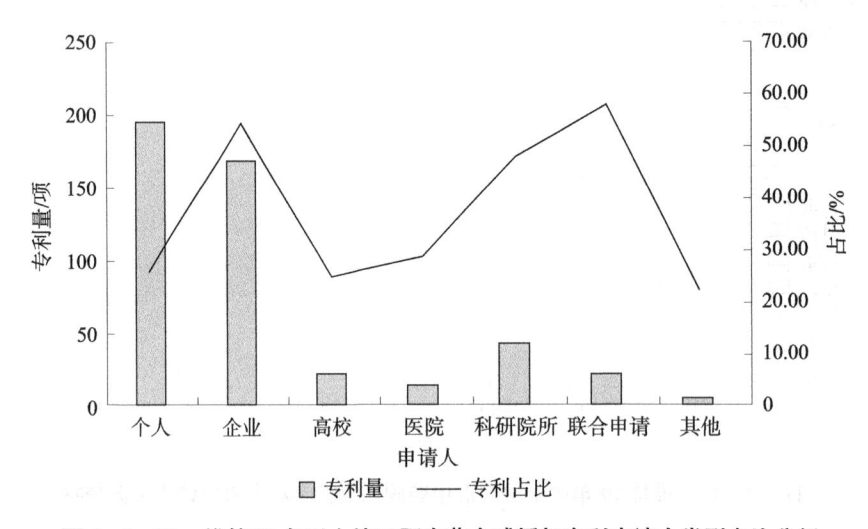

图6-2-19　维持10年以上抗乙肝中药全球授权专利申请人类型占比分析

(4) 运营情况

从图6-2-20中可以看出,与总体抗乙肝中药授权专利的运营情况相比,维持10年以上的抗乙肝中药全球授权专利进行运营转化的比例较高。由此显示,维持10年以上的抗乙肝中药全球授权专利运营情况较好,专利运营与实际应用是专利价值的真正体现,也是使专利长时间维持的有利影响因素。

(5) 中药复方技术特点

由图6-2-21、图6-2-22可知,维持10年以上抗乙肝中药全球授权与维持5年以下抗乙肝中药全球授权的复方药味数量均以1~10味居多,但维持10年以上授权专利的复方药味数量处于10~20味的数量和比例要低于维持5年以下的授权专利,说明药味数量为1~10味的复方专利更具专利保护价值。由于中药成分复杂,组方药味数量越多,其作用机制分析、药效学研究和毒理学研究难度越大。而小组方更精简,

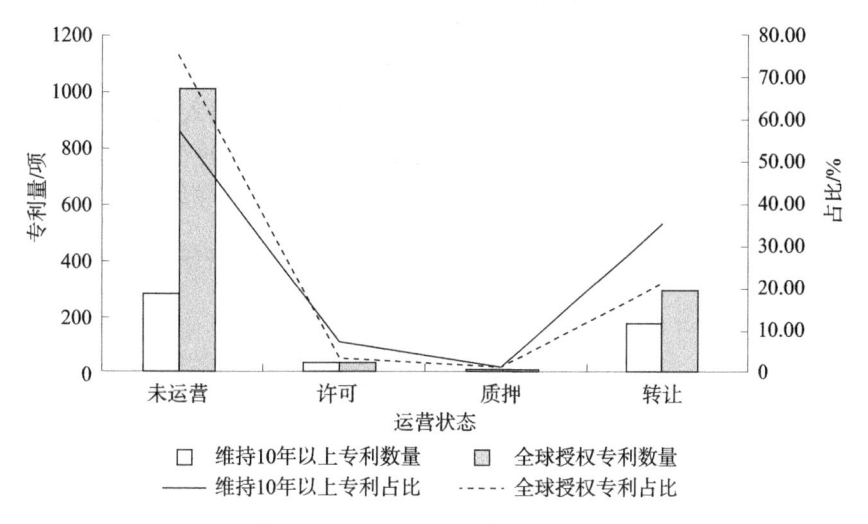

从药品注册的角度来看，小组方也更容易进行新药成果转化。

图 6-2-20 维持 10 年以上抗乙肝中药全球授权专利运营情况分布

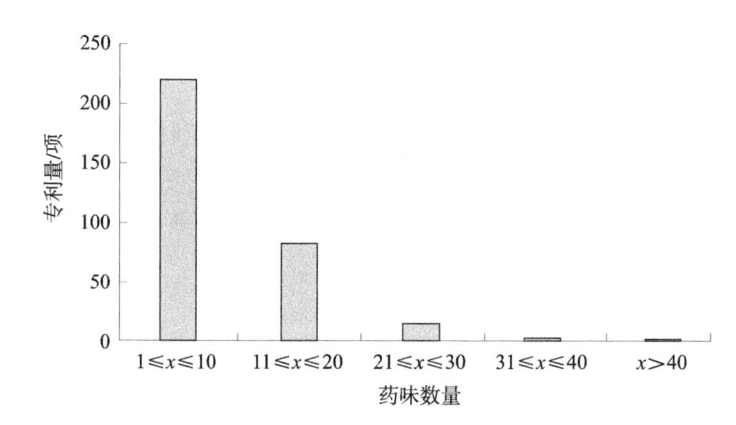

图 6-2-21 维持 10 年以上抗乙肝中药全球授权专利复方药味数量分布

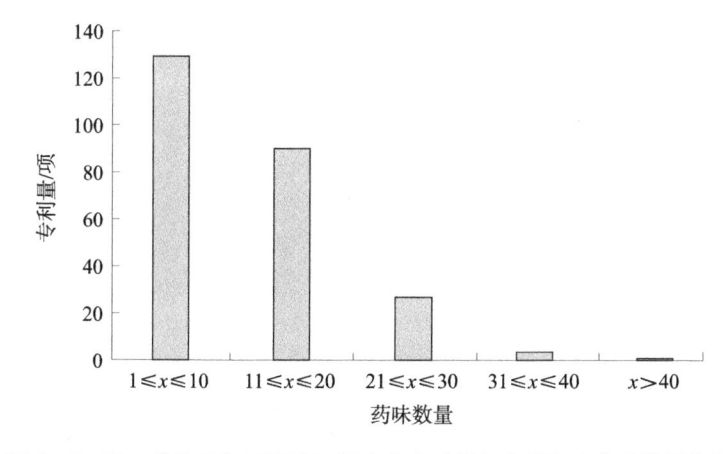

图 6-2-22 维持 5 年以下抗乙肝中药全球授权专利复方药味数量分布

6.2.2 抗乙肝中药国内授权专利分析

6.2.2.1 抗乙肝中药国内授权专利的创新主体分析

如图6-2-23所示，抗乙肝中药国内授权专利的主要申请人为国内的企业、医院、高校及个人。其中，排名前两位的均为医药企业，且两者持有的专利数量占前十名专利总量的比例超过1/3，说明国内企业在抗乙肝中药国内授权专利领域处于领头地位。

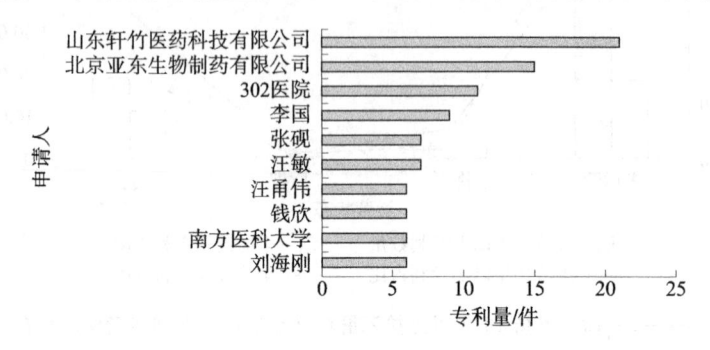

图 6-2-23 抗乙肝中药国内授权专利排名前十位申请人

6.2.2.2 抗乙肝中药国内授权专利分布

如图6-2-24所示，我国各地区的抗乙肝中药发明专利拥有数量不是很均衡，整

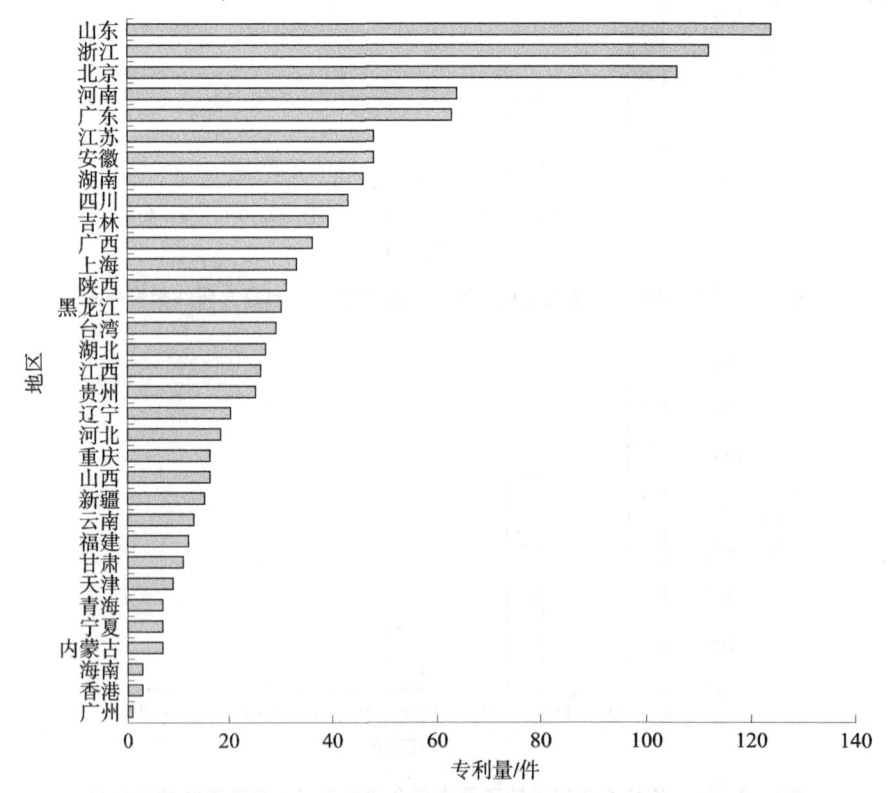

图 6-2-24 抗乙肝中药国内授权专利国内申请人地区分布

体来看，山东授权量居榜首，为124件；浙江有112件，排名第二位；北京位于第三名，有专利106件；河南、广东拥有数量相似，分别为64件、63件。抗乙肝中药国内授权专利国内申请人地区排名前十位主要集中在东部以及东南部地区，江苏、安徽、湖南、四川、吉林均榜上有名。

6.2.2.3 抗乙肝中药中国授权专利法律状态分析

从图6-2-25所示的抗乙肝中药国内授权专利的法律状态来看，授权专利中仍维持有效状态的占比31.63%，不到一半。失效专利中，有少量专利处于期限届满的状态；有相当一部分授权专利因未缴年费处于失效状态。维持有效状态的专利占比少于失效专利，说明无论是在中药发明专利质量，还是创新技术发展、市场价值等方面仍有较大的提升空间。

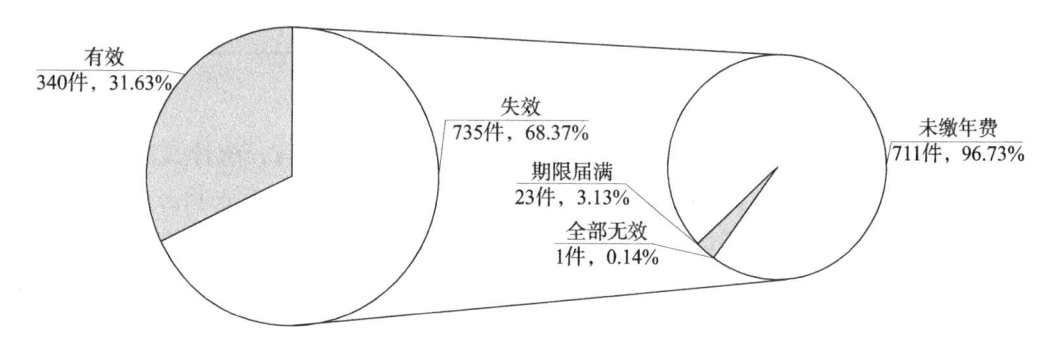

图6-2-25 抗乙肝中药国内授权专利法律状态

6.2.2.4 抗乙肝中药国内授权专利有效寿命分析

专利寿命维持时间越长，表明其专利技术价值度越高，技术创新成果越依赖其专利保护。如图6-2-26所示，抗乙肝中药国内授权专利维持10年以上的占比接近1/3，说明这些专利对于发明人具有较高的经济价值。

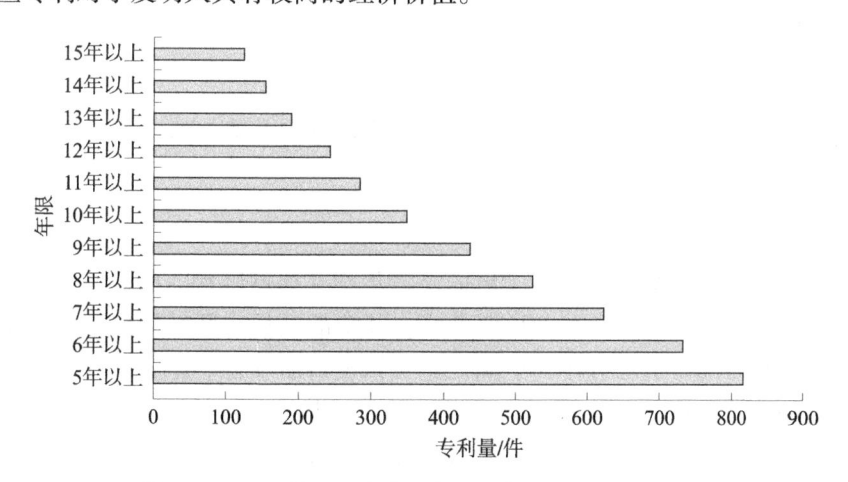

图6-2-26 抗乙肝中药国内授权专利的有效寿命分布

6.2.3 抗乙肝中药国外授权专利分析

6.2.3.1 抗乙肝中药国外授权专利的申请人排名

表6-2-4示出了抗乙肝中药国外授权专利排名前三位申请人，申请人均为韩国的个人及科研机构。

表6-2-4 抗乙肝中药国外授权专利排名前三位申请人

排名	主要申请人	专利量/项
1	韩国生命工学研究院	9
2	KIM JIN DONG, LEE JONG SUNG	5
3	OH SU JIN, KIM CHOUL HO	4

6.2.3.2 抗乙肝中药国外授权专利法律状态分析

从图6-2-27可以看出，就抗乙肝中药国外授权专利而言，统计其法律状态发现，其专利有效状态占比为47.98%，失效状态占比为52.02%，有效状态要小于失效状态，失效专利中未缴年费是主要原因（占比为63.56%）。因此，国外该领域的专利收益回报可能较低。

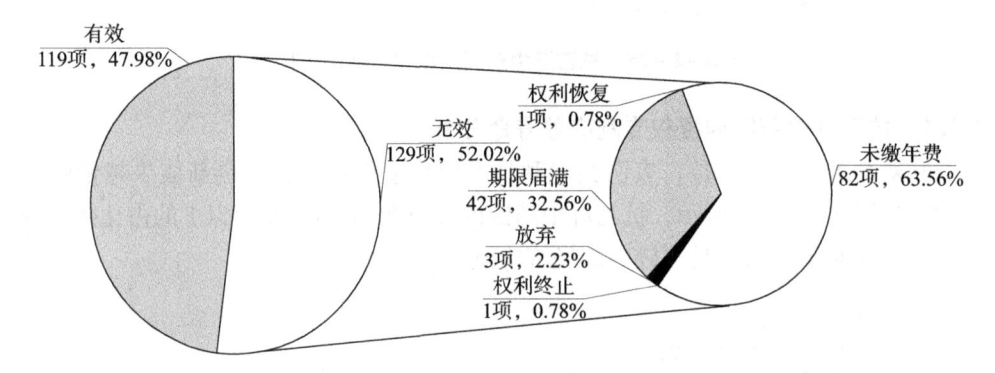

图6-2-27 抗乙肝中药国外授权专利法律状态分析

6.2.4 小 结

从药理机制来看，抗乙肝中药领域的申请集中在保肝降酶、防治肝纤维化、肝硬化等并发症方面，与慢性乙肝患者长期带病、肝功能受损、肝纤维化、肝硬化风险高发的病理特点相匹配，抗乙肝中药能满足患者恢复肝脏功能、阻断肝纤维化进程、提高生活质量的疗效需求和治疗目标。从证型来看，中药专利所对证候以湿热中阻、肝郁脾虚、瘀血阻络、肝肾阴虚以及肝肾阳虚为主，药物功效主要集中在活血化瘀、清热解毒、益肾健脾，与中医学认为正虚邪盛交织，湿、热、郁、毒、痰、虚、瘀等多种因素相互作用导致慢性乙肝发病，湿热瘀毒蕴结肝胆常贯穿慢性乙肝的整个病程，湿热、瘀血是慢性乙肝的主要病理产物，受累的关键脏腑主要是肝、脾、肾，病理改变主要是瘀血阻滞的辨证认识是一致的。相对于西医，中医注重辨证论治，能适应患者的个体差异，多数中药复方通过组分配伍，达到药效互补、整体调治的效果，在实现治疗的多样化、全面化方面更具优势。

从创新类型来看，中药复方产品开发仍然是中药创新的主要方向，中药复方组合物是在中医理论指导下的特色产物，是中医药长久以来应用于临床的智慧结晶，我国在这一方面无论是历史积淀、经验积累还是人才贮备、临床应用，都具有明显的优势，是最具有竞争潜力的创新环节。值得注意的是，从专利情况来看，涉及中西药联用的授权专利占比不多，推测其原因可能包括创新主体更集中于中药复方制剂的开发、早期专利布局意识欠缺、申请经验不足、难以满足药物联用的授权标准有关。然而，有大量文献证实，在乙肝治疗中，中药与西药联用，能各取所长，形成互补，在促进抗原转阴、减轻症状、抗肝纤维化等方面发挥着重要作用，随着临床应用的推广和知识产权运用能力的提高，无论是复方新药的研制还是已有药物的二次开发，中西药联用都是值得关注的重点。

在制备方法中，粗制仍然是该领域的主流制备方法，乙肝剂型仍以普通的传统制剂胶囊、片剂、颗粒剂等口服剂型为主，涉及新剂型的开发较少，这主要是因为国内中成药的开发遵循古方，以传统的汤、丸、散、膏、丹等口服剂型为主，如在此基础上进一步结合一定的现代制剂技术，可在保证中药疗效的前提下进一步提高中药的质量与稳定性。

从专利保护和运营来看，整体而言，国内中药专利维持有效比例较低，运营比例十分有限，专利寿命较短，能有效维持 15～20 年的专利占比较低，结合个人申请量大、个人专利转让活跃的情况推测，一方面，可能与中药专利的质量参差不齐、市场对于多数抗乙肝中药专利的效益预期有所保留相关；另一方面，由于中医药尤其是中药复方的创新难以脱离临床实践，基层医生等个人在中药创新中的作用不可小觑，是值得关注的群体，因此存在信息沟通、价值挖掘、推广运营等方面的困难。

6.3 抗乙肝中药复方专利用药特点与临床优势分析

6.3.1 抗乙肝中药复方专利基本信息

在抗乙肝中药复方专利基础上进一步筛选与整理，共纳入抗乙肝中药复方 898 首，其中，体现治法治则的复方 407 首，体现证候的复方 211 首。

纳入标准：①诊断为乙肝及其别称的中药复方专利；②复方药物组成信息完好的专利。

排除标准：①抗乙肝中药专利中含具有活性作用的化药复方；②非人用药物，如兽药等；③重复出现的复方。

6.3.2 抗乙肝中药专利数据规范

为提高数量挖掘的质量，对相关数据作标准化处理。复方中药的性味归经主要参照《中华人民共和国药典》(2020年版)进行规范，用由上海科学技术出版社于2006年出版的《中药大辞典（第2版)》和由全国科学技术名词审定委员会于2014年发布的《中医药学名词》等进行补充。按地域、炮制方法、别称区别的同种药物作标准化处理，如杭白芍、白芍标准化为白芍，苍术、炒苍术、麸炒苍术标准化为苍术，元胡标准化为延胡索。其中，同种药物使用不同炮制方法、入药部位等导致中药属性差异较大的，仍保留不同药物记录，如牛膝、怀牛膝、淮牛膝标准化为牛膝，川牛膝则保留。

6.3.3 抗乙肝中药专利数据挖掘方法

第一，运用 EXCEL 2016 对基本数据进行筛选整理。

第二，古今医案云平台由中国中医科学院中医药信息研究所中医药大健康智能研发中心研发的一款适用于中医药领域挖掘名医传承和经验总结的分析工具。本节将收集的复方中药的药物组成、治法治则、证候的信息，批量映射至该平台，运用医案标准化与数据挖掘功能，输出中药频次、性味归经、功效的频次统计和复杂网络分析。

第三，通过聚类分析方法探索抗乙肝中药的核心组方或新处方。聚类分析是将所要分析的数据，依类间相似原则进行归类。本节通过 SPSS 26.0 软件对频次高的药味进行系统聚类，复方中含有对应药味的用 1 表示，无对应药味的用 0 表示。针对二分类变量运用 Pearson 相关性，用来衡量定距变量间的线性关系，即两个数据集合是否在同一线上。进行组间联结，计算类与类个案间的平均距离。生成的谱系图，纵轴为中药变量及其变量序号，横轴为中药与中药间的距离，距离越短，两药间的相似性越高，可视为一类。

第四，通过因子分析进一步提炼出抗乙肝中药更为核心的组方。因子分析是从众多的因素中，提炼出驱动相关性较高因素背后的公共因子。本节通过 SPSS 26.0 软件在聚类分析的基础上，进一步进行 KMO 和 Bartlett 球形检验和因子分析。

6.3.4 抗乙肝中药专利数据分析

6.3.4.1 抗乙肝中药专利药物频次分析

对 898 首处方中所有中药进行排序，共得出 9348 味中药。表 6-3-1 示出了抗乙肝中药复方专利高频药物统计结果，黄芪使用频次居首位，使用频率达 28.95%。其他依次为丹参、甘草、茵陈、柴胡、虎杖等。

第6章 抗乙肝中药专利技术发展趋势

表6-3-1 抗乙肝中药复方专利高频药物统计（频次≥71）

序号	中药	频次/次	频率/%	序号	中药	频次/次	频率/%
1	黄芪	260	28.95	13	大黄	139	15.48
2	丹参	254	28.29	14	郁金	123	13.70
3	甘草	226	25.17	15	板蓝根	119	13.25
4	茵陈	209	23.27	16	黄芩	112	12.47
5	柴胡	204	22.72	17	三七	104	11.58
6	虎杖	189	21.05	18	赤芍	98	10.91
7	五味子	171	19.04	19	栀子	93	10.36
8	当归	164	18.26	20	鳖甲	86	9.58
9	白花蛇舌草	154	17.15	21	党参	80	8.91
10	茯苓	149	16.59	22	山楂	72	8.01
11	白术	146	16.25	23	半枝莲	71	7.91
12	白芍	143	15.92				

（1）中药属性分析

对纳入药物的属性进行统计。高频药物的功效见表6-3-2所示的抗乙肝中药复方专利高频药物功效统计。按中药类别可归为9类功效。以总频次统计，功效依次为补虚药7味，清热药7味，利水渗湿药3味，活血化瘀药2味，解表药、收涩药、泻下药、止血药、消食药各1味。由此可知，抗乙肝中药复方重补虚、清热解毒燥湿、利湿退黄之法。

表6-3-2 抗乙肝中药复方专利高频药物功效统计

序号	中药类别	具体功效	药物（频次）	频次/次	频率/%
1	补虚药	补气、补血、补阴	黄芪（260）、甘草（226）、白术（146）、党参（80）、当归（164）、白芍（143）、鳖甲（86）	1105	11.82
2	清热药	清热解毒、清热燥湿、清热凉血、清热泻火	白花蛇舌草（154）、板蓝根（119）、栀子（93）、半枝莲（71）、黄芩（112）、赤芍（98）、栀子（93）	740	7.92
3	利水渗湿药	利湿退黄、利水消肿	茵陈（209）、虎杖（189）、茯苓（149）	547	5.56
4	活血化瘀药	活血调经、活血止痛	丹参（254）、郁金（123）	377	4.03

续表

序号	中药类别	具体功效	药物（频次）	频次/次	频率/%
5	解表药	发散风热	柴胡（204）	204	2.18
6	收涩药	敛肺涩肠	五味子（171）	171	1.83
7	泻下药	攻下	大黄（139）	139	1.49
8	止血药	化瘀止血	三七（104）	104	1.11
9	消食药	消食	山楂（72）	72	0.77
		总计		1400	35.71

图6-3-1示出了抗乙肝中药复方专利四气分布，药性以寒、温、平为主。图6-3-2示出了抗乙肝中药复方专利五味分布，药味以苦、甘、辛为主。图6-3-3示出了抗乙肝中药复方专利归经分布，归经以肝、脾、肾居多。

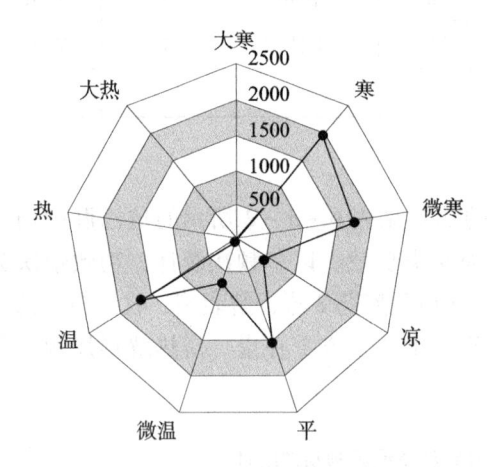

图6-3-1 抗乙肝中药复方专利四气分布

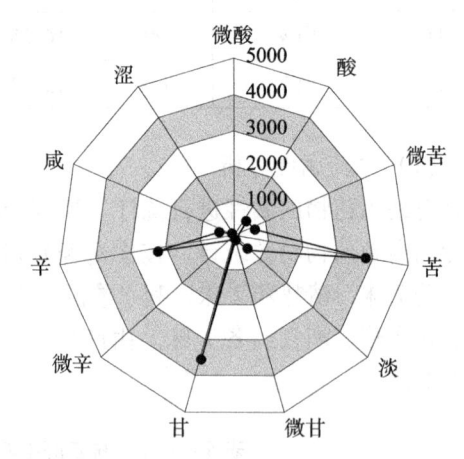

图6-3-2 抗乙肝中药复方专利五味分布

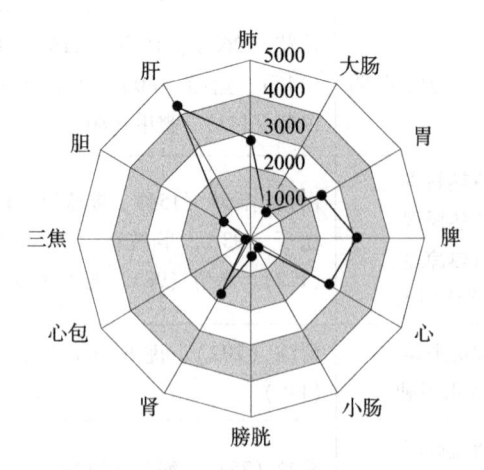

图6-3-3 抗乙肝中药复方专利归经分布

第6章 抗乙肝中药专利技术发展趋势

（2）核心药对

利用古今医案云平台医案多尺度的 backbone 网络复杂算法（边权重100、权重60、置信度0.5）抗乙肝复方中药中得到核心共用的药对有丹参-黄芪，柴胡-丹参，柴胡-黄芪，虎杖-丹参，当归-黄芪等，如表6-3-3所示。

表6-3-3 抗乙肝中药复方专利核心药对

序号	药对	频次/次	序号	药对	频次/次
1	丹参-黄芪	130	21	茵陈-黄芪	72
2	柴胡-丹参	101	22	柴胡-虎杖	70
3	柴胡-黄芪	96	23	柴胡-当归	69
4	虎杖-丹参	94	24	白术-茯苓	68
5	当归-黄芪	93	25	白芍-甘草	68
6	柴胡-甘草	93	26	白花蛇舌草-丹参	68
7	虎杖-黄芪	89	27	柴胡-白术	68
8	甘草-黄芪	86	28	当归-甘草	67
9	柴胡-茵陈	84	29	茵陈-五味子	64
10	丹参-甘草	83	30	白术-丹参	64
11	白花蛇舌草-虎杖	81	31	柴胡-茯苓	64
12	黄芪-白花蛇舌草	79	32	柴胡-五味子	63
13	黄芪-白术	78	33	白芍-丹参	63
14	当归-丹参	77	34	五味子-甘草	62
15	柴胡-白芍	75	35	茵陈-茯苓	61
16	茵陈-丹参	74	36	白术-甘草	61
17	五味子-丹参	74	37	甘草-茯苓	60
18	茵陈-甘草	73	38	虎杖-五味子	60
19	丹参-茯苓	73	39	茯苓-黄芪	60
20	黄芪-五味子	72	40	虎杖-甘草	60

（3）核心组方

第一，聚类分析。

运用 SPSS 26.0 软件对频次≥71 的 23 味中药进行系统聚类分析，生成的谱系图如图 6-3-4 所示。以 20 为界限，抗乙肝中药复方专利谱系图中药组成分类结果如表 6-3-4 所示。C1 有清热解毒，利尿通淋之效；C2 由补中益气汤合虎杖二金汤加减而来；C3 可消食健胃，行气散瘀，化浊降脂；C4 为茵陈汤的重要组成；C5 为复方大承气汤的重要组成；C6 可滋阴潜阳，活血化瘀。C1、C6 为非常见组合。

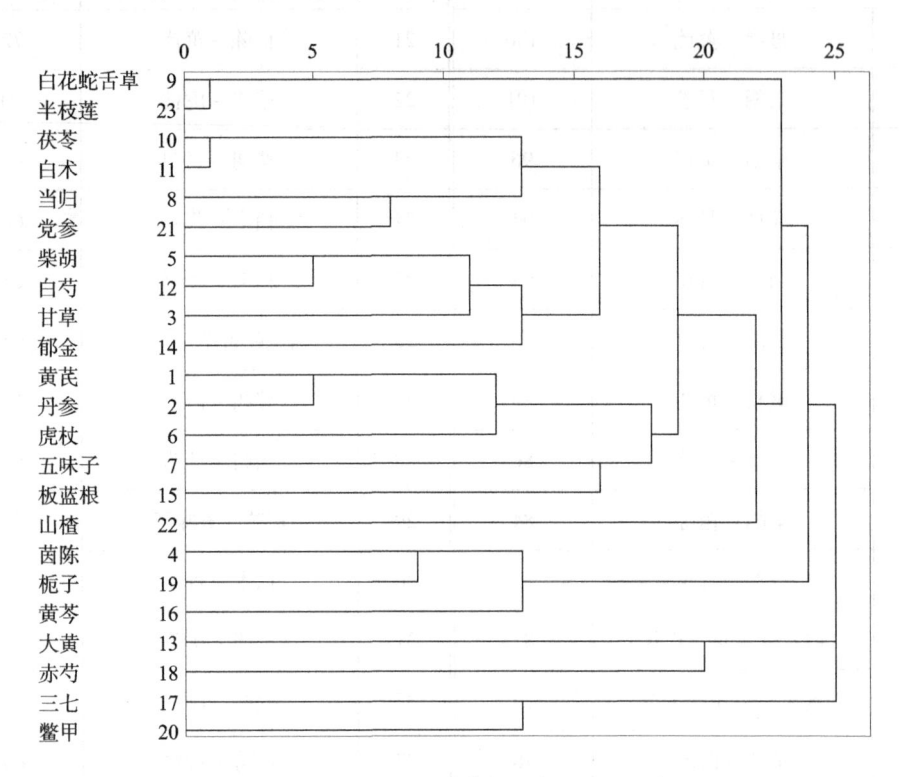

图 6-3-4 抗乙肝中药复方专利谱系示意

表 6-3-4 抗乙肝中药复方专利谱系图中药组成分类结果

序号	中药组成	序号	中药组成
C1	白花蛇舌草、半枝莲	C4	茵陈、黄芩、栀子
C2	黄芪、丹参、甘草、柴胡、虎杖、五味子、当归、茯苓、白术、白芍、郁金、板蓝根、党参	C5	大黄、赤芍
C3	山楂	C6	三七、鳖甲

第二，因子分析。

运用 SPSS 26.0 软件对频次≥71 的 23 味中药进行因子分析，进行 KMO 检验得值为

0.780，大于临界值0.6，适合进行因子分析；Bartlett 球形检验得 $P<0.01$，即选取的指标适宜进行因子分析。提取特征值大于1，采用四次幂极大法旋转，累积贡献率达到52.98%，共提取8个公因子。载荷系数绝对值大于0.4时，提取的公因子分布情况见表6-3-5，得药味1件，药组4件，药对3件。F1是补气养荣汤的重要组成部分；F2可体现扶正固本、利湿退黄的治疗原则；F3是人参益气汤的重要组成部分；F4由茵陈汤加减而来；F7为复方大承气汤的重要组成。

表6-3-5 抗乙肝中药复方专利因子分析中药组成结果

序号	中药组成	序号	中药组成
F1	党参、白术、茯苓、当归	F5	半枝莲、白花蛇舌草
F2	虎杖、丹参、黄芪、五味子	F6	三七、鳖甲
F3	白芍、柴胡、甘草、郁金	F7	大黄、赤芍
F4	栀子、黄芩、茵陈、板蓝根	F8	山楂

6.3.4.2 抗乙肝中药专利中医证候与治法治则

利用古今医案云平台医案多尺度的 backbone 网络复杂算法（边权重100、权重5、置信度0.5）从211首抗乙肝复方中药中探寻治法治则与证候之间的联系。在中医的辨证论治中，肝郁脾虚、湿热中阻、肝肾阴虚和肝胆湿热是乙肝的主要证候。可见，在中医理论中，肝、脾、肾、胃是治疗乙肝辨证归因的主要脏器。图6-3-5示出了肝郁脾虚证主要治法治则为清热解毒、活血化瘀、疏肝。图6-3-6示出了湿热中阻证主要的治法为清热解毒、活血化瘀、清热利湿。图6-3-7示出了肝肾阴虚证主要治法治则为滋补肝肾、清热解毒、活血化瘀。图6-3-8示出了肝胆湿热证主要治法治则为清热解毒、活血化瘀。

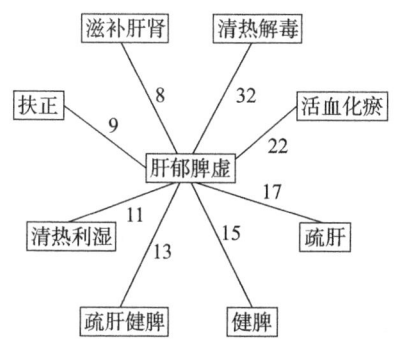

图6-3-5 抗乙肝中药专利肝郁脾虚证核心治法示意

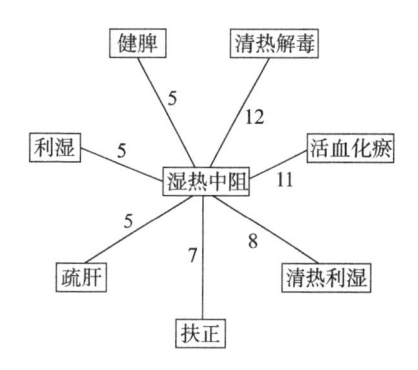

图6-3-6 抗乙肝中药专利湿热中阻证核心治法示意

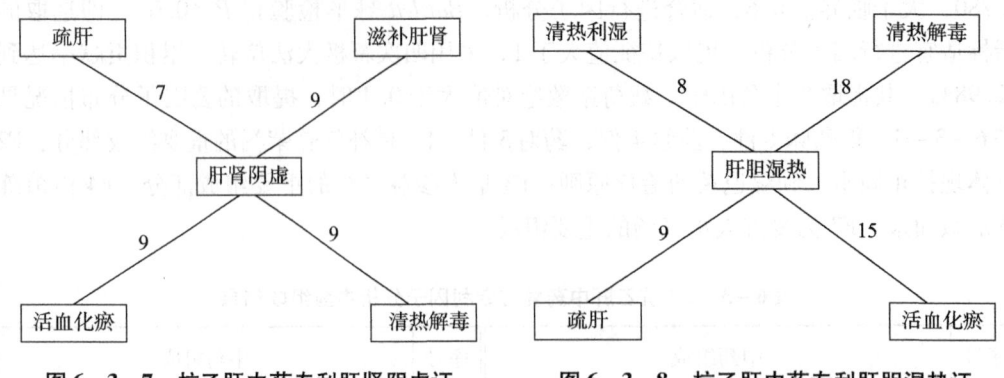

图6-3-7 抗乙肝中药专利肝肾阴虚证核心治法示意（疏肝7，滋补肝肾9，活血化瘀9，清热解毒9）

图6-3-8 抗乙肝中药专利肝胆湿热证核心治法示意（清热利湿8，清热解毒18，疏肝9，活血化瘀15）

6.3.4.3 抗乙肝中药专利中医证候与西医功效

图6-3-9示出了抗乙肝中药专利核心中医证候与西医功效，从西医功效角度来看，湿热中阻证用药涉及抗病毒、免疫调节、保肝、抗原转阴、抗纤维化等功效。肝肾阴虚证、肝郁脾虚证用药涉及免疫调节、抗病毒、保肝等功效。肝郁脾虚和瘀血阻络的治疗对应的功效有抗纤维化、抗原转阴、保肝、免疫调节、抗病毒等。

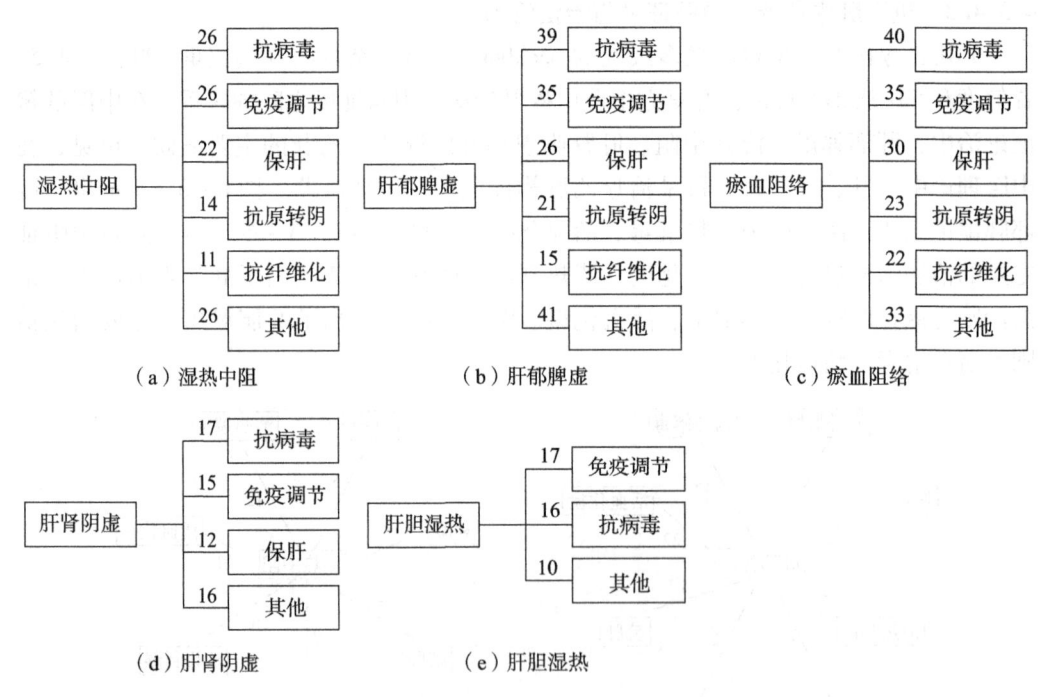

(a) 湿热中阻：抗病毒26，免疫调节26，保肝22，抗原转阴14，抗纤维化11，其他26

(b) 肝郁脾虚：抗病毒39，免疫调节35，保肝26，抗原转阴21，抗纤维化15，其他41

(c) 瘀血阻络：抗病毒40，免疫调节35，保肝30，抗原转阴23，抗纤维化22，其他33

(d) 肝肾阴虚：抗病毒17，免疫调节15，保肝12，其他16

(e) 肝胆湿热：免疫调节17，抗病毒16，其他10

图6-3-9 抗乙肝中药专利核心中医证候与西医功效分析

6.3.5 小 结

乙肝属于"肝着""黄疸""胁痛"等范畴。病机多与"湿""疫""毒""瘀"有关。病位在肝、脾、肾。补虚扶正、清热利湿、活血化瘀是中医复方治疗乙肝的优势所在。药物频次分析所得结果也与该结论一致。

中医创新多来源于经典方，例如常用药对包括丹参-黄芪、柴胡-丹参、柴胡-黄芪、虎杖-丹参、当归-黄芪等。因此在经典方基础上的合方化裁是中医研发的一个重要思路。通过聚类分析和因子分析发现，抗乙肝中药复方专利的基础方多以补虚类为主，兼顾湿、热、瘀、毒的祛除，如F1"党参+白术+茯苓+当归"中，党参、白术补气，当归补血，加茯苓健脾补中、渗泄水湿。

中医证候的研究对临床疗效的提升起关键作用，抗乙肝专利证候多样，其用药功效大多涉及抗病毒。同时，专利申请人按照中医理论治疗思路辨证论治，使方药功效并不单一，往往能产生一方多效，可灵活应对疾病进展中的病情变化或兼夹症的出现。

6.4 乙肝领域古代经典名方二次改进专利技术分析

在乙肝治疗领域，以经典方为基础的专利组方共5件，分别是在大黄硝石汤、小柴胡汤、柴胡桂枝干姜汤、保元汤以及九味牛黄丸的基础上加以改进，本节对经典名方及相关专利进行说明。

大黄硝石汤出自《伤寒杂病论》，小柴胡汤、柴胡桂枝干姜汤均出自《伤寒论》，保元汤出自《博爱心鉴》，九味牛黄丸出自《中华人民共和国卫生部药品标准：藏药（第一册）》，5个经典名方均在乙肝领域有良好的治疗效果，如表6-4-1所示。

表6-4-1 抗乙肝中药授权专利引用古代经典方信息

序号	古代经典方	药味	来源	应用领域
1	大黄硝石汤	大黄、硝石、黄柏、栀子	《伤寒杂病论》	中医临床常用于湿热所致黄疸发黄及各类急性黄疸型肝炎的治疗
2	小柴胡汤	柴胡、黄芩、人参、半夏、甘草、生姜、大枣	《伤寒论》	主症：往来寒热、胸胁苦满、心烦喜呕、默默不欲饮食、口苦、咽干、目眩、脉弦细；病机：邪犯少阳，胆火内郁，枢机不利；临床应用广泛，包含消化系统疾病，如急慢性胃炎、急慢性肝炎、呼吸系统疾病、内分泌系统疾病等[1]

---

[1] 王庆国. 伤寒论选读[M]. 北京：中国中医药出版社，2012.

续表

序号	古代经典方	药味	来源	应用领域
3	柴胡桂枝干姜汤	柴胡、桂枝、干姜、栝蒌根、黄芩、牡蛎、甘草	《伤寒论》	主症：往来寒热，心烦，胸胁满微结，小便不利，渴而不呕，但头汗出；病机：少阳枢机不利，三焦失职，水饮内停，或是肝胆有热而脾胃有寒；主要用于胃炎、乙肝、肝硬化、慢性胆囊炎、糖尿病、肺心病、慢性结肠炎、甲状腺功能减退的治疗❶
4	保元汤	白参、黄芪、炙甘草、肉桂	《博爱心鉴》	诸药相合，有益气温阳之效，调补肝肾❷，提高心脏和肾脏的作用，减少炎性反应，临床实践表明保元汤治疗扩张型心肌病❸、心力衰竭疗效显著
5	九味牛黄丸	红花、巴夏嘎、木香马兜铃、牛黄、渣驯膏、波棱瓜子、獐牙菜、绿绒蒿、木香	《中华人民共和国卫生部药品标准：藏药（第一册）》	清肝热，对肝大，肝区疼痛，恶心，目赤效果较好，用于肝炎等病

5件专利中，有4件专利授权，1件专利因未缴年费而失效，其部分专利的发明名称、法律状态、经典方名称及组方、技术改进情况如表6-4-2所示。

表6-4-2 基于古代经典名方二次改进的部分抗乙肝中药授权专利

序号	申请号	发明名称	法律状态	经典方名称及组方	技术改进
1	CN201510043266.9	具有高抗丙型肝炎病毒活性的中药组合物	授权	大黄硝石汤：大黄、硝石、黄柏、栀子	减少硝石

---

❶ 王庆国. 伤寒论选读 [M]. 北京：中国中医药出版社，2012.
❷ 宁泽璞，蔡铁如. 国医大师专科专病用方经验：气血津液与头身肢体病分册 [M]. 北京：中国中医药出版社，2015.
❸ 程志清. 程志清论治心系九病精要 [M]. 北京：中国中医药出版社，2020.

续表

序号	申请号	发明名称	法律状态	经典方名称及组方	技术改进
2	CN201510043244.2	具有抗乙型、丙型肝炎病毒活性的中药组合物	授权	大黄硝石汤：大黄、硝石、黄柏、栀子	硝石替换成芒硝
3	CN02132320.8	一种治疗乙肝的药物	未缴年费	小柴胡汤：柴胡、黄芩、人参、半夏、甘草、生姜、大枣	改变柴胡剂量，将人参、半夏、甘草、生姜、大枣替换为白芍、茵陈、茯苓、丹参、生首乌、黄芪
4	CN201610884414.4	一种用于修复肝损伤的中药制剂及制备方法	授权	柴胡桂枝干姜汤：柴胡、桂枝、干姜、栝蒌根、黄芩、牡蛎、甘草	增加丹参、丝瓜络、茵陈、土茯苓、三七、大青叶、五味子、天麻，减少栝蒌根，改变剂量配比
5	CN201510373203.X	一种治疗乙型肝炎的藏药组合物	授权	九味牛黄丸：红花、巴夏嘎、木香马兜铃、牛黄、渣驯膏、波棱瓜子、獐牙菜、绿绒蒿、木香	去除木香马兜铃和牛黄，增加甘青青兰、獐牙菜

基于古代经典名方二次改进的抗乙肝中药授权专利的组方针对湿热内侵证、肝郁脾虚、瘀血阻络、伤寒少阳证的证候类型，在原经典名方的基础上加以改进，取得了抗病毒、提高免疫力、抗肝纤维化、修复肝细胞、清肝热，治疗肝大、肝区疼痛的功效。湿热内侵证包括湿热内蕴及湿热中阻，为经典方二次改进组合物的主要治疗症候，如图6-4-1所示。

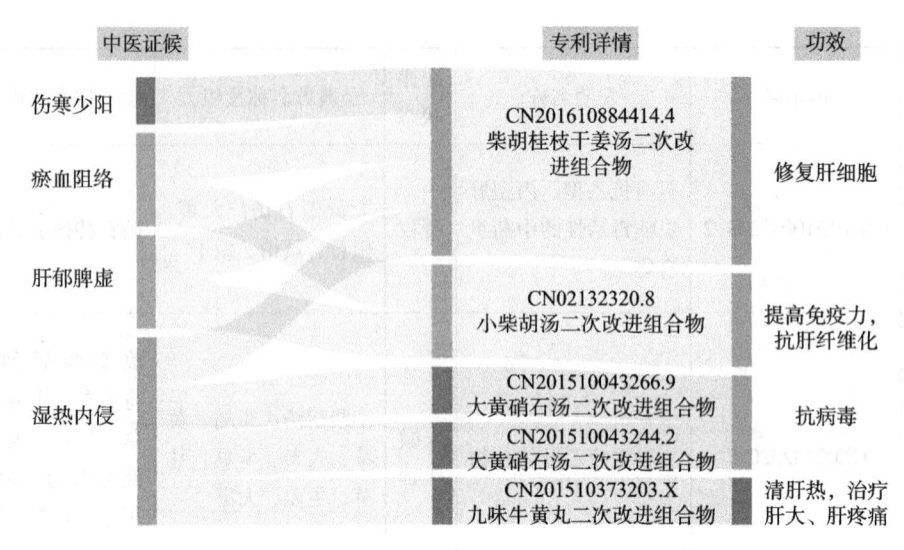

图6-4-1 抗乙肝中药授权专利对应的中医证候与功效

6.4.1 大黄硝石汤

大黄硝石汤出自张仲景《伤寒杂病论》,其组方为大黄、硝石、黄柏、栀子。适用于黄疸、腹满,小便不利而赤,自汗出,表和里实。❶ 中医临床常用于湿热所致黄疸发黄及各类急性黄疸型肝炎的治疗。❷

申请号 CN201510043266.9 的专利名称为具有高抗丙型肝炎病毒活性的中药组合物,其组方为栀子、大黄、黄柏,与原经典方相比,减少硝石药味。

申请号 CN201510043244.2 的专利名称为具有抗乙型、丙型肝炎病毒活性的中药组合物,其组方为栀子、大黄、黄柏、芒硝,与原经典方相比,将硝石替换为芒硝。根据这 2 件专利说明记载,改进后的组方对于湿热内蕴阻滞肝胆型的乙肝、丙肝具有确切的治疗效果。药效学实验研究结果表明,该 2 件专利组方能够发挥一定的抗乙肝病毒、丙肝病毒活性作用,具有经方大黄硝石汤所不具备的抑制肝炎病毒活性的新的治疗作用。

6.4.2 小柴胡汤

小柴胡汤出自张仲景《伤寒论》,其组方为柴胡、黄芩、人参、半夏、甘草、生姜、大枣。主症往来寒热、胸胁苦满、心烦喜呕、默默不欲饮食、口苦、咽干、目眩、脉弦细;针对病机为邪犯少阳,胆火内郁,枢机不利;临床应用广泛,包含消化系统疾病,如急慢性胃炎、急慢性肝炎、呼吸系统疾病、内分泌系统疾病等。❸

---

❶ 张仲景,罗哲初. 伤寒杂病论 [M]. 南宁:广西人民出版社,1980.
❷ 孔祥鹏,裴妙荣,邓亮,等. 大黄硝石汤组成药物君臣配伍意义探析 [J]. 中成药,2014 (1):175 – 177.
❸ 王庆国. 伤寒论选读 [M]. 北京:中国中医药出版社,2012.

申请号 CN02132320.8 的专利名称为一种治疗乙肝的药物，其组方为柴胡、黄芩、白芍、茵陈、茯苓、丹参、生首乌、黄芪，根据前人之经验配伍茵陈、茯苓以清热解毒、健脾，丹参活血化瘀，生首乌、黄芪滋养肝肾、提高免疫能力，诱生干扰素降低转氨酶，促进肝细胞再生，加速病灶组织修复，抗肝纤维，以达到扶正祛邪。以肝郁脾虚、瘀血阻络为针对证候，经过改进，采用上述方案，使该专利组方治疗乙肝。

6.4.3 柴胡桂枝干姜汤

柴胡桂枝干姜汤出自张仲景《伤寒论》，其组方为柴胡、桂枝、干姜、栝蒌根、黄芩、牡蛎、甘草。主症往来寒热、心烦、胸胁满微结、小便不利、渴而不呕、但头汗出；针对病机属少阳枢机不利，三焦失职，水饮内停，或是肝胆有热而脾胃有寒；主要用于胃炎、乙肝、肝硬化、慢性胆囊炎、糖尿病、肺心病、慢性结肠炎、甲状腺功能减退等。[1]

申请号 CN201610884414.4 的专利名称为一种用于修复肝损伤的中药制剂及制备方法，其组方为柴胡、桂枝、干姜、天花粉、煅牡蛎、炙甘草、黄芩、丹参、丝瓜络、茵陈、土茯苓、三七、大青叶、五味子、天麻，在原经典方的基础上减少栝蒌根，增加丹参、丝瓜络、茵陈、土茯苓、三七、大青叶、五味子、天麻，改变了剂量配比，该专利组方以湿热中阻、肝郁脾虚、瘀血阻络、伤寒少阳证为针对证候。根据说明书记载，在肝纤维化损伤大鼠模型中，对肝功能指标以及炎症指标均表现出了明显的生物活性，可以抑制原代大鼠肝脏星状细胞（HSC）增殖，抑制肝脏中细胞外基质（ECM）的过分增殖，并且明显优于柴胡桂枝干姜汤。

6.4.4 保元汤

保元汤出自《博爱心鉴》，组方为人参、黄芪、甘草、肉桂，人参、黄芪补元气，可助心气；甘草甘温益气，通经利脉，行血气；肉桂辛热补阳，温通血脉；诸药相合，有益气温阳之效，调补肝肾[2]，提高心脏和肾脏的作用，减少炎性反应，临床实践表明保元汤治疗扩张型心肌病[3]、心力衰竭疗效显著[4]。

6.4.5 九味牛黄丸

九味牛黄丸出自《中华人民共和国卫生部药品标准：藏药（第一册）》，九味牛黄丸组方为红花、巴夏嘎、木香马兜铃、牛黄、渣驯膏、波棱瓜子、獐牙菜、绿绒蒿、

---

[1] 王庆国. 伤寒论选读 [M]. 北京：中国中医药出版社，2012.
[2] 宁泽璞，蔡铁如. 国医大师专科专病用方经验：气血津液与头身肢体病分册 [M]. 北京：中国中医药出版社，2015.
[3] 程志清. 程志清论治心系九病精要 [M]. 北京：中国中医药出版社，2020.
[4] 于天怡. 保元汤治疗慢性心力衰竭的系统评价及其入血成分的网络药理学分析 [D]. 宜春：宜春学院，2022.

木香,其功能主治为清肝热,对肝大、肝区疼痛、恶心、目赤效果较好,用于肝炎等疾病。

申请号 CN201510373203.X 的专利名称为一种治疗乙肝的藏药组合物,其组方为红花、巴夏嘎、甘青青兰、渣驯膏、波棱瓜子、獐牙菜、绿绒蒿、木香。在原经典方的基础上选择性去掉了毒性药材木香马兜铃及牛黄,增加了甘青青兰的使用,调整了红花和獐牙菜的用量和獐牙菜与绿绒蒿的比例,使药方具有治疗乙肝,清肝热,在治疗肝大、肝疼痛作用的同时减少了药方的毒性。

6.4.6 小　　结

以经典方为基础的专利共 5 件,分别是在大黄硝石汤、小柴胡汤、柴胡桂枝干姜汤、保元汤以及九味牛黄丸的基础上加以改进。这 5 件专利的组方分别针对湿热内侵证、肝郁脾虚、瘀血阻络、伤寒少阳证的证候类型,取得了抗病毒、提高免疫力、抗肝纤维化、修复肝细胞、清肝热,治疗肝大、肝疼痛的功效。可见基于经典名方的乙肝治疗药物开发的专利授权数量十分有限。随着国家对于经典名方重视程度的提高以及政策支持,这类药物可能迎来开发热度的上涨,但是,由于经典名方长期应用,多数在治疗机理、组方加减、用途开发等方面有大量的研究,如何满足专利等知识产权保护的标准是创新主体面临的挑战。

6.5　乙肝领域国医大师及全国名老中医专利技术分析

6.5.1　乙肝领域国医大师中药专利技术分析

在抗乙肝中药专利申请方面,国医大师有周仲瑛、任继学、南征、林天东和王庆国作为专利发明人或申请人。表 6-5-1 对国医大师作为发明人的专利申请情况进行分析。

表 6-5-1　国医大师抗乙肝中药专利技术信息

国医大师	所属单位	适应证与证候	理论功效
周仲瑛	南京中医药大学	慢性乙肝肝脾两伤、湿热瘀郁证	调养肝脾、清化湿热瘀毒
任继学	长春中医药大学附属医院	甲肝、乙肝	疏肝理气、清热解毒
南征	长春中医药大学附属医院	甲肝、乙肝	疏肝理气、清热解毒

续表

国医大师	所属单位	适应证与证候	理论功效
林天东	海南省中医院	抗乙肝病毒、抗肿瘤；肝气郁滞、脾不健运、湿度内阻所致的乙肝	清热利湿、解毒退黄、消散瘀结，辅以健脾益气、养心安神；疏肝解郁、益气健脾、清热解毒、利湿转阴
王庆国	北京中医大学	肝郁脾虚、湿热内蕴、络脉瘀阻所致诸病症	以温补为主，兼以疏肝健脾、清利湿热、活血软坚于一体

6.5.1.1 周仲瑛

周仲瑛根据其多年的临床经验及临床表现认为，乙肝患者可以分为两类，正虚毒郁型：脾肾气弱，湿热瘀毒未尽，以正虚为主；湿热瘀毒型：湿热瘀毒侵入脏腑，暗耗气血，以邪实为主。提出湿热瘀毒交结，久必肝脾两伤是慢性乙肝的病理特点。[1] 周仲瑛抗乙肝中药相关专利申请如下。

申请号 CN200310112807.6 的专利名称为一种治疗慢性乙肝的复方制剂及其制备方法。针对慢性乙肝肝脾两伤、湿热瘀郁证，该复方制剂由太子参、枸杞子、白术、茯苓、虎杖、半枝莲、垂盆草、赤芍、苍术、白花蛇舌草、苦参和甘草制成。方中药用太子参益气健脾为君，实脾以治肝；枸杞子、白术、茯苓为臣，补益肝脾，助君药以健脾养肝，扶正祛邪；佐以虎杖、半枝莲、垂盆草、赤芍、白花蛇舌草、苦参清热利湿、凉血解毒，苍术燥湿健脾；取甘草为使，调和诸药以解毒。诸药合用具有调养肝脾、清化湿热瘀毒的功效。根据说明书记载，该发明首次提出湿热瘀毒交结，久必肝脾两伤是慢性乙肝的病理特点，据此确立调养肝脾，清化湿热瘀毒法，并按此组方研制出复方制剂——肝得康颗粒，与同类药物比较，该制剂疗效显著，有其独特的优势。基于该专利，南京中医药大学联合吉林省明星制药有限公司进行"肝得康颗粒"新药申报，并获批件。

6.5.1.2 任继学

任继学是我国首届国医大师，15 岁时，拜师于吉林省名医宋景峰。1954 年赴吉林省中医进修学校（现为长春中医药大学）进修学习。在此期间，任继学进一步系统学习了中医药理论。1958 年，北京中医学院举办了为期两年的教学研究班，任继学先生经推荐成为其学员，在任应秋等众多国内名医的精心指导下，学业锐进，并将理论与临床实践有机结合。[2] 任继学是我国著名中医临床专家，长期在长春中医药大学从事中医内科的教学、临床、科研及管理工作，任吉林省终身教授，专注于中风等领域的研

---

[1] 中华中医药学会科普分会，冯磊，张超. 乙肝百家百方 [M]. 2 版，北京：中国中医药出版社出版，2018.
[2] 中医药文化. 启古悟今悬壶济世：国医大师任继学先生的治学之路 [EB/OL]. (2010-02-25) [2022-09-27]. http://www.th55.cn/tcm/yjdj/1402/202695.html.

究，是中医急诊学的开拓者。其在中医内科学建设方面，首次明确提出中医内科学特点，创立了内科学以"病、证、症、候、理、法、方、药、调、防"为核心的辨证十法，把疾病特点分析出来，使辨证论治更清楚、更有把握，提高疗效。❶

在肝炎治疗方面，任继学认为慢性乙肝乃正气亏损，毒邪乘虚而入所致。因正不胜邪，或失治、误治，以致邪毒内潜，损伤气的三维御邪抗毒系统，邪毒深伏，肝体受损。肝受毒害，引发肝之经络、孙络、毛络内外血行不畅，造成水津内结，久而不除，为瘀为毒，肝络被害，发生肝硬化。其在治疗方面注重辨证分型，重视清热毒、疏肝郁、通经络、护正气，扶正与排毒兼顾。任继学主持的"肝炎春冲剂治疗病毒性肝炎的研究"获得吉林省科技进步奖三等奖。任继学抗乙肝中药相关专利申请如下。

申请号 CN200610017173.X 的专利名称为一种治疗慢性肝炎的药物及制备方法和质量控制方法。针对甲肝、乙肝，该药物采用返魂草、郁金、蒸制黄精、白芍和生麦芽制成。方中选用返魂草为君药，清热解毒，疏肝理气，疏筋导络；臣以郁金，行气解郁，活血止痛，凉血清心，利胆退黄，向为解郁要药，辅助君药，以增强疏肝解郁，行气导滞，疏通经络，活血化瘀之力，使气得顺，血得和，热得清，毒得解，胀得消，痛得止；佐以白芍，养血平肝，敛阴止痛，蒸制黄精，滋肾润肺，补脾益气，二药得配，可滋肝肾，养心血，润肺阴，补脾胃，则五脏之气得充，正气得复，可辅佐君臣之药，有扶正排毒之力；使以生麦芽，健脾和胃、疏肝行气，并为群之向导，使邪得伏，正得复。诸药全用，共奏疏肝理气、清热解毒之功效。以该专利为基础，吉林敖东药业集团成功开发了澳泰乐颗粒、澳泰乐胶囊系列药品，现已上市。

6.5.1.3 南　　征

南征是我国第四届国医大师。南征 1959 年考入长春中医学院，陈玉峰以及国医大师刘柏龄等授课老师对其刻苦学习的精神充分赞扬。毕业后，南征留在长春中医药大学附属医院工作，仍然不放弃对中医四大经典等医书的研读，为临床打下坚实的理论基础。1982 年首届国医大师任继学先生将南征收入门下，将其毕生所学倾囊相授，任继学先生治学的严谨，一直影响着南征。南征为长春中医药大学终身教授，长春中医药大学附属医院主任医师。他创立了以"消渴—消渴肾病—消渴肾衰"为主线的完整的疾病诊疗体系。临床中注重"滋阴清热、益气养阴、活血化瘀"，尤其重视综合管控，创新性地提出了"一则八法""毒损肾络"理论学说。开创了从"毒损肾络"论治糖尿病肾病的先河，独创"消渴肾病"中医新病名，丰富了中医络病学理论内涵。❷南征抗乙肝中药相关专利申请号为 CN200610017173.X，专利名称为一种治疗慢性肝炎的药物及制备方法和质量控制方法，与任继学同为专利发明人。

6.5.1.4 林天东

林天东是我国第四届国医大师。年少时师从海南省名医杨美卿，先后就读于广州

---

❶ 长春中医药大学附属医院（吉林市中医院）. 任继学 [EB/OL]. [2022 - 09 - 27]. https://www.jlhtcm.com/index.php?m=articlezj&a=index&cid=104&id=409.

❷ 刘世林，孙健，鲍鹏杰，等. 第四届国医大师南征列传：独创"消渴肾病"抗"艾"斗士 [N]. 中国中医药报，2022 - 09 - 29（4）.

中医学院（现为广州中医药大学）及中国中医科学院，积累了丰富的理论知识与临床经验。林天东曾任海南省中医院院长，现为广州中医药大学、海南医学院教授，兼任中国民族医药学会黎医药分会会长。临证善用经方，推崇"小处方、大疗效"，擅治老年病、肝病等内科杂病。❶ 林天东的学术思想主要包括：构建以"因毒致病"与"解毒治病"和"立道保健理论"为核心的黎医药学理论体系；创建"琼州经方流派"；创新提出"男方女用、女方男用"男女异病同治理论等。❷

林天东认为慢性乙肝的发病为正气不足，感受湿热疫毒，或饮食不洁，或先天胎毒而致。病机特点为湿热羁留、肝胆不疏、脾胃受损，久病则瘀血阻络。他强调乙肝发病的内因为正气不足，外因为湿邪疫毒。体内正虚邪实并存，虚实夹杂，两者互为因果，影响疾病的发展、变化与转归。林天东指出慢性乙肝病程大致可分为三个阶段：初期大多数乙肝患者因湿热疫毒未清、迁延不愈，导致湿热毒邪困遏脾胃，损伤肝体，脾失健运之职，肝失疏泄之能，而为湿热气滞；中期湿热羁恋中焦，损伤肝脾气血生化之源，肝失所养，造成肝郁脾虚之证；后期则因脾土衰败，久病入络，瘀血内着而为积累。因此，治疗慢性乙肝需结合各期不同的病因病机特点辨证施治。❸ 林天东抗乙肝中药相关专利申请如下。

申请号 CN201810927310.6 的专利名称为一种抗乙肝病毒、抗肿瘤的中药组合物及其制剂和应用，该中药组合物由蒲公英根、半枝莲、半边莲、白花蛇舌草、田基黄、灵芝、黄芪、白术和陈皮制成，方中半枝莲清热解毒、散瘀止血、利水消肿，半边莲清热解毒、利水消肿，白花蛇舌草清热解毒、消痈、利湿通淋，蒲公英根清热解毒、消肿散结、利湿通淋，田基黄清热解毒、利湿退黄、活血消肿，共为君药；黄芪补气固表、托疮生肌，白术健脾益气，陈皮理气健脾，共为臣药；灵芝养心安神、止咳平喘、补益气血为佐药；诸药合用，清热利湿、解毒退黄、消散瘀结，辅以健脾益气、养心安神。该中药组合物具有显著的抗乙肝病毒、抗肿瘤作用。根据说明书记载，该中药组合物可制成多种剂型，对感染乙肝病毒患者或肿瘤患者均具有较佳的治疗效果，可满足不同患者的需求。

申请号 CN201510915249.X 的专利名称为一种治疗乙肝的中药组合物及其制剂。其针对肝气郁滞、脾不健运、湿毒内阻所致的病毒性乙肝，该中药组合物由柴胡、黄芩、党参、橘红、佩兰、山楂、虎杖、麦芽、红枣、半枝莲、半边莲、田基黄、溪黄草、白花蛇舌草、鸡内金、法半夏和甘草制成。方中以柴胡、党参、法半夏、橘红、麦芽、鸡内金、山楂等疏肝解郁、益气健脾，虎杖、白花蛇舌草、半枝莲、溪黄草、田基黄等清热解毒、利湿转阴。该中药组合物名为双莲解毒丸（原名乙肝转阴丸），现为海南

---

❶ 决策中国网. 国医大师林天东入驻中国影响力人物数据库 [EB/OL]. (2022-09-01) [2022-09-30]. https://3g.163.com/dy/article/HG6HD9BP0516D7EK.html.

❷ 行业名人数据库. 林天东教授 [EB/OL]. [2022-09-30]. http://www.mrbk.tv/mrbk/yiyao/52805.html.

❸ 张达坤，杨永和，蔡敏，等. 林天东分期辨治慢性乙型肝炎的经验 [C] //. 中国中西医结合学会消化系统疾病专业委员会第二十九届全国中西医结合消化系统疾病学术会议论文集. 海南省中医院脾胃肝病科；广州中医大学研究生院，2017：801-803.

省中医院的院内制剂。根据说明书记载，经临床应用，该发明具有疗效优越、无毒副作用、价格低廉、使用方便等优点。

6.5.1.5　王庆国

王庆国为我国第四届国医大师。1972 年，王庆国求学于辽宁中医学院（现为辽宁中医药大学），当时的王庆国便认识到中医经典是临床的根基，唯有勤于思考，狠下苦功，夯实基础，方能在日后临床中纯熟运用。1981 年，行医 10 余载的王庆国考入北京中医学院，拜入刘渡舟门下，20 多年不间断侍诊抄方，为日后的中医临床和中医学术研究打下了坚实的基础。❶ 王庆国先生为北京中医药大学终身教授、主任医师、中医临床基础专业博士生导师，国家级重点学科中医临床基础学科带头人；其继承刘渡舟衣钵，致力于《伤寒论》研究，重视六经辨证，并对"六经的实质""抓主证、活用经方"有独到的见解。先后对"泻心汤类方""柴胡汤类方""麻黄汤类方""苓桂剂类方"等经方的作用机理进行了较为深入的研究，提出了中药复方机理研究，应"病证结合，方证相应"的指导思想，对于中药新药创制，提出应遵循"部分替代，局部优化，质量可控，疗效提高"。在临床实践中，善用经方，疗效显著。发现并倡导"方元"理论，找到了理解与化裁经方的核心与关键。提出了临床拓展经方运用的五项原则与十大途径，对临床扩大经方运用颇有裨益。❷

王庆国认为，乙肝病毒属于湿毒、湿热之邪。例如，乙肝的急性期或慢性期，凡是出现黄疸的，大部分属于湿热之邪或者湿毒之邪。另外，由于乙肝具有很大的传染性，与中医所说的疫毒之邪关系密切，因此也可以认为乙肝病毒是一种疫毒。王庆国临床辨治乙肝执气血为纲，即病在气分者当治其气，在血分者则当治血；气分入于血分者治其血，血分出于气分者则当治其气；气血同病者先治其气，兼治其血，此为一般治疗大法。❸ 王庆国抗乙肝中药相关专利申请如下。

申请号 CN200310121459.9 的专利名称为一种治疗肝炎的药物及其制备方法。针对肝郁脾虚、湿热内蕴、络脉瘀阻所致诸病症，该药物由柴胡、黄芩、黄芪、茵陈、茜草、栀子、蟅虫、白术和凤尾草合理配伍组方而成，以温补为主，兼以疏肝健脾、清利湿热、活血软坚于一体。根据说明书记载，实验结果显示该发明药物通过抗病毒、护肝、退黄、免疫调节和抗纤维化等多方面的治疗作用，能对多种病毒性肝炎（例如甲肝、乙肝、丙肝等）患者起到抗病、缓解病情，最终达到完全治愈的目的。根据说明书记载，该发明无毒副作用，适合临床长期服用。

6.5.2　乙肝领域全国名中医中药专利技术分析

在抗乙肝中药发明专利中，作为发明人或申请人的全国名中医有孙同郊、赵文霞、

---

❶ 李娜. 第四届国医大师王庆国：燕京刘氏伤寒学派"掌门"［N］. 中国中医药报，2022-08-25（3）.
❷ 北京中医药大学中医学院. 王庆国［EB/OL］.［2022-09-30］. https：//jichu.bucm.edu.cn/jxkyjg/shjys/szdw_04/40766.htm.
❸ 闫军堂，王雪茜，刘晓倩，等. 王庆国教授治疗病毒性乙型肝炎的特色与经验［J］. 现代中医临床，2016（6）：49-52，58.

钱英、吕志平、张之文、凌昌全、袁今奇和王伯祥。以下对名中医作为发明人的专利申请情况进行分析，如表6-5-2所示。

表6-5-2 全国名中医抗乙肝中药专利技术信息

全国名中医	所属单位	适应证与证候	理论功效
孙同郊	西南医科大学附属中医医院	慢性乙肝、肝郁脾虚证或瘀血阻络证	除湿解毒、疏肝健脾、活血化瘀
赵文霞	河南中医药大学第一附属医院	气滞血瘀、肝脾功能失调	益气健脾、清热化湿
钱英	首都医科大学	湿热羁留、肝脾肾气血俱虚、瘀血阻滞；肝胆湿热型急、慢性病毒性乙肝初期或活动期以及乙肝病毒携带者	解毒利湿、化瘀通络、益气滋肾；清肝利胆、解毒逐瘟的功能，明显改善黄疸、胃脘痞满、消退厚腻或黄腻苔等湿热中阻之症，且具有较强的清热解毒效果
吕志平	南方医科大学	抗乙肝病毒；慢性肝炎和肝硬化	清热解毒、祛风除湿
张之文	成都中医药大学	肝郁脾虚型慢性乙肝	疏肝理气解郁、活血化瘀、清利湿热、益气健脾
凌昌全	中国人民解放军海军军医大学	肝郁脾虚、阴虚内热	健脾疏肝
袁今奇	石河子大学医学院第一附属医院	慢性乙肝免疫耐受期；巩固和维持慢性乙肝免疫耐受期、免疫激活期患者的治疗效果；慢性乙肝免疫清除期	扶正为主、兼清余邪、益气补肾、化瘀解毒；清热解毒、护肝降酶
王伯祥	湖北省中医院	慢性乙肝	解毒、化痰、消瘀

6.5.2.1 孙同郊

孙同郊是第二届全国名中医。其于1955年积极响应国家号召到西南区川南医士学校（现为西南医科大学）支援西部医学事业建设，扎根四川泸州。1956年，作为我国第一批"西学中"人才，孙同郊师从赵惕蒙、赵锡武等中医大师，学成后返回四川泸州牵头创建了泸州医学院中医系（现为西南医科大学中西医结合学院）、全国第一家西医院校附属中医医院以及中西医结合研究室，为在全国开展中西医结合教育奠定了基础。❶ 孙同郊为西南医科大学首批硕士研究生导师，四川省首批名中医，第二批四川省名中医，泸州市首届十大名中医，全国名中医师承导师；曾任泸州医学院副院长，长期从事中医、中西医结合临床、教学、科研工作，擅治肝胆病、脾胃病及老年病等内科杂病，主攻中医内科肝胆病的防治。❷ 开发的新药"解毒护肝颗粒"已获得国家Ⅲ类新药证书，批准文号国药准字 Z20050254，并转让给苏州东瑞制药有限公司，现已上市，适用于慢性乙肝湿热中阻证，兼脾气亏虚、瘀血阻络者。

慢性乙肝属祖国医学胁痛、黄疸、积聚等范畴，而乙肝病毒属中医疫毒范畴。孙同郊认为，疫毒多为湿热之性。慢性乙肝系湿热疫毒之邪留恋，迁延日久，耗伤正气所致。由于病邪的多重致病特性和患者机体素质的差异，疫毒侵入人体后其病理演变也颇为复杂，临床表现各异。疫毒内侵，化生湿热，壅阻中焦，致肝失条达，肝气郁滞，横逆犯脾，而见湿热中阻与肝郁脾虚之证；热为阳邪，灼伤肝肾之阴则见肝肾阴虚之证；湿热内阻最易使气血运行失畅而致脉络瘀阻，故该病多见瘀血阻络之兼证。湿热相合作祟，湿性缠绵，致使疾病迁延难愈。通过长期的临床实践，孙同郊教授认为清热除湿既可祛除病邪，有利于正气的恢复，又可防止病情复发或加重，为治疗本病的基本法则。❸ 孙同郊抗乙肝中药相关专利申请如下。

申请号 CN201610281982.5 的专利名称为一种治疗慢性乙肝的药物组合物及其制备方法和用途。针对慢性乙型肝炎、肝郁脾虚证或瘀血阻络证，该药物组合物由茵陈、栀子、大黄、土茯苓、黄芪、白术、青皮、金钱草、党参、赤芍、丹参和白花蛇舌草组成，具有除湿解毒、疏肝健脾、活血化瘀之功效。

6.5.2.2 赵文霞

赵文霞是第二届全国名中医。1978 年，作为"赤脚医生"的赵文霞选择继续深造，原本学习西医的她考入河南中医学院（现为河南中医药大学）。1989 年，赵文霞被调入河南中医学院肝胆脾胃科，开始把中医肝病作为自己的研究重点。❹ 赵文霞为河南中医药大学第一附属医院内科医学部主任、脾胃肝胆病诊疗中心主任，是国家临床（中医）重点专科、国家中医药管理局肝胆病重点学科学术带头人。在中医药治疗脾胃肝胆疾病方面积累了丰富的临床经验，擅长中医药防治脂肪性肝病、病毒性肝炎（乙肝、丙肝）、肝硬化、药物性肝病、酒精性肝病、自身免疫性肝病、胆囊炎、胆结石及

---

❶ 佚名. 全国名中医孙同郊：勤耕杏林传承中医精华［EB/OL］.（2022 - 08 - 09）［2022 - 09 - 30］. http://sctcm.sc.gov.cn/sctcm/mtbd/2022/8/9/5edc90864a2d4619bab57a1d143c6197.shtml.
❷ 西南医科大学中西医结合学院. 孙同郊［EB/OL］.（2021 - 04 - 01）［2022 - 09 - 30］. http://www.swmctcm.com/html/mingyitang/guojiamingzhongyi/2021/0510/9327.html.
❸ 汪静. 孙同郊治疗慢性乙型病毒性肝炎的经验［J］. 辽宁中医学院学报，2006（1）：49 - 50.
❹ 河南中医药大学一附院订阅号. 桑榆未晚 为霞满天：记第二届全国名中医赵文霞［EB/OL］.（2022 - 08 - 03）［2022 - 09 - 30］. https://mp.weixin.qq.com/s?__biz = MzIwMjczMDAwMA = = &mid = 2247497212&idx = 3&sn = 85b5e52d9768578844ffee99889073f7&chksm = 96d88a83a1af0395883d9aec5a3231b1ad7503322c16f87e021540c3f2988acbd9d966730e3e&scene = 27.

黄疸、腹水等疑难肝胆疾病。[1]

赵文霞认为，湿热毒邪内侵是乙肝基本病机，若内蕴于脾胃与肝胆，则发为病毒性急性乙肝；若患者脾气本虚，或邪郁日久伤及脾气，或肝郁日久横逆乘脾，或治疗过于苦寒清利伤及中阳，均可导致脾气亏虚而转为慢性。赵文霞指出，临床上虽出现各种相应兼夹证候，但脾气虚是基本证候，始终是绝大多数慢性乙肝患者的共性表现，故认为该病病位在脾、肝两脏，尤以脾为主，病机以脾虚为本，治疗以健脾补气为主，佐以清热或化湿、疏肝、养阴、补肾、活血化瘀。[2] 赵文霞抗乙肝中药相关专利申请如下。

申请号CN201510287088.49的专利名称为一种治疗慢性乙肝的中药颗粒。针对气滞血瘀、肝脾功能失调的病机，该中药颗粒由柴胡、生黄芪、陈皮、薏苡仁、威灵仙、宣木瓜、海螵蛸、白花蛇舌草和肉苁蓉制成。诸药合用，具有益气健脾、清热化湿之功。根据说明书记载，该发明中药在临床上已应用多年，治疗慢性乙肝、改善肝功能、增强患者体液免疫，减少干扰素副作用；该中药颗粒已取得较好临床疗效，是治疗慢性乙肝药物上的创新，具有实际的临床意义。

6.5.2.3 钱 英

钱英为首届全国名中医。1962年毕业于北京中医学院中医系。1970年开始跟随关幼波教授从事病毒性肝炎的临床诊治工作。曾任首都医科大学主任医师，擅长治疗肝炎、肝硬化、肝癌前病变、泌尿系统感染、肾炎、肾功能衰竭等疾病，对肝病的治疗有独特的临床经验。

在长期的临床过程中，钱英博采众家之长，研究探索治疗重型肝炎，逐渐总结出自己的学术思想：肝体阴而用阳，提倡体用同调，阴阳并补；治疗慢性肝病要重视脾胃，脾阳、胃阴通调；治疗重型肝炎要灵活采用截断法和逆流挽舟法；治疗肝癌要重视对癌前鬈边未病先防；采用益气活血、解毒软坚的治法。其主持研制了治疗慢性乙肝系列中成药：乙肝养阴活血冲剂、乙肝益气解郁冲剂、乙肝清热解毒冲剂，于1990年通过国家新药审批。[3] 钱英抗乙肝中药相关专利申请如下。

申请号CN201310693350.6的专利名称为药物组合物槲芪散及其在制备用于阻断肝癌前病变、治疗肝癌或病毒性肝炎的药物中的应用，该发明公开了药物组合物槲芪散及其在制备用于阻断肝癌前病变、治疗肝癌或病毒性肝炎的药物中的应用，针对湿热羁留、肝脾肾气血俱虚、瘀血阻滞的病机，该药物组合物由生黄芪、槲寄生、丹参、郁金、莪术、苦参、水红花子和白花蛇舌草组成，共奏解毒利湿、化瘀通络、益气滋肾之功效。根据说明书记载，治疗肝癌的常见化疗药物特异性差，对机体损伤大，区分正常细胞与恶性细胞的能力不强，对正常细胞也有毒害，会引起明显不良反应。同

---

[1] 河南中医药大学第一附属医院. 赵文霞专家介绍 [EB/OL]. [2022-09-30]. https://www.hnzhy.com/Doctor-14.html.
[2] 王晶. 赵文霞主任医师治疗慢性乙型肝炎经验介绍 [J]. 新中医, 2008 (5): 17-18.
[3] 百度百科. 钱英 [EB/OL]. [2022-09-30]. https://baike.baidu.com/item/%E9%92%B1%E8%8B%B1/12017827?fr=aladdin.

时化疗药物费用高,也易产生耐药性。另外,由于肝癌起病隐匿、侵袭性高和生长迅速,大多数患者就诊时即已达到局部晚期或远处转移,不适合手术切除和局部治疗。如果能提前防范,在发展成为肝癌之前抑制肝癌前病变,能够有效提高治疗效果,同时也减轻了患者的痛苦。据说明书记载,动物实验结果证明,榭芪散方剂的全方具有明显的阻断肝癌前病变的作用;临床试验结果证明,该发明的榭芪散方剂降酶疗效明显,同时能够有效抑制病毒复制,可以明显地改善患者临床症状与体征,临床未见不良反应。基于此专利,首都医科大学附属北京佑安医院,进行"榭芪癥消汤"新药申报。

申请号 CN200910137507.0 的专利名称为一种治疗乙肝的药物组合物及其制备方法。针对肝胆湿热型急、慢性病毒性乙肝初期或活动期以及乙肝病毒携带者,该组合物由虎杖、白花蛇舌草、北豆根、拳参、茵陈、白茅根、茜草、淫羊藿、甘草、土茯苓、蚕沙、野菊花和橘红组成,全方共奏清肝利胆、解毒逐瘟之功,可以明显改善黄疸、胃脘痞满、消退厚腻或黄腻苔等湿热中阻之症,且具有较强的清热解毒效果。根据说明书记载,该药物组合物颗粒剂全称为乙肝清热解毒颗粒剂,临床试验表明,乙肝清热解毒颗粒剂Ⅱ期临床试验治疗观察结果有效,且患者在服药过程中未见任何不良反应,说明乙肝清热解毒颗粒剂对人体主要脏器无毒副作用,使用安全。该专利说明书中的颗粒剂为辽宁华润本溪三药有限公司的"乙肝清热解毒颗粒",现已上市。

6.5.2.4 吕志平

吕志平为第二届全国名中医。1980 年毕业于广州中医学院中医专业,1995 年毕业于山东中医学院(现为山东中医药大学),获硕士学位。吕志平为南方医科大学主任医师、二级教授、博士生导师,擅长中医治疗慢性肝炎、肝硬化、肝癌、胆囊炎、胆石症等肝胆病和慢性胃肠炎、消化道溃疡、胃肠癌等胃肠病及咳嗽、失眠、妇女月经病等中医内科杂病。[1]

吕志平长期从事中医临床工作,逐步形成了"调肝理气以安五脏"的学术思想,认为肝为气机中枢、主疏泄、调气机,肝调则五脏气和,"二本"健运。临床灵活运用四逆散、逍遥散、柴胡疏肝散调治肝胆脾胃疾病及眩晕、郁证、咳嗽等中医内科杂病,疗效显著。吕志平结合岭南地区多湿多热的地理特点,提出防治岭南地区肝病,须分期分证、审因论治。认为肝胆病的病机关键是肝郁脾虚、湿热内阻挟瘀毒。湿毒瘀阻贯穿肝病始终,病机演变为肝病传脾,虚实夹杂;证候特点为湿热瘀毒,肝郁脾虚;治疗原则以清热解毒治其标,疏肝健脾益肾治其本,祛瘀毒,除湿热贯穿始终;并拟定相关方剂,研制的护肝抗原丸、茵黄养肝胶囊、熊胆清肝胶囊等院内制剂,疗效确切。[2] 吕志平抗乙肝中药相关专利申请如下。

申请号 CN201510047509.6 的专利名称为红背叶根提取物及制备方法和在制备治疗

---

[1] 南方医科大学中西药结合医院中西医结合肿瘤中心. 吕志平 [EB/OL]. [2022 - 09 - 30]. http://www.nfzxy.com/ks/gbk/doctor_87.html.

[2] 南方医科大学中医药学院.【全国名中医】吕志平 [EB/OL]. (2022 - 02 - 23) [2022 - 09 - 30]. http://portal.smu.edu.cn/zyyxy/search.jsp?wbtreeid=1001.

乙肝药物的应用。红背叶根为双子叶中药大戟科植物红背山麻杆的根，别名为红背娘、红帽顶、红罗裙，通常以根、叶入药，其根味甘，性平，功效清热解毒，祛风除湿，散瘀止血，平喘，杀虫止痒。根据说明书记载，红背叶根水提物及水提醇沉所得浸膏具有抗肝炎病毒和阻止肝纤维化的作用，可在临床上用以治疗慢性肝炎和肝硬化，其动物实验结果表明，该发明提取物具有较理想的抗乙肝病毒作用，是较有前途的候选药物。

6.5.2.5 张之文

张之文是首届全国名中医。张之文于1957年考入成都中医学院（现为成都中医药大学）医疗系，师承蜀中名医李斯炽、吴棹仙等人。❶ 张之文为成都中医药大学教授，首倡温疫学说研究，构建中医疫病理论体系，以温疫指导突发公共卫生事件的防治，成效显著；创新温病理论体系，倡导建立中医感染病学，对现代温病理论发展产生重要影响；临床兼容温病、温疫与伤寒学术之长，治疗感染病证疗效显著。❷

张学文认为乙肝多属于肝气不舒、血行受阻、脾湿不化、热毒渐生，治法宜疏肝理气、活血化瘀、化湿扶脾，佐以清热解毒。其中瘀毒内聚可能是肺病的诱因，故多采用活血化瘀、清热解毒之法有利于肝功恢复正常。张学文根据患者的临床病理变化归纳出肝气郁滞、肝胆湿热、肝阴不足、瘀毒内聚、胆汁淤积等证型。在治疗慢性乙肝调肝脾的基础上，注重邪之所凑、其气必虚、肝胆湿热、瘀毒内聚的病机。❸ 张学文抗乙肝中药相关专利申请如下。

申请号CN201210253430.5的专利名称为一种治疗慢性乙肝的药物组合物及其制备方法和用途。针对肝郁脾虚型慢性乙肝，该药物组合物由枳实、柴胡、桃仁、丹参、虎杖、白芍、白术和茯苓组成。方中枳实、柴胡疏肝理气解郁，保肝降酶，两药为君；桃仁、丹参、虎杖活血化瘀、清利湿热，保肝降酶；白芍、炒白术、茯苓益气健脾除湿。全方共奏疏肝理气解郁、活血化瘀、清利湿热、益气健脾之功效。根据说明书记载，326例肝郁脾虚型慢性乙肝患者临床试验结果显示，该发明药物组合物对肝郁脾虚型慢性乙肝的临床症状、肝功能等有明显的改善作用，具有良好的保肝降酶、抗乙肝病毒的活性，为治疗慢性乙肝的临床用药提供了新的选择。

6.5.2.6 凌昌全

凌昌全是第二届全国名中医，为中国中西医结合学会副会长、全军国医名师、上海市名中医，先后师从于刘嘉湘、赵伟康、陈可冀等名医大师，深得其传，长期从事恶性肿瘤的中医治疗❹，擅长肝癌、肺癌、肠癌、胃癌等各种癌症的中西医结合治疗，尤其在肝癌领域积累了丰富的临床经验。凌昌全先后研制出"甘枣宁"营养麦糊、"四

---

❶ 郑秀丽."言温论疫"张之文（妙手国医）[N]. 人民日报海外版，2019-01-26（9）.
❷ 成都中医药大学. 热烈祝贺我校张之文、张发荣、陈绍宏三位专家当选首届全国名中医 [EB/OL]. （2017-06-29）[2022-09-30]. https://www.cdutcm.edu.cn/xwsd/content_17191.
❸ 林飞，吕新华，杨艳霞. 张学文教授运用叶下珠治疗乙型肝炎的经验撷菁 [J]. 现代中医药，2010（1）：37-38.
❹ 殷子斐，郑国银，姚曼. 凌昌全教授治疗恶性肿瘤的经验 [J]. 中医药导报，2015（2）：17-21.

生汤口服液"等传统中药制剂，发明了中药斑蝥素缓释剂局部注射治疗肝癌的新技术，创制了减轻肿瘤放化疗毒副作用的新药"复方斛芪含片"，抗缺氧、抗疲劳、抗应激的"复方苋参口崩片"，以及专门治疗晚期肿瘤的院内制剂金猫解毒颗粒。已经建立起早、中、晚期肝癌中西医结合治疗路径及规范，显著提高了肝癌的临床疗效。❶

凌昌全认为慢性乙肝病程漫长，疫毒伏留、湿热蕴结是其根源，在疾病发展中多会导致病久入络、毒瘀互结，故认为无论其病程多久，清热利湿、解毒祛瘀都应该贯穿治疗全程。❷凌昌全抗乙肝中药相关专利申请如下。

申请号 CN201110403159.4 的专利名称为健脾疏肝的中药复方制剂及其用途，该发明涉及一种健脾疏肝的中药复方制剂，针对肝郁脾虚、阴虚内热的证候，该复方制剂由大枣、山药、山楂、佛手、玉米须和荷叶制成。方中大枣，味甘性温，归心脾胃经，能补脾胃、益气血、安心神、调营卫，为方中君药；山药，味甘性平，归脾肺肾经，能补脾、养肺、固肾、益精，用之助君药益脾气，养脾阴，平补阴阳，为方中臣药；佛手，味辛、苦，性温，归肝脾肺经，能疏肝理气、和胃化痰，用之疏肝和胃，且与君臣配伍，可使补而不滞；山楂，味酸、甘，性微温，归脾胃肝经，为治一切食积要药，且能化血中瘀滞，与佛手配伍，气血并调，化滞生新，共为佐药；玉米须甘、淡、平，归膀胱、肝、胆经，能利湿退黄；荷叶苦涩、平，归心肝脾经，擅清热利湿，升阳化浊，二者相伍，一升一降，清化有余之湿热，亦为佐药。诸药合用，肝脾同治，气血并调，兼清湿热，共奏健脾疏肝利湿之功。根据说明书记载，该发明中药复方制剂所用原料价廉，制备简便，使用方便，具有无毒、可长期服用的特点。根据说明书记载，该发明中药复方制剂经多年临床应用，对治疗肝癌癌前病变（病毒性肝炎、肝硬化、肝纤维化）具有较好的疗效，对肝炎后肝硬化患者同样具有较好的疗效。

6.5.2.7　袁今奇

袁今奇为首届全国名中医，其自幼受江苏名医姜子维熏陶，曾在南京中医学院（现为南京中医药大学）师资班进修，并师承著名中医学家张浩良教授，深得其传。❸现为石河子大学医学院第一附属医院中医科主任医师，从事中医肝病及疑难病症研究40余年，对病毒性肝炎、肝硬化、脂肪肝的诊治有较深的造诣。

袁今奇认为慢性乙肝病因是内外合邪，病机为虚实夹杂。外因首当责之感受湿热疫毒内侵，久之内伏，无力外达。内因为饮食失调、七情乖违、劳倦内伤或诊治不当等引发脏腑功能紊乱，使湿、热、毒、瘀内生，邪伏正虚，伤及肝、脾、肾，形成虚实夹杂之病机。母婴传播或自幼感染疫毒者，此为先天不足，后天失养，正气亏虚，抗邪无力，遂致正不胜邪或变生他病。袁今奇针对乙肝病因病机及标本缓急特点，以整体调控与特效方药相结合的原则，以扶正解毒祛邪，辨证、辨体与辨病结合，三因制宜，直击合围固本之法，灵活运用扶正、祛邪、清热、化湿、解毒、活血、化痰等诸法，把握重点，综合治理，根据患者证候特点，实施个体化治疗方案，积累了丰富

---

❶ 长海医院. 专家教授 [EB/OL]. [2022 - 09 - 30]. www.chhospital.com.cn.
❷ 郑国银, 苗洁琼, 陈喆. 凌昌全辨治慢性乙型肝炎经验 [J]. 中医杂志, 2014 (11): 975 - 976.
❸ 中国医药信息查询平台. 袁今奇 [EB/OL]. [2022 - 09 - 30]. https://www.dayi.org.cn/doctor/1126316.

经验。[1] 袁今奇创新性地提出中医学对乙肝免疫耐受机制的认识，对扶正解毒药物深入研究，发明护肝抑毒系列处方获国家专利。[2] 袁今奇抗乙肝中药相关专利申请如下。

申请号 CN201110026242.4 的专利名称为慢性乙肝激活免疫耐受期的中药组合药物。针对慢性乙肝免疫耐受期，该中药组合药物由红参、黄芪、肉桂、升麻、柴胡、葛根、何首乌、肉苁蓉、白术、蜈蚣、白花蛇舌草和皂角刺组成，共奏扶正祛邪之功效。根据说明书记载，经多年临床研究的实践证明，该发明具有激活乙肝免疫耐受之功效，以达到抑制病毒复制和抗原阴转的目的，使乙肝患者顺利转为免疫清除期的良好疗效，充分发挥了中药益气升阳解毒之功用。

申请号 CN201110026244.3 的专利名称为慢性乙肝非活动期或携带状态免疫调节中药组合药物。为达巩固和维持慢性乙肝免疫耐受期、免疫激活期患者的治疗效果，该中药组合药物由黄芪、白术、淫羊藿、女贞子、菟丝子、五味子、枸杞子、丹参、鳖甲、珍珠草、水牛角和皂角刺制成，该方扶正为主，兼清余邪，具有益气补肾、化瘀解毒之功。根据说明书记载，该发明经多年临床研究的实践证明，对乙肝非活动期或低复制期表现为 ALT 和 AST 水平正常或基本正常，肝组织学无明显炎症以及乙肝病毒携带者，坚持服用该发明的药物具有确切的疗效。

申请号 CN201110026243.9 的专利名称为慢性乙肝免疫清除期的中药组合药物。针对慢性乙肝免疫清除期，该中药组合药物由金银花、半枝莲、水牛角、紫草、金钱草、黄芩、赤芍、土茯苓、虎杖、垂盆草、白术和皂角刺制成，具有清热解毒、护肝降酶之功效。根据说明书记载，该发明经多年临床研究的实践证明，对乙肝免疫清除期中 ALT 大于正常值上限 2~5 倍，尤其是 ALT 大于正常值上限 10~20 倍，且不属"中毒"或重型肝炎的患者，坚持按该发明的疗程治疗后可获得肝肾功能正常。

6.5.2.8 王伯祥

王伯祥是首届全国名中医，长期从事以中西医结合为主的内科工作，尤其是有关肝病的临床与科研工作。[3] 王伯祥曾任湖北省中医院主任医师，是世界中医药联合会肝病专业委员会会长、湖北省中西医结合学会肝病专业委员会主任委员、湖北省中医院肝病研究所创始人。

王伯祥认为，肝为木脏，主疏泄，喜条达，若内外合邪，就可致肝络不和，疏泄不利，气机紊乱，而形成肝气郁结之证。因此，慢性肝病病机是肝郁到肝瘀的演变过程，病起自湿热疫毒，病机乃肝郁气滞，故王伯祥主张重点应用活血解郁与活血化瘀的治则，即活跃微循环而达到治疗的效果。在长期的临床与科研实践中王伯祥研发出一批中医治疗肝病的系列药物，如"肝炎一号""肝炎二号""乙肝六号"及"软坚

---

[1] 邹楠，徐佳，何念善，等. 袁今奇教授治疗慢性乙型肝炎的理论研究及临床经验 [J]. 中西医结合肝病杂志，2018，28（2）：111-113.

[2] 中国医药信息查询平台. 袁今奇 [EB/OL]. [2022-09-30]. https：//www.dayi.org.cn/doctor/1126316.

[3] 长江日报. 中医大师王伯祥在汉逝世 [EB/OL]. (2022-05-09) [2022-09-30]. https：//baijiahao.baidu.com/s? id =1732365022534924859&wfr = spider&for = pc.

方"等，在湖北省中医院使用至今，成为院内制剂。[1] 王伯祥抗乙肝中药相关专利申请如下。

申请号 CN01106436.6 的专利名称为治疗慢性乙肝的中药复方制剂及制备方法。针对慢性乙肝，该复方制剂由叶下珠、海藻、白花蛇舌草、白芥子、莪术和茯苓制成，方中叶下珠、性凉味甘微苦，入肝、肺经，有清热利湿解毒的功效，为君药。海藻，性寒味苦、咸，消痰软坚、利水，与叶下珠相伍，助君药以解痰湿与湿热毒邪相搏结之患。白花蛇舌草，清热解毒利湿，与叶下珠相配，以增强清热解毒之效，为方中臣药。诸臣相济，更添解毒化痰之功效。白芥子，辛温，祛痰散结，利气，与海藻相合，两药寒温并用，辛开苦降，共除脏腑经络之顽疾。莪术，活血祛瘀，与海藻，白芥子相伍，以除痰阻血瘀、痰瘀胶结之弊，莪术尚能行气，行气既有助于化痰，又有利于祛瘀。茯苓，健脾化湿，方用茯苓不仅有"见肝之病，知肝传脾，先当实脾"之意，而且在于脾气健运，可清"生痰之源"，促进气血之生化，固后天之本，诸药合用，共奏解毒、化痰、消瘀之功，使慢性乙肝患者湿热疫毒得清，痰湿化解，瘀血消散，从而肝气条达，脾气健运，邪去正安则病愈。根据说明书记载，临床研究表明，该制剂具有改善临床症状和体征，抑制病毒复制，消除病因，调节免疫功能，保护肝细胞，恢复肝功能，防治肝纤维化的作用，其作用全面而平衡，显著而持久，且药源广泛，价格低廉，服用方便，无明显毒副作用。该专利所述中药复方制剂，名为海珠益肝胶囊，为湖北省中医院院内制剂。

6.5.3 小　　结

有 5 位国医大师作为专利发明人或申请人发明抗乙肝中药专利。其中，周仲瑛发明的治疗慢性乙肝的复方制剂，与吉林省明星制药有限公司联合开发成肝得康颗粒，并获得批件。任继学以其发明的治疗慢性肝炎的药物为基础，与吉林敖东药业集团联合开发了澳泰乐颗粒、澳泰乐胶囊系列药品，现已上市。林天东发明的治疗乙肝的中药组合物，即海南省中医药院内制剂双莲解毒丸（原名乙肝转阴丸），疗效确切。

有 8 位全国名中医作为发明人或申请人发明抗乙肝中药发明专利。其中，袁今奇拥有的专利数量最多，为 3 件。在钱英发明的药物组合物榭芪散基础上，首都医科大学附属北京佑安医院已进行"榭芪癥消汤"新药申报，基于其发明的治疗乙肝的药物组合物，辽宁华润本溪三药有限公司开发了"乙肝清热解毒颗粒"，现已上市。吕志平、凌昌全、王伯祥均研制了多个院内制剂，还没有进行成果转化。

在上述多名国医大师和全国名中医中，半数以上人员的发明被开发为院内制剂或中药新药。基于各位发明人或申请人深厚的理论知识，其对乙肝的病因病机形成了独到的见解，治法和配伍各有所长，而且经过长期的临床验证和改进，所形成的药物疗效更为确切，是值得深入挖掘的技术储备库。同时，各位发明人或申请人多

---

[1] 程良斌，罗欣拉，肖琳. 王伯祥教授成才之路及论治慢性肝病的经验［J］. 中西医结合肝病杂志，2015（6）：359-360.

有院校、企业的支持和合作,因此,在创新成果转化方面相对容易。如何借鉴其中的经验,提供良好的知识产权运营环境,为更多的个体和企业提供助力是需要探索和强化的重点。

6.6 乙肝领域重点申请人专利布局分析

在前期大数据检索中发现 302 医院在抗乙肝中药专利申请中排名靠前。经过专利追踪和网络、期刊等信息发掘,发现该医院与内蒙古福瑞医疗科技股份有限公司(以下简称"福瑞医疗")在肝病药物领域密切合作,成功实现复方鳖甲软肝片的研发和上市,该药物是国家药品监督管理局批准的首个抗乙肝肝纤维化药品,也是《肝纤维化中西医结合诊疗指南(2019 年)》中治疗慢性乙肝肝纤维化的推荐用药,是福瑞医疗的核心药物品种。考虑到 302 医院在乙肝中医治疗方面的临床优势以及福瑞医疗对相关临床成果的转化情况,本节以 302 医院和福瑞医疗作为重点申请人,对其在抗乙肝中药方面的专利申请进行了检索分析,并梳理了复方鳖甲软肝片开发和专利保护情况,以期分析中医在慢性乙肝方面的临床优势相关成果的保护、转化方面的经验和不足,以供借鉴。

6.6.1 302 医院专利分析

6.6.1.1 302 医院概况

302 医院创建于 1954 年 7 月 2 日,是全国最大的三级甲等传染病医院。传染病研究所、小儿肝病科、老年肝病科、中西医结合肝病科、重症肝炎科和肝硬化科属于该医院的特色科室,医院、临床中药学和中西医结合肝病科分别被列为国家中医药管理局重点中西医结合医院、重点学科和重点专科建设单位。

6.6.1.2 医院抗乙肝中药相关专利申请情况

如表 6-6-1 所示,从 302 医院专利申请状况来看,其所涉药物可以分为中药组合物以及药材提取物,疾病主要包括慢性肝炎以及由该病引起的肝纤维化、肝硬化。根据中药组合物的辨证和药效来看,主要针对瘀血阻络、气阴亏虚证、湿热内蕴等证。其中,以瘀血阻络、气阴亏虚出现的频次最高,这与慢性乙肝病程迁延持久,耗损气血,以及疾病后期肝伤气结、气滞血瘀、瘀血生瘀的病机病理相符合。从药效和机理来看,不同于化学药物的相对单一靶点和作用机理,中药组合物多祛邪与扶正兼顾,提取物亦能抗病毒与护肝共举,充分体现了中医药在乙肝治疗中多角度、多环节调控的整体优势。从药材组成来看,中药组合物的配伍灵活多变,使药物适应不同的证型和病程阶段,能满足乙肝病程迁延、变化的特点,这使得中医药尤其适合慢性乙肝长期治疗和并发症治疗。

表6-6-1 302医院抗乙肝中药相关专利申请情况

公开（公告）号	申请日	摘要	药物	辨证	药效
CN1173731C	2003年7月8日	复方鳖甲软肝片用于治疗肺纤维化	鳖甲（制）、莪术、赤芍、当归、三七、党参、黄芪、紫河车、冬虫夏草、板蓝根、连翘	瘀血阻络、气阴亏虚、热毒未尽	软坚散结、化瘀解毒，益气养阴
CN101744914A	2010年2月5日	快速检测茵栀黄注射液质量的方法	茵陈、栀子、黄芩和金银花提取物	湿热阳黄	—
CN101933980A	2010年8月19日	一种治疗乙肝相关肾炎的中药胶囊	大黄、甘草	肝肾同病，累及脾土	肝肾同治、清泻湿热、凉血活血，兼顾脾土
CN102028725B	2010年12月22日	治疗肝炎和肝脏代谢综合征的中药组合物	通关藤和镰叶西番莲	—	调节免疫，提高肝脏解毒和代谢，抗肝炎病毒
CN102210737B	2011年6月14日	治疗乙肝、丙肝等疾病用途	红薯叶提取物	—	抗乙肝病毒，避免化学性、免疫性肝损伤
CN102397509A	2011年11月14日	治疗慢性乙肝的中药蜜丸	郁金、丹参、三七、山豆根、虎杖、联苯双酯	瘀阻络脉、余邪未清	活血化瘀、清热解毒、利胆除湿
CN102885928A	2012年9月20日	中药注射液，以茵陈等6味原料制成	茵陈、栀子、黄连、黄芩、黄柏、大黄	湿热内蕴之阳黄	清热化湿、利胆退黄
CN103120718A	2011年11月18日	治疗慢性肝炎、肝硬化的中药组合物	南五味子、女贞子、连翘、北败酱	阴血两亏、余毒未清	滋阴养肝、清解余毒
CN103263452A	2013年6月3日	人面子叶提取物用于治疗乙肝	人面子叶提取物	—	抗乙肝病毒，避免肝损伤

续表

公开（公告）号	申请日	摘要	药物	辨证	药效
CN103520290A	2013年4月19日	一种治疗慢性乙肝的中药组合物	拟黑多刺蚁、五味子、黄芪、虎杖、山豆根、丹参、三七	湿毒久滞、内伤气阴、瘀毒阻络	解毒利湿、益气养阴、祛瘀通络
CN103713068B	2014年1月10日	复方鳖甲软肝片的质量检测方法	鳖甲（制）、莪术、赤芍、当归、三七、党参、黄芪、紫河车、冬虫夏草、板蓝根、连翘	瘀血阻络、气阴亏虚、热毒未尽	软坚散结、化瘀解毒、益气养阴
CN106860679A	2017年2月24日	治疗慢性肝炎的中药组合物，由黄芪等中药制成	黄芪、茯苓、灵芝、枸杞子、丹参、丹皮、虎杖、甘草	肝郁脾虚、气血不足、余毒未清	益气健脾、凉血化瘀、清热解毒
CN107050381A	2017年2月24日	治疗慢性肝炎的中药组合物，由黄芪等中药制成	黄芪、制何首乌、丹参、虎杖、重楼、地耳草、北豆根、猪苓、女贞子、郁金	脾肾虚、气滞血瘀、湿热内阻	健脾益肾、疏肝活血、清热利湿

6.6.2 福瑞医疗专利分析

6.6.2.1 福瑞医疗概况

1998年11月，北京福麦特技术发展有限责任公司在兼并某制药厂后组建内蒙古福瑞制药有限责任公司。其组建后即开始着力推进复方鳖甲软肝片产业化项目，以该药物为基础，陆续引入壳脂胶囊（治疗脂肪肝）、肝纤维化无创诊断仪 FibroScan，持股法国爱科森有限公司等，与多个医院合作建立肝病管理中心等方式，逐渐建立了以肝病领域为中心，提供疾病诊断、药物治疗、慢病管理的综合产业平台。2010年，内蒙古福瑞制药有限责任公司在深圳证券交易所创业板挂牌上市，2012年6月，内蒙古福瑞制药有限责任公司更名为内蒙古福瑞医疗科技股份有限公司。

福瑞医疗有2个上市的自有药物，分别是复方鳖甲软肝片和壳脂胶囊。主要自有药品为复方鳖甲软肝片。

6.6.2.2 福瑞医疗专利情况

表6-6-2示出了乙肝领域福瑞医疗申请或持有专利。

表6-6-2 乙肝领域福瑞医疗申请或持有专利情况

公开（公告）号	申请日	授权公告日	摘要
CN1112193C	2000年4月18日	2006年6月26日	一种治疗慢性乙肝肝纤维化的中药制剂及其制备方法，由鳖甲、赤芍等11味药材制成
CN1273105A	2000年4月18日	撤回	复方鳖甲软肝片用于治疗慢性乙肝肝纤维化和早期肝硬化的用途
CN1244339C	2004年4月19日	2006年3月8日	治疗或预防脂肪肝的中药，由甲壳等5味原料药制成
CN102302358B	2011年6月29日	2014年4月9日	肝纤维化检测系统
WO2013000246A1	2011年12月8日	2019年8月21日（欧洲）2017年9月6日（日本）	肝纤维化检测装置和系统
CN103713068B	2014年1月10日	2015年12月30日	复方鳖甲软肝片的质量检测方法
CN108714198A	2018年5月25日	驳回	复方鳖甲软肝片治疗急性肝损伤的用途
CN108553619A	2018年5月25日	驳回	以羊胎盘代替复方鳖甲软肝片中的紫河车

从福瑞医疗的发明专利申请或持有情况来看，虽然在公司主要领域——慢性乙肝的药品、诊断方面均持有专利，但从数量来看，专利量极为有限，且壳脂胶囊（CN1244339C）也并非其原研药物，而是受让于淮安天照药业有限公司。从专利延续性来看，其持有的复方鳖甲软肝片的核心专利（CN1112193C）已经到期，壳脂胶囊的核心专利也即将到期，2个药物均缺乏严密的外围专利保护，后续专利申请和保护均显示乏力。可以看出，福瑞医疗对于其核心药物的专利布局是相对薄弱的。

6.6.3 小　结

就创新主体而言，企业、医院和科研院所构成了抗乙肝中药的创新主力，名中医、医院与企业之间已经初步形成了合作关系，而且有主动运用中药品种保护、专利等手段对创新成果加以保护的知识产权意识。但是，就专利数量分布和日期分布而言，仅有3名申请人专利数量超过10件，而且多数申请是在2012年以前完成的，即使是排名第一位的申请人（山东轩竹医药科技有限公司），其专利拥有量也仅为21件，专利整体分布较为分散，创新的延续性相对较差，意味着在抗乙肝中药创新方面，国内主要创新主体的研发实力相对均衡，尚没有企业能一枝独秀。而且，我国创新主体的专利申请基本属于国内申请，在国外的布局显著缺乏，这固然与受众群体、市场侧重、国内外标准差异有关，但是也侧面反映了在乙肝治疗方面，中药创新主体不仅在技术、资金等硬实力方面尚有欠缺，而且在知识产权保护意识和运用经验等软实力方面也与国外企业存在差距。

6.7 乙肝领域中药新药品种专利布局分析

6.7.1 复方鳖甲软肝片

复方鳖甲软肝片由鳖甲（制）、莪术、赤芍、当归、三七、党参、黄芪、紫河车、冬虫夏草、板蓝根、连翘组成。该药治疗慢性乙肝肝纤维化，其选用鳖甲为君药，正切该疾病的病瘀血凝结、肝肾阴血已伤之证；以当归、丹参、赤芍为臣，以增强养血活血、化瘀散结之力；党参、黄芪健脾益气，冬虫夏草、紫河车益肾填精，板蓝根、连翘清热解毒，从不同方面协助治疗次要证候，为佐药；莪术行气祛瘀、散结消瘀，还能起到引经报使之能，为使药。诸药合用，共奏软坚散结、化瘀解毒、益气养阴之功效，用于慢性乙肝肝纤维化，以及早期肝硬化属瘀血阻络，气血亏虚兼热毒未尽证。1999年12月，复方鳖甲软肝片获得中华人民共和国科技部颁发的科技进步奖，是国家药品监督管理局批准的首个抗乙肝肝纤维化药品，也是《肝纤维化中西医结合诊疗指南（2019年）》中治疗慢性乙肝肝纤维化的推荐用药。

复方鳖甲软肝片最早源于民间治疗癥瘕痞证和腹水的验方，302医院经过多年的课题研究，通过重新组方和临床验证，形成由鳖甲等11味中药的组方。福瑞医疗承担该药物的产业化和上市申报，于1999年取得新药证书和生产批件。

虽然福瑞医疗在前期积极对该药物寻求了中药品种保护和专利保护，但是无论福瑞医疗还是302医院，持有的复方鳖甲软肝片的有效专利均极为有限，仅CN1112193C（中药组合物和制备方法）、CN1173731C（治疗肺纤维化）和CN103713068B（质量检测方法）获得授权。而且，复方鳖甲软肝片的中药品种保护已经在2017年到期，其核心专利保护期限也已届满，除了图6-7-1中所列专利申请，尚未检索到该药物的新剂型、新用途、组分改进、工艺改进等方面新的专利布局，福瑞医疗就发酵虫草菌粉代替冬虫夏草的组方改进于2014年申请Ⅲ期临床试验，但同样未提出专利申请。

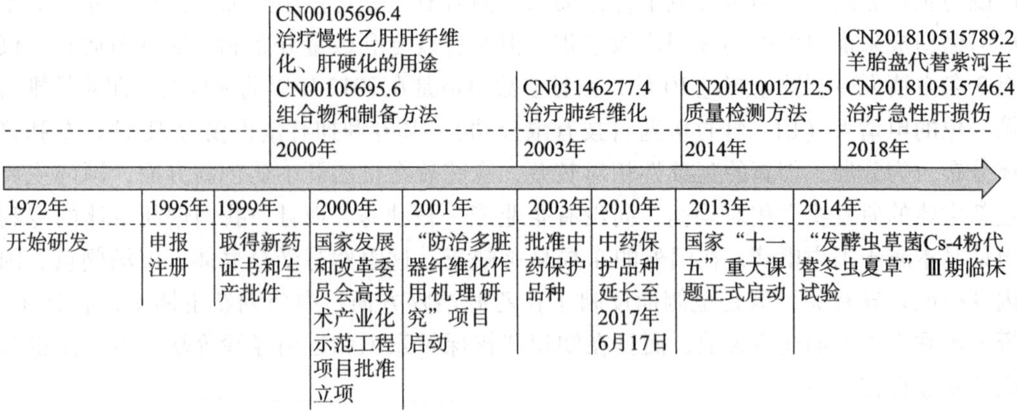

```
                    CN00105696.4
                    治疗慢性乙肝肝纤维
                    化、肝硬化的用途            CN201810515789.2
                    CN00105695.6      CN03146277.4  CN201410012712.5  羊胎盘代替紫河车
                    组合物和制备方法   治疗肺纤维化   质量检测方法      CN201810515746.4
                                                                     治疗急性肝损伤
                    2000年            2003年         2014年            2018年
─────────────────────────────────────────────────────────────────────────────────▶
1972年  1995年  1999年  2000年   2001年   2003年  2010年   2013年    2014年
开始研发 申报   取得新药 国家发展  "防治多  批准中  中药保   国家"十一 "发酵虫草菌Cs-4粉代
        注册   证书和生 和改革委  脏器纤  药保护  护品种   五"重大课 替冬虫夏草"Ⅲ期临床
               产批件   员会高技  维化作  品种    延长至    题正式启动 试验
                        术产业化  用机理          2017年
                        示范工程  研究"项          6月17日
                        项目批准  目启动
                        立项
```

图 6-7-1　复方鳖甲软肝片专利布局进程

经了解，在生产方面，复方鳖甲软肝片获得过国家发展和改革委员会高技术产业示范工程项目的支持；在治疗方面，该药物对多脏器纤维化的防治研究是国家自然科学基金 2001 年重点项目；其临床疗效研究是国家"十二五"重大课题，经过 72 周的临床大样本、多中心随机对照研究，确定复方鳖甲软肝片辨证论治方案阻断、逆转乙型肝炎相关肝纤维化的临床疗效；"十三五"课题期间继续观察复方鳖甲软肝片对逆转慢乙肝肝纤维化的疗效和安全性，同时在"十二五"课题研究成果基础上观察复方鳖甲软肝片对减少失代偿肝硬化和肝癌的发生率的影响。可见，无论是药物生产方面还是临床科研方面，复方鳖甲软肝片均获得了有力的支持。中国知网的检索结果也显示，无论是质量控制、新用途开发，抑或药物联用，复方鳖甲软肝片均有大量的研究成果，仅 302 医院发表的文献就涉及复方鳖甲软肝片与阿德福韦酯、藏茵陈等中西药物的联用，抑制酒精性肝纤维化的作用，原料的粉碎程度筛选，人参皂苷成分检测等研究进展，但是均未检索到相关专利申请。

通过福瑞医疗的专利布局以及其发展途径可以看出，该公司在药物研发上高度依赖科研机构、其他公司等第三方，通过公司收购、专利受让等方式间接持有专利，而福瑞医疗本身则更专注于推动药物和医疗器械的产业化、上市、推广后期环节。这种模式的优点是将科研机构的临床和研发优势，企业的创新能力，上市公司的生产链、资金以及渠道优势相互结合，各取所长。但是，从福瑞医疗的情况也可以看出，这种模式也可能存在成果转化和知识产权布局的立体性、持久性上有所欠缺，笔者推测，其原因可能包括科研机构和企业知识产权保护意识不足，知识产权保护和布局的经验欠缺，研发单位与转化企业的合作缺乏深度沟通和长期规划等。

6.7.2　肝龙胶囊

肝龙胶囊是将美洲大蠊通过提取、分离精制而成，有效成分是黏糖氨酸，具有疏肝理脾、活血解毒的作用。其主治胁痛肝郁脾虚兼瘀血证，症见胁肋胀痛或刺痛、恶心嗳气、神疲乏力、食欲不振、食后腹胀、大便溏、舌色淡或紫、脉象细涩或弦等。

用于慢性乙肝见上述症状者。

该药于1984年立项，2002年完成，2005年3月获得新药证书及生产批件，是第一个获得国家药品监督管理局批准的昆虫类治疗慢性乙肝的二类中药新药，也是全球第一个抗乙肝昆虫类药物。

6.7.2.1 肝龙胶囊肝脏疾病相关专利状况分析

在incoPat中以"肝龙""美洲大蠊""肝病"为关键词进行扩展检索获得肝龙胶囊肝脏疾病相关的专利申请共16件。其中6件涉及组合物，1件涉及研究方法，4件涉及制备方法，4件涉及检测方法，1件涉及副产品的新用途。

（1）核心产品和平台技术专利

早在1994年李树楠教授就申请了第一件肝龙颗粒的专利CN1116931A，其涉及从美洲大蠊中提取对病毒性肝炎有疗效的药用制剂（即肝龙制剂）。有效成分为黏糖氨酸，主要用于乙肝治疗，不仅具有抗病毒作用，而且具有免疫调节作用和保肝作用。其后，李树楠教授作为发明人，昆明赛诺制药有限公司（以下简称"赛诺制药"）作为申请人联合申请了一种治疗慢性乙肝药物（CN1424052A），涉及含有蜚蠊提取物黏糖氨酸的制剂，可有效提高慢性乙肝患者的HbeAg和HBV-DNA感染指标转阴率。可见李树楠教授具有较强的专利保护意识，在产品研发初期及时申请了专利。

大理大学提出了肝龙胶囊调控JAK-STAT转导抑制乙肝病毒的研究方法（CN109971887A），该研究方法为药物研发机构和科学工作者提供了一种研究JAK-STAT转导抑制乙肝病毒的作用机制的思路，为其研发治疗乙肝病毒的新药打下理论和实践的基础。

（2）改进生产工艺，提高治疗效果

赛诺制药在同一天提交了2件专利申请（CN102885856A、CN102885858A），均涉及用美洲大蠊提取物生产治疗乙肝药物的生产方法，可以很好地保留美洲大蠊提取物中对乙肝有效的成分，以提高乙肝的治愈率。2件专利申请均获得了授权。为了解决现有提取方法无法充分利用美洲大蠊原药材用途，造成经济上的浪费和成本高等问题，赛诺制药后续发现了一种从美洲大蠊中连续提取得到2种有效成分的制备方法（CN106265754A），可使美洲大蠊中分别用于治疗肿瘤和乙肝的2种特定有效成分聚集，从而提高单纯美洲大蠊提取物对治疗上述2种疾病的治疗效果。

为克服现有的美洲大蠊脱脂方法所存在的缺陷，云南京新生物科技有限公司联合上海京新生物医药有限公司提供一种脱脂美洲大蠊及其制备方法和应用（CN109820873A），油脂含量低、肌苷含量高、脱脂率高、萃取压力低，同时提取温度低、提取时间短、不破坏功效成分、运行成本低，适用于工业化大规模生产。

（3）研发新用途，拓展市场

现有对美洲大蠊的利用均集中在水提或醇提物，为扩展应用范围，成都百草和济科技有限公司经研究发现，美洲大蠊醇提后的药渣具有抗肝损伤的用途（CN104367594A）。

同时，赛诺制药继续对美洲大蠊进行研究，发现通过对美洲大蠊进行特殊提取，可以分别获得对甲肝（CN106619730A）、丙肝（CN106619731A）、乙肝（CN106581077A）

病毒具有较好治疗作用的提取物，不仅对病毒有抑制作用，而且可促进肝细胞组织再生，加快坏死肝细胞脱落，快速修复受损肝细胞。

（4）做好质量控制，为产品保驾护航

在关于美洲大蠊药材指纹图谱的研究中，样品前处理的烦琐过程可能会降低分析的精确度，且所建立的指纹图谱信息量小，不利于体现其"整体性"和"模糊性"的显著特点，难以对成分复杂的美洲大蠊药材得到较为全面的表征。为此，四川好医生攀西药业有限责任公司通过申请专利（CN106324134A、CN106370738A）建立简便的美洲大蠊样品前处理方法，同时反映更多信息的高效液相色谱（HPLC）指纹图谱，具有分离效果好、灵敏度高的特点，能真实反映美洲大蠊药材所含特征物质，从而可作为测定美洲大蠊药材中生物碱的化学组分方法以及鉴定美洲大蠊药材质量检测方法。

针对前期从美洲大蠊提取分离得到治疗乙肝的有效成分十分复杂，尚没有一套完善的检测方法对其进行有效的检测。鉴于选取其中某一标志性成分作为检测对象并采用 HPLC 或薄层色谱法（TLC）进行检测的难度较大，赛诺制药选择 Sephadex 层析柱与 HPLC 相结合的方法，对治疗乙肝美洲大蠊提取物的相对分子质量进行检测，形成一种针对性强、可操作性高的检测方法（CN106353433A）。

6.7.2.2 大理大学相关专利分析

美洲大蠊又名蟑螂，在我国，其入药始载于《神农本草经》，云南及四川等地民间也有用其入药治病疗伤的偏方。自 1978 年以来，李树楠教授及其团队以美洲大蠊为切入点，从临床重大需求出发，经过 40 余年的研究，阐明了美洲大蠊生物学特性，根据民间药用经验，率先提出用美洲大蠊研发治疗乙肝新药的研发思路，开发了肝龙胶囊、康复新液、心脉隆注射液 3 个新药，构建了"民间验方 – 理论创新 – 工艺创建 – 临床应用"的昆虫药物研发技术体系。美洲大蠊研发成果成功转让相关企业后，系列产品迅速打开市场，销售成绩亮眼。

伴随肝龙胶囊、康复新液、心脉隆注射液 3 个新药的产业化，我国对美洲大蠊原料市场需求不断扩大。在此基础上，我国创建了美洲大蠊养殖技术体系和药材标准，实现原料规范化和规模化生产，系统研究了美洲大蠊生物学特性及养殖环境控制等关键技术，创新性地建立美洲大蠊人工养殖技术体系并进行推广。我国建有 GAP 养殖基地，制定首个美洲大蠊药材标准和国家标准对照药材，带动养殖业，实现了企业发展的目标。

大理大学的研究人员在充分尊重民族用药经验的基础上，采用现代科技，阐释美洲大蠊科学内涵，完成规范的临床研究和循证评价，形成了创新药物。其所建立的昆虫药物研发技术体系、制剂开发思路和产学研合作临床转化模式，成为我国自主知识产权引领国际昆虫药研发的典范。

（1）围绕核心产品，扩展各种适应证

康复新液于 1985 年成功研制，是世界上首个源于美洲大蠊的现代药物，惠及数以亿计的外用各类创伤及内服治疗胃、十二指肠溃疡患者，申请专利（CN87100537A）并获得授权。之后，大理大学采用现代药理学等方法，阐明了美洲大蠊的主要化学组分和药效作用机制，发现了蚺蠊抗心力衰竭、抗乙肝病毒和抗肿瘤等关键药效物质。申请了一系列相关提取物及用途的专利，包括心脉龙浸膏及心脉龙药用制剂（CN1124141A）；肝龙浸膏及肝龙制剂（CN1116931A），抗肝纤维化的提取物、制备方法、检测方法及用途（CN104352529A、CN104352528A）；抗肿瘤活性部位及反相材料制备法、聚酰胺富集法、大孔吸附树脂法（CN101057872A、CN101019893A、CN101214262A），抗肿瘤及免疫调节肽（CN106632614A、CN107312078A、CN107253982A、CN107253976A、CN107141337A），免疫调节（CN107812016A），抗肿瘤免疫检查点阻断剂（CN110384718A），减毒增效抗肿瘤药物顺铂（CN111700914A、CN111821319A），肿瘤微环境M2极化抑制药物（CN114146097A）；抑制真菌生长（CN102973608A），抗革兰氏阳性及阴性菌（CN102743741A），抗疱疹病毒（CN102743739A），治疗口腔疾病的提取物（CN104523755A），抗氧化（CN107929326A），预防或治疗阿尔茨海默病（CN113274413A），氧化应激修复（CN113025560A）。

（2）开发联合用药，拓展市场价值

除了研究开发美洲大蠊的各种新用途外，大理大学还将其与其他成分进行组合以增强疗效、扩大用途等。具体包括与中药成分（紫草、大黄、当归、冰片、血竭、珍珠粉、甘草）进行配伍获得美洲大蠊生肌复合膏（CN113144063A），与菊科植物、多孔菌科植物组合用于治疗和预防湿热泄泻症状（CN111803648A），与蒲公英组合治疗湿热型溃疡性结肠炎（CN114073720A），与蒲公英提取物、金银花提取物、紫苏提取物等制成抑菌润肤洗手液（CN108703933A）。

（3）提取分离发现新的活性部位、成分

大理大学对美洲大蠊的活性药效部位的提取分离研究也从一开始简单的粗提物（CN87100537A、CN1124141A、CN1116931A），到活性炭柱层析（CN104523755A）、反相材料柱层析（CN101057872A）、聚酰胺材料柱层析（CN101019893A）、大孔吸附树脂分离（CN101214262A、CN113274413A）等。此外，还有对胃癌细胞有抑制作用的专利申请（CN106632614A）。大理大学还分离出对口腔上皮癌细胞具有毒性的美蠊肽A（CN107253982A），抗肝癌活性的经人工改造后的美蠊肽A（CN107312078A）、美蠊肽B（CN107141337A）、美蠊肽C（CN107253976A）。

除了上述有效成分外，大理大学还研究发现蚺蠊成分中活性成分蚺蠊糖蛋白具有免疫调节、抗氧化作用（CN113717243A）。

（4）构建研发平台，为后续研究奠定基础

虽然很多研究已证实美洲大蠊具有多种药理作用，但是，现有技术中并没有仔细分析其物质基础和药效之间的关系，从而不能够对美洲大蠊抗肺纤维化活性部位进行较好的研究。为解决此问题，肖培云教授等建立了美洲大蠊抗肺纤维化活性部位的指纹图谱等，与单纯的化学成分指纹图谱相比较，该发明能更好地反映化学指纹图谱中的信息与药理活性之间的关系，为研究提供了新的思路（CN109100460A）。同时，赖泳教授等提供了肝龙胶囊调控JAK-STAT转导抑制乙肝病毒的研究方法（CN109971887A），隋世燕等建立保山猪卵巢颗粒细胞氧化应激模型（CN113025560A），均为后续新药研究奠定了基础。

（5）建立检测方法，控制药物质量

在中药现代化发展迅猛的时代，药物的质量问题应备受重视，大理大学为此建立了美洲大蠊抗肿瘤活性提取物 CⅡ-3 的分子量检测方法（CN104730164A），为开发研制以美洲大蠊为原料药材的新型抗肿瘤药物的质量控制提供参考。随着美洲大蠊相关的药物制剂在临床上的应用越来越广泛，而对美洲大蠊药材的真伪鉴定是入药及进行药理学研究的基础。在国际上对昆虫的种类鉴定主要是依据成虫的形态学特征，而在我国的药材市场，美洲大蠊药材通常以粉末或炮制品等形式入药。由于传统的性状鉴别缺乏准确的内部解剖特征或者是在贮藏、加工炮制过程中形态被严重破坏，因此基于形态结构细微差别的归类描述稳定性差、可信度低，导致药用美洲大蠊的鉴定存在很大困难。为此，大理大学进行了一系列研究，先是引入分子生物学聚合酶链式反应（PCR）等现代鉴定方法，设计了鉴定美洲大蠊用引物对、试剂盒（CN108950023A、CN108998544A），具有操作简单、样品限制性低、检测特异性高、稳定性好、实用性广等特点。此外，大理大学还结合分子生物技术和计算机技术，提供了一种用于鉴别美洲大蠊的 DNA 条形码标准检测片段的试剂盒及其使用方法，具有特异性强、灵敏度高的特点（CN109022595A、CN108950022A、CN109136389A）。

（6）新饲料，保证原料品质

美洲大蠊有其独特而丰富的开发利用价值，有着巨大的开发潜力和广阔的应用前景，在从事美洲大蠊生态学、防治等研究工作，以及作为资源昆虫对其药用、食用等方面进行研究开发的工作中，都要大量人工室内饲养，美洲大蠊饲养得好与坏对试验的结果有着重要的意义。为此，大理大学研发了一种含有玉米酒糟（CN107683982A）、黄粉虫（CN107647204A）的美洲大蠊饲料，能够提高美洲大蠊中总氨基酸的含量以及总氨基酸中必需氨基酸及药效氨基酸占比，同时缩短饲喂时间。

（7）联合开发，优势互补

大理大学的李树楠教授及其团队不仅多年来一直围绕美洲大蠊进行一系列的开发研究，而且还与其他科研机构、企业进行优势互补，联合开发，包括与中国科学院昆明植物研究所一起开发了治疗外伤创面药物的制备方法（CN87100537A），与赛诺制药一起开发了治疗慢性乙肝的药物（CN1424052A），与好医生药业集团有限公司一起开发了载药缓释蛛丝蛋白膜的制备方法及应用（CN114366726A），将生物相容性好的天然蛛丝成功载进康复新药物和/或脱敏剂，创新性地形成天然载药蛛丝蛋白缓释膜，解决了脱敏牙膏的突释性和作用时间不足之难题。

6.7.2.3 赛诺制药相关专利分析

赛诺制药长期从事美洲大蠊的药品研发工作。2017 年 7 月 4 日，由云南中医药大学、赛诺制药共建的美洲大蠊研发创新中心正式成立。药企和医学院校的强强联合，完善了云南动物制药的新药研发链和产业创新链，对生物医药和大健康产业的发展注入新的活力和动力。

第6章 抗乙肝中药专利技术发展趋势

(1) 扩展大量不同适应证，构建严密的保护网

为进一步完善赛诺制药的核心技术，其在药品研发上投入很多精力与资金，并借助高校科研力量提升美洲大蠊的提纯，完善美洲大蠊系列新药及大健康产品的研发链和产业创新链。

美洲大蠊所含成分较多，不同的提取方式得到的成分也有所差异，所得提取物对不同的疾病也有不同的效果。针对治疗特定疾病所进行的深加工和深度提取将成为新的发展趋势。在老品种方面，赛诺制药对肝龙胶囊、康复新液等具有潜力的药物进行二次开发，增加新的适应证，拓宽使用范围。继康复新液后，赛诺制药先后研发了辅助治疗肺结核（CN102973610A）、乙肝（CN102885856A、CN106581077A）、消化道溃疡（CN102885857A、CN102885855A）、慢性乙肝（CN1424052A）、甲肝（CN106619730A）、预防老年痴呆（CN110051695A）、胰腺癌（CN107684564A）、红眼病（CN107684565A）、肺癌（CN107684566A）、带状疱疹（CN107648271A）、反流性食管炎（CN107648272A）、口腔溃疡（CN107648273A）、鼻炎（CN107638429A）、脚气（CN107582571A）、静脉曲张（CN107582572A）、胃癌（CN107550938A）、糖尿病（CN107550939A），抗慢性心力衰竭（CN106727718A）、慢性前列腺炎（CN106727717A）的美洲大蠊提取物。可见赛诺制药从各个方面扩展了其适应证，囊括了心血管系统、消化系统、神经系统、内分泌系统等多个系统的疾病，构建了较为严密的专利保护网，但其药效成分均为美洲大蠊提取物，授权的比例也较低，似乎多为防御性保护。

(2) 与中西药进行组合，延长保护期

美洲大蠊提取物单独使用具有多种治疗用途，在已经研究的多种新用途的基础上，赛诺制药尝试与其他中西药进行组合使用，以观察其对疗效是否具有增强作用。例如，美洲大蠊提取物与蛇床子、苦参、黄柏用于治疗阴道炎（CN106822322A），与牡丹皮、夏枯草、柴胡、三棱、莪术配伍治疗乳腺增生疾病（CN106729447A），与利巴韦林组合治疗丙肝（CN106619731A），与肿节风组合有效提高多种临床相关疾病治疗效果（CN106166165A），与金银花和黄芩组合治疗咽炎、扁桃体炎（CN105497133A）。

(3) 开发新剂型，增加患者顺应性

现有的制剂工艺手段包括将美洲大蠊提取物制备成片剂、胶囊（CN1116931A）、注射液（CN1124141A）、搽剂或涂剂（CN107648271A）、涂膜剂（CN107648273A）等，但是其制剂工艺手段烦琐，还会导致美洲大蠊中所含有的各种营养物质和有效成分流失或得不到充分的发挥。因此，赛诺制药开发了一种美洲大蠊超微粉颗粒饮片的制备方法，采用此方法可有效保持该中药材自身所具有的全部天然特性，并提高有效成分的溶出速率和溶出量，从而最大限度地做到资源的利用（CN103919813A）。

为延长药物作用时间，保持血药浓度稳定，赛诺制药将美洲大蠊提取物制备成微孔渗透泵片，恒速释药，避免普通制剂的"峰谷"现象，从而降低不良反应（CN104784214A）。

赛诺制药将中药提取物与现代制剂工艺相结合，不仅充分发挥了药效作用，而且降低了不良反应，提高了患者依从性，更利于患者使用。

(4) 改进提取工艺，提高疗效

现有的美洲大蠊提取物制备方法提取的美洲大蠊提取物色泽较深、腥臭味较重，口感很差，直接影响患者的顺应性。为此，赛诺制药采用发酵方法（CN109568348A、CN109646462A、CN109662313A、CN109674824A、CN109674822A、CN109700830A）使美洲大蠊中的特定治疗有效成分聚集，大分子物质减少，而有用的小分子活性物质如脂肪酸、多肽以及氨基酸含量增加，从而提高治疗效果，改善口感。

为了解决现有提取方法无法充分利用美洲大蠊原药材用途，造成经济上的浪费和成本高等问题，赛诺制药研究了一种从美洲大蠊中连续提取得到 2 种有效成分的制备方法（CN106265754A），可使美洲大蠊中分别用于治疗肿瘤和乙肝的 2 种特定有效成分聚集，从而提高单纯美洲大蠊提取物对 2 种疾病的治疗效果。

因美洲大蠊喜食下水道带油脂排放物，所以体内油脂含量较高。虫体油脂含量过高既会影响提取过程的提取效率，又会因其油脂有毒而影响其提取物的药用效果并危害患者的身体健康，故在提取过程中，必须对其进行除脂处理。为此，赛诺制药研究出一种去除美洲大蠊提取物中油脂以及快速定性和定量检测美洲大蠊提取物油脂含量的方法（CN102895263A）。

赛诺制药为使美洲大蠊中对治疗乙肝用的特定有效成分聚集，从而提高单纯美洲大蠊提取物对治疗乙肝的治疗效果，研发了一种提取方法（CN102885858A）。

(5) 建立质量检测系统，控制产品质量

赛诺制药前期从美洲大蠊提取分离得到治疗乙肝有效成分，但是该提取物成分十分复杂，鉴于选取其中某一标志性成分作为 HPLC 检测对象的可能性较低，因此选择 Sephadex 层析柱与 HPLC 相结合的方法，对治疗乙肝美洲大蠊提取物的相对分子质量进行检测，形成一种针对性强、可操作性高的检测方法，填补了该有效成分检测领域的空白，能够应用于治疗乙肝美洲大蠊提取物的生产控制方面（CN106353433A）。

(6) 关注大健康产业链开发

除了药物研究外，赛诺制药还致力于全健康产业链的开发，包括含美洲大蠊精提物的滋润修复护发素（CN107970198A）、牙膏（CN107970199A）、保湿修复洗面奶（CN108078891A）、滋润修复眼霜（CN108175735A）、滋润修复护肤霜（CN107970195A）。赛诺制药的发展离不开创新，离不开拥有自主知识产权的拳头产品。在赛诺制药未来发展规划中，将继续围绕美洲大蠊系列产品进行深度开发研究，拓宽美洲大蠊在健康相关产品方面的应用。

(7) 针对性改造生产设备、研发专用饲料

赛诺制药对美洲大蠊经回流提取之后的提取液进行浓缩时，因其中含油脂较高，还含有热敏性成分，既要最大限度保留其中所含的热敏性成分不被蒸发，又能脱除部分油脂的工艺要求而设计的一种双效浓缩器（CN203494188U）。由于脂或蜡在 30℃以下时在溶剂中的溶解度急剧下降，使得脂、蜡在上柱层析过程中析出，产生堵塞的现象，使柱层析过程中产生混乱，影响动、植物有效成分的分离提取。赛诺制药为此设计了一种美洲大蠊提取液脱脂装置，其是在脱脂罐罐体内部安装一台搅拌机，同时为

防止药剂在加工过程中水分丧失变干变硬，设置一个纯水注入口，罐体上设计一个观察口，为防止罐体内的气压升高，设计一个蒸汽排出口以及压力表。该发明具有水与油分离不会乳化，防止药剂在高温下的变性变质等优点（CN203469538U）。

随着美洲大蠊药物应用的进一步开发，市场对美洲大蠊的需求也进一步增加。同时，饲养美洲大蠊的方式多为农户散养，存在以下问题：①最终得到的美洲大蠊药用成分含量不稳定，给后续生产加工带来一定的不便；②美洲大蠊体内脂肪过多，后续生产除脂成本较高。为了有大量的美洲大蠊并控制其食物来源，从而使从美洲大蠊提取的有效物质既有效又可控，赛诺制药研发了一种美洲大蠊若虫专用饲料，不仅美洲大蠊若虫生长速度较快，而且所含氨基酸等对人体有用的药用成分较高（CN102972663A）；以及一种美洲大蠊成虫捕杀前食用的专用饲料，可有效去除美洲大蠊成虫体内油脂及重金属（CN102972664A）。

6.7.2.4 小　　结

从上面分析可见，赛诺制药围绕美洲大蠊进行了一系列研究并申请了专利，涉及药品上市生产销售的方方面面，不仅包括各种新适应证、制备方法的改进、联合使用，而且涉及质量控制、原料药生产、设备研发、专用饲料。与大理大学的研究相比，虽然赛诺制药同样申请了大量的新适应证专利，但其法律状态大部分为撤回、驳回状态，且所针对的活性成分均为粗提物，活性成分结构不明确，尚处于研发的初级阶段，且不同适应证专利中粗提物的制备方法类似。而大理大学虽然适应证的种类没有赛诺制药多，但其不仅涉及粗提物，而且具体分离并研究了活性部位或活性单体，专利申请基本得到授权，技术含量较高。

赛诺制药虽然申请了多件制备工艺改进相关专利，但发明点类似。而大理大学则从粗提物、活性部位到活性多肽，一步步由粗到细，采用多种分离、纯化方法逐步发现有效成分，技术水平较高，体现出高效科研水平和实力。两者关注重点有所不同，大理大学更注重基础研究、进一步细分活性成分、发现新的药效部位、筛选新的药效平台。而赛诺制药更关注市场需求，围绕产品生产、销售、使用等全方位进行研究，专利数量及类型均较多。

第 7 章 结论与建议

7.1 结 论

7.1.1 中药领域国内外专利整体态势

7.1.1.1 国内专利申请量、授权量进入成熟期，申请质量有待提高

从中药领域中国专利申请总量上看，近十年间申请量起伏较大。授权量、技术转让数量的变化幅度较小。尤其是 2021 年相对申请量的下降，授权量反而有小幅度增加，说明创新主体对专利的认识更加深入，申请质量有了较大的提高。从专利申请的法律状态来看，撤回数量较多，接近一半，而授权占比较少，且授权的专利中有一半处于失效状态，说明真正有创新、市场价值的专利仍占较小比例，申请质量有很大提升空间。

7.1.1.2 国内专利分布差异明显，企业、科研机构逐渐成为创新主体

虽然从国内中药专利权人类型来看，个人仍占较大比例，但从国内中药专利权人的排名来看，前 20 名主要是企业、科研机构和高校，具有较强的研发实力和技术水平，以市场和科研导向型为主。国内各地区拥有专利数量也有较大差异，与地区的经济水平、科研实力、中药材种植地区、知识产权政策等都有一定的关系。授权专利的疾病谱分析中，占比较大的主要是中医药传统优势病症，与临床、市场规模基本一致。

7.1.1.3 中药领域国外专利申请量稳中有升，持续关注传统医药

自 2002 年国外中药专利申请数量比较平稳，至 2018 年出现小高潮，但之后呈下降趋势。虽然授权数量中间出现了短暂的降低，但整体呈现上升的趋势，可见国外对于中药的关注和研究逐渐增加。就国外中药专利申请而言，其有效状态不高，但国外中药授权专利有效状态较高，可见国外中药专利申请整体质量较高，授权率、持有率处于较高的水平。

7.1.1.4 韩国、美国、日本呈三足鼎立之势

国外中药专利无论从申请还是授权方面，韩国都占有绝对的优势，日本和美国也名列前茅。可见，欧美等发达国家也已经意识到传统医学天然药物中蕴藏的巨大财富，对中药进行相关研究。韩国中药授权专利的申请人多为韩国著名的科研机构和企业。

7.1.2 抗痛风中药专利技术状况

我国抗痛风中药专利申请量在全球范围内占有绝对优势。就国内抗痛风中药申请而言，呈现出授权率低、无效专利比例高等现象，与庞大的申请量形成鲜明对比，表明抗痛风中药专利申请的普遍质量不高。创新主体主要集中在个人和企业，高校、科研单位的申请占比很小，分布不均衡。

保护的主体以中药产品、制剂以及制药用途为主。其中中药产品保护以临床自组的复方为主，其次是高校、科研机构的科研方，而经典方加减的专利授权占比极少。在抗痛风中药授权专利中，以湿热蕴结证、寒湿痹阻证、痰瘀痹阻证等临床辨证为主，清热利湿和通络止痛是核心的治法治则，土茯苓、黄柏、苍术、泽泻、薏苡仁、威灵仙、忍冬藤、秦艽、粉萆薢等是该治法治则的核心药物。西医以降尿酸治疗痛风为主，且对合并肾功能不全、痛风、心脑血管等疾病的临床治疗缺乏有效手段，而中医药以整体辨证论治，对痛风并发症的治疗具有明显临床优势。

在专利转化应用方面，对于部分能获取中医药人用药经验的个人、企业的古方化裁、家族传承方在中药专利转化运营具有优势。来自高校、科研机构的有效部位、科研方可能由于在人用药经验等临床经验缺乏，导致转化运营面临障碍，其转化运营比例较低。虽然医院作为创新主体具有丰富的院内制剂和临床经验方，具有一定的转化运营比例，然而其中药专利转化运营总量明显较低，这可能由于院内制剂成果在转化过程中的权利、责任、利益的机制不成熟有关。可以看出，医院作为一个重要的中医药创新主体，其在临床优势的作用仍未充分发挥。

7.1.3 抗乙肝中药专利技术状况

抗乙肝中药国内专利申请量呈现小幅波动态势，国内的申请地区分布主要集中于大型中药企业比较多、经济比较发达、研发团体多的地区。申请人类型主要集中在医药企业和高校，以市场和科研导向型为主，有较高的技术含量。从专利申请的法律状态来看，撤回申请、未缴年费的专利以及驳回申请比例较高，而维持授权比例较低，说明该领域专利申请创新能力不足，专利价值转化有待进一步提升。国外抗乙肝中药专利申请数量总体不多，近年来没有明显增长，可以看出治疗乙肝的天然药物研发并不是国外的热点领域，以化学药研发见长的美国成为国外抗乙肝中药专利申请数量最多的国家。

从专利保护和运营来看，整体而言，国内中药专利维持有效比例较低、运营比例十分有限，专利寿命较短。

抗乙肝授权中药专利大部分是以临床自组方为主的中药复方，科研方和经典方占比较少，还有少量抗乙肝中西医联用组合专利，对质量检测方法的研究度最低。抗乙肝中药专利以中医证候为湿热中阻证、肝郁脾虚证、瘀血阻络证为主，主要通过降转氨酶、促进肝功能恢复正常以及防癌抗癌等角度达到治疗乙肝的目的，其次是抗病毒和保肝的途径。与中医治疗乙肝的传统优势相一致。

7.1.4 经典方创新活跃度与市场规模不匹配

基于经典方改进的痛风专利授权保护的数量较少，在当前中医药守正创新的背景下，对于经典名方的传承不足，不利于抗痛风中药专利的转化运用。另外，经典名方中的二妙丸、三妙丸、四妙丸等，除了通络行痹、消炎止痛的临床优势之外，同时改善肾脏功能，促进尿酸排泄，对合并肾病发挥了明显的临床优势。

以经典方为基础的抗乙肝授权专利分别在大黄硝石汤、小柴胡汤、柴胡桂枝干姜汤、保元汤以及九味牛黄丸的基础上加以改进，针对湿热内侵证、肝郁脾虚、瘀血阻络、伤寒少阳证的证候类型，取得了抗病毒、提高免疫力、抗肝纤维化、修复肝细胞的功效。

7.1.5 国医大师和全国名中医专利整体价值较高但数量偏少

国医大师和全国名中医针对不同的痛风和乙肝病证，临床治疗各有特点优势。例如，对于顽固的、难治的痛风，采用虫类药来增强泄浊化瘀的作用；对于痛风合并肾功能不全患者，提出改善肾脏代谢，抑制炎症因子合成及炎症介质释放；对于乙肝，提出湿热瘀毒交结，久必肝脾两伤是慢性乙肝的病理特点，据此确立调养肝脾，清化湿热瘀毒法；或通过抗病毒、护肝、退黄、免疫调节和抗纤维化等多方面的治疗作用，能对多种病毒性肝炎起到治疗效果。

国医大师和全国名中医在痛风、乙肝疾病治疗的具体环节、阶段或改善症状上发挥了中医的临床优势，虽然其在抗痛风、抗乙肝中药专利授权量少，但是基于长期的临床实践，大部分也实现了院内制剂的产品转化，少数向中药新药转化。例如，以任继学发明的治疗慢性肝炎的药物为基础，与吉林敖东药业集团股份有限公司合作开发了澳泰乐颗粒、澳泰乐胶囊系列药品；在钱英发明的药物组合物榭芪散基础上，首都医科大学附属北京佑安医院已进行"榭芪癥消汤"新药申报。

7.1.6 产学研结合，助力新药上市

对于中药新药的创新保护路径，虎贞清风胶囊和芪桂痛风片的专利保护均提供了可借鉴的成功经验，其首个产品专利均在新药注册受理相近的时期提出专利保护，最大程度地保证了专利保护期，并随着研发的进展逐步布局外围专利，使其专利权更加稳固。另外，虎贞清风胶囊也为临床经验方的专利技术转化，提供了可借鉴的成功路径。

复方鳖甲软肝片最早源于民间治疗癥瘕痞证和腹水的验方，经过多年的课题研究，形成由鳖甲等11味中药的组方，后续由福瑞医疗承担该药物的产业化和上市申报。虽然福瑞医疗在前期积极对该药物寻求了中药品种保护和专利保护，但是无论福瑞医疗还是302医院，持有的复方鳖甲软肝片的有效专利均极为有限。肝龙胶囊是由大理大学进行开发，后续经赛诺制药进行新药申请，并成功上市。赛诺制药充分利用了大理大学深厚的科研资源与企业的市场资源，围绕美洲大蠊开展一系列研究，做精做细做全，同步申请了相关专利进行保护，从产品、制备方法、用途、检测方法等多角度构建了全方位的保护网络。

7.2 建　议

7.2.1 政策层面

7.2.1.1 建立中医药优势病种专利申请指引，鼓励中医药的守正创新

中医药主要特色之一即整体观，包括辨证论治、司外揣内、阴阳五行理论、气血理论、脏腑理论、药性理论、配伍理论等中医药原创思维。在中医药的长期临床实践中，对于西医学目前尚无有效治法或可靠疗效，西医学治法或药物毒副作用较大，容易诱发药源性或医源性疾病，以及目前西医尚无良策的疑难病或重大疾病，中药在该疾病某个方面或环节显示出明显治疗优势的病种方面体现了中医药的临床优势。而当前中医药的创新主体以个人和企业为主，其专利技术的临床用药经验的实践和积累缺少坚实的基础，对于经典方的创新不足，对于其临床优势也大多未能清楚定位。因此，建立中医药优势病种专利申请指引，能够更好地引导中医药的守正创新，以满足患者的临床需求，提升中医药专利质量。

7.2.1.2 鼓励、加强名中医的继承创新，建立绿色审查通道并试点开放许可

《中华人民共和国中医药法》第 42 条规定，对具有重要学术价值的中医药理论和技术方法，省级以上人民政府中医药主管部门应当组织遴选该行政区域内的中医药学术传承项目和传承人，并为传承活动提供必要的条件。截至 2022 年 7 月，我国已评选表彰四届共 120 名国医大师，两次评选表彰了 200 名全国名中医。这些名中医药专家多来自省市级以上中医教育和医疗机构，是中医药临床工作者的杰出代表，具有丰富中医学术思想和临床经验，是中医药传承创新和发挥中医临床优势的重要力量。

国医大师和全国名中医的专利技术在痛风、乙肝疾病治疗的具体环节、阶段或改善症状上能够发挥中医的临床优势，而且基于长期的临床实践，大部分实现院内制剂的产品转化，少数向中药新药转化，但其中药专利授权总量较少，说明在专利保护方面，对名中医的继承创新保护仍有不足。在《专利优先审查管理办法》中，中医药并不属于涉及节能环保、新一代信息技术、生物、高端装备制造、新能源、新材料、新能源汽车、智能制造等国家重点发展产业，且对中药专利是否适用优先审查也未给出明确的指引。因此，建立国医大师以及名中医的专利绿色审查通道，以加强成果的保护极有必要。

虽然国医大师和全国名中医等中医临床工作者在新药专利成果上取得了一些成功经验，但仍存在投入高、产出少、成果转化率低的问题，临床工作者在认识上也存在成果类别上重理论、轻应用，成果保护上重奖励、轻专利，专利权人权属意识不清，缺乏"医、研、产"系统化工作思路。政策方面，缺乏有效的激励机制，或激励机制难以奏效，甚至知识产权被侵占的风险。同时缺少有效的转化管理配套、转化渠道，都阻碍了专利成果的保护和转化。在转化过程，虎贞清风胶囊基于临床经验方的专利技术转化模式值得借鉴，可充分依托高水平研究机构、高校的"研发＋孵化"机构或

平台，加速产品的研发，再通过与制药企业的合作开发，推动专利技术的转化及应用。

专利开放许可制度是我国于2021年6月1日施行的《专利法》的重要内容，是深化国家产权制度改革和要素市场化配置、促进专利实施和运用的一项重大制度改革。不同于传统的"一对一"许可方式，开放许可可以实现统一转化方案的"一对多"普通许可，有利于促进供需对接、提升谈判效率、降低制度性交易成本。因此，鼓励国医大师和全国名中医等中医临床工作者的高价值专利试点实施专利开放许可，有利于进一步推动中医药高价值专利的转化应用。

7.2.2 技术层面

7.2.2.1 临床经验结合现代化手段促进经典方的二次开发与保护

历史悠久、经验丰富、临床疗效确切是源于经典方的中成药开发优势，但同时也造成该类中药品种同质化和低水平重复现象突出、有效批文少、新产品更少，整体创新能力薄弱的缺陷。

2018年，国家药品监督管理局会同中医药管理局制定《古代经典名方目录（第一批）》，随后出台了《古代经典名方中药复方制剂简化注册审批管理规定》，为传统中药保护和开发提供了有力的支持和依据。在《2018年深入实施国家知识产权战略加快建设知识产权强国推进计划》中，再次指出推动做好中医药传统知识保护数据库、保护名录、保护制度建设工作，加强古代经典名方类中药制剂知识产权保护，推动中药产业知识产权联盟建设。

对于经典名方由于公开等原因失去了《专利法》规定的新颖性，一方面可以利用现代研究技术寻找复方中的有效成分，阐明作用机制，对有效成分进行提取、分离、富集、结构鉴定等；另一方面可以采用经典方剂的联合式产品研发思路，有效利用经典方剂前期已有的深厚理论研究基础，可大大降低研究成本，缩短研究周期，且一定程度上保证了目标产品的质量可预期性，从而实现对经典名方的二次开发和二次保护。

在中药领域经方改造是研发新药的重要途径，除了在经典方的基础上开发新的组方，在现有成药基础上进行技术改进也是一个方向。

7.2.2.2 促进中西药联合开发，实现优势互补

相关国家传染病重大科技专项临床研究结果表明，中西联合辨证用药与单纯使用西药治疗相比，疗效显著。《慢性乙型肝炎中医诊疗指南（2018年版）》中也明确给出了慢性乙肝中西联合用药方案，但对授权中药专利分析发现，中西医联用组合专利占比较低，与文献调研、临床实际使用情形差别较大。基于长久以来中医药治疗肝硬化的认识和经验，在西医治疗的基础上结合中医药治疗乙肝肝硬化体现了独特优势，尤其在降低病毒复制、改善肝功、降低肝纤维化的血清学指标以及改善患者症状等方面发挥作用，中医药的应用在很大程度上弥补了西医治疗的不足。[1] 可见中西药联合使用

---

[1] 陆小丽，刘华宝，曹文富. 代偿期乙肝肝硬化中医治疗研究进展［J］. 中医临床研究，2021（15）：138-140，148.

可以优势互补，可能取得超出预期的技术效果。

7.2.3 管理层面

7.2.3.1 适当减免医疗机构维持10年以上的专利年费

中药新药研发周期长，以中药新药研发路径"临床–实验室–临床"，在向新药转化的过程中，需要经历漫长的临床实践积累才能显现其临床价值。而根据研究结果表明，授权有效的专利在第10年开始，维持量出现明显下滑，其原因可能是需要漫长的临床实践积累，临床结果预期不明确，或者仍未找到合适的技术转化合作者，相关专利暂未实现成果转化，而专利年费却显著增加，可能导致临床医生放弃专利保护。而对于这类具有丰富临床人用药经验的专利，其仍有可能实现新药转化。因此，为了鼓励这类申请人继续维持专利，推动专利技术向新药转化，建议适当减少10年以上的专利年费。

7.2.3.2 加强产学研合作，助力中医药发展

笔者对中药专利申请、授权的创新主体进行分析发现，其专利申请以个人为主，而企业、科研机构、医院的占比较低，导致中药专利质量整体偏低，这与企业、科研机构的经济、学术实力不匹配。

企业直接面对市场，对科研成果的市场化、产品化的意识较强，因此其研究更有针对性、积极性更高，其科研成果往往能直接应用转化，实现经济价值。科研机构和高校是新技术研究和开发的主要力量，拥有本领域学术实力最高的研究人员以及完备的仪器设备，但科研机构或高校考虑市场因素较少，很多研究没有申请专利，不能有效进行市场转化，无法体现经济价值。在科研机构或高校与企业、市场之间建立有效的沟通机制，加强"产、学、研"的合作，优势互补，才能共同提高研究水平、专利质量，开发出具有市场价值、临床价值的产品。政府和相关部门可为中医药院校、科研机构提供技术成果转化的平台，为企业和科研机构、高校架起桥梁，促进沟通与交流。通过加强技术转化与合作，不仅能够共同攻克重大技术，而且可以提升专利质量、获取经济效益，促进中药产业的发展。